JN017022

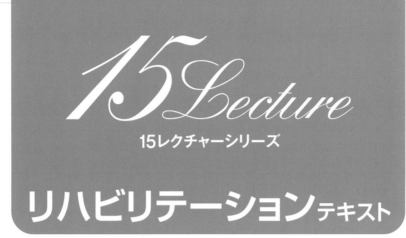

15レクチャーシリーズ

リハビリテーションテキスト

高次脳機能障害

総編集
石川 朗

責任編集
杉本 諭

中山書店

総編集 ─────────── 石川　朗　神戸大学生命・医学系保健学域

編集委員（五十音順）─── 木村　雅彦　杏林大学保健学部理学療法学科
　　　　　　　　　　　　小林　麻衣　晴陵リハビリテーション学院理学療法学科
　　　　　　　　　　　　玉木　彰　兵庫医科大学リハビリテーション学部理学療法学科

責任編集 ─────────── 杉本　諭　東京国際大学医療健康学部理学療法学科

執筆（五十音順）────── 石合　純夫　札幌医科大学医学部リハビリテーション医学講座
　　　　　　　　　　　　植田　恵　帝京平成大学健康メディカル学部言語聴覚学科
　　　　　　　　　　　　斎藤　和夫　東京家政大学健康科学部リハビリテーション学科
　　　　　　　　　　　　杉本　諭　東京国際大学医療健康学部理学療法学科
　　　　　　　　　　　　相馬　有里弓　帝京平成大学健康メディカル学部言語聴覚学科
　　　　　　　　　　　　廣實　真弓子　帝京平成大学健康メディカル学部言語聴覚学科
　　　　　　　　　　　　森下　史子　武蔵中原まちいクリニック

刊行のことば

　本15レクチャーシリーズは，医療専門職を目指す学生と，その学生に教授する教員に向けて企画された教科書である．

　理学療法士，作業療法士，言語聴覚士，看護師などの医療専門職となるための教育システムには，養成期間として4年制と3年制課程，養成形態として大学，短期大学，専門学校が存在しており，混合型となっている．どのような教育システムにおいても，卒業時に一定水準の知識と技術を修得していることは不可欠であるが，それを実現するための環境や条件は必ずしも十分に整備されているとはいえない．

　これらの現状をふまえて15レクチャーシリーズでは，医療専門職を目指す学生が授業で使用する本を，医学書ではなく教科書として明確に位置づけた．

　学生諸君に対しては，各教科の基礎的な知識が，後に教授される応用的な知識へどのように関わっているのか理解しやすいよう，また臨床実習や医療専門職に就いた暁には，それらの知識と技術を活用し，さらに発展させていくことができるよう内容・構成を吟味した．一方，教員に対しては，オムニバスによる講義でも重複と漏れがないよう，さらに専門外の講義を担当する場合においても，一定水準以上の内容を教授できるように工夫を重ねた．

　具体的に本書の特徴として，以下の点をあげる．

● 各教科の冒頭に，「学習主題」「学習目標」「学習項目」を明記したシラバスを掲載する．

● 1科目を90分15コマと想定し，90分の授業で効率的に質の高い学習ができるよう1コマの情報量を吟味する．

● 各レクチャーの冒頭に，「到達目標」「講義を理解するためのチェック項目とポイント」「講義終了後の確認事項」を記載する．

● 各教科の最後には定期試験にも応用できる，模擬試験問題を掲載する．試験問題は応用力も確認できる内容としている．

　15レクチャーシリーズが，医療専門職を目指す学生とその学生たちに教授する教員に活用され，わが国におけるリハビリテーションの一層の発展にわずかながらでも寄与することができたら，このうえない喜びである．

2010年9月

総編集　石川　朗

序　文

　ヒトが行動する際には，自分のおかれている状況を理解し，どう行動すれば良いか
を計画し，その行動に関連する各種器官に指示を送っています．このような過程の中
で行われている一連の心的活動が高次脳機能です．高次脳機能と一口に言っても，さ
まざまな機能があります．日常生活での諸動作の獲得に支障をきたすこともあれば，
普段の生活には困らないようなこともあります．また，障害の程度によっても影響は
異なりますので，障害の有無の把握だけではなく，どのような高次脳機能障害がどの
程度生じているのかを評価することが大切です．

　一人で歩くことができない脳卒中患者さんに対し，その原因として最初に思い浮か
べるのは，運動麻痺，感覚障害，下肢筋力低下，関節可動域制限，痛みなどではない
でしょうか？　しかしこれらの要素をどんなに改善できても，高次脳機能が備わって
いなければ行動することはできません．前述した要素とともに，高次脳機能という側
面での評価を行うことが大切です．

　記憶力の良い人，せっかちな人，言語よりも視覚的な指示のほうが理解できる人な
ど，世の中にはさまざまな特徴をもつ人がいますので，皆さんもその人の特徴に応じ
て話し方や接し方を使い分けていると思います．明らかな高次脳機能障害がみられな
い場合でも，患者さんの高次脳機能の特徴を把握しておくことは，コミュニケーショ
ンやリハビリテーションの実施場面で，とても役立ちます．

　高次脳機能障害の現象は健常者ではイメージしづらく，聞き慣れない用語が出てく
るため，敬遠されがちです．できるだけ難しい用語を使わないように配慮しました
が，読むだけでは伝わりにくいところがあると思いますので，サイドノートに「試し
てみよう」を多く取り入れました．学生同士で実施して高次脳機能障害をイメージ
し，理解を深めてください．

　Lecture 1 と 2 では，臨床実習を行う際に押さえてほしい高次脳機能の概要と解剖・
生理学的な知識を解説し，Lecture 3 以降では，リハビリテーション介入において，
遭遇しやすい高次脳機能障害について焦点を当て，障害の評価と介入方法の考え方を
解説しています．「なぜそうなるのか？」「どんな評価を行えば良いのか？」「どうす
れば症状を改善できるのか？」を考えるためのアイデアを導きやすくするために，解
剖学・生理学的な知識に基づいた基本的な機能について触れながら説明しています．

　臨床実習や国家試験，卒業後の臨床において，高次脳機能障害のリハビリテーショ
ンを考えるうえで，本書を活用していただければ幸いです．

2023 年 2 月

責任編集　杉本　諭

15レクチャーシリーズ
リハビリテーションテキスト／高次脳機能障害
目次

脳の解剖生理
画像診断，神経ネットワーク

石合純夫　11

意識とコミュニケーション

杉本　諭　21

空間性注意のとらえ方

記憶のとらえ方
記憶障害
植田　恵　87

行為のとらえ方（1）
失行症

森下史子

認知機能のとらえ方（2）
認知症

斎藤和夫　127

14 社会的行動障害
意欲・発動性の低下と情動コントロールの障害
廣實真弓　139

15レクチャーシリーズ　リハビリテーションテキスト
高次脳機能障害
シラバス

一般目標	高次脳機能障害に対するリハビリテーションでは，出現している障害自体を改善することが目的ではなく，その障害が，臨床場面や日常生活場面における動作・行為に対してどのように支障をきたし，どの程度改善する必要があるのかを見極めたうえで介入することが重要である．本書では，高次脳機能にかかわりの深い解剖・生理学的な知識を整理し，臨床で遭遇しやすい高次脳機能障害の特徴と一般的な評価を理解したうえで，臨床的な評価および介入についての考え方を学ぶことを目標とする

回数	学習主題	学習目標	学習項目
1	高次脳機能障害総論	人間の活動における高次脳機能の重要性，高次脳機能障害に対するリハビリテーションの必要性を理解する	高次脳機能の概念，高次脳機能障害の評価と診断，高次脳機能の側性化と局在，神経心理学的検査による評価，リハビリテーションと対応
2	脳の解剖生理 ―画像診断，神経ネットワーク	高次脳機能に関連の深い脳の解剖・生理を学び，高次脳機能障害の特徴を理解する	高次脳機能と大脳，大脳の解剖とCT，MRIによる画像診断，高次脳機能の神経ネットワーク
3	意識とコミュニケーション	意識の概念，評価・解釈の方法を理解する 意識レベルに応じたコミュニケーションの工夫を考えることができる	意識の概念，意識のメカニズム，意識レベルの評価，意識障害に対するコミュニケーションの工夫とリハビリテーション
4	注意の機能のとらえ方	注意の概念を理解し，一般的な評価の実施・解釈ができる	注意の概念，能動的注意と受動的注意，注意の構成要素と容量，注意機能の評価方法
5	注意障害に対する臨床的評価と介入方法	注意障害の特徴を理解し，臨床場面・日常生活場面での具体的な評価と介入方法を考えることができる	注意障害に対するリハビリテーションの進め方，注意障害の構成要素をふまえた介入方法
6	空間性注意のとらえ方	空間性注意と非空間性注意の概念を理解する 空間性注意障害が表面化する半側空間無視の特徴を理解し，半側空間無視に対する一般的な評価の実施・解釈ができる	空間性注意と非空間性注意，視覚情報の処理の過程，半側空間無視の概念，方向性注意障害と全般性注意障害，半側空間無視の一般的評価
7	半側空間無視に対する臨床的評価と介入方法	半側空間無視に対する臨床場面・日常生活場面での具体的な評価と介入方法を考えることができる	半側空間無視に対するリハビリテーションの進め方，臨床的評価と具体的な介入方法，半側空間無視例をとおした具体的な評価と介入方法
8	言語機能のとらえ方 ―失語症，運動障害性構音障害	言語機能の概要，評価・解釈の方法を理解する 言語障害に対するコミュニケーションの工夫，介入方法を考えることができる	言語モダリティ，言語障害の種類とメカニズム，言語障害（失語症，運動障害性構音障害）の評価と介入方法，コミュニケーションの工夫
9	記憶のとらえ方 ―記憶障害	記憶の概念，評価・解釈の方法を理解する 記憶障害に対するコミュニケーションの工夫，介入方法を考えることができる	記憶の概念，記憶の過程と種類，記憶障害の原因と症状，コミュニケーションの工夫，記憶障害の評価と介入方法
10	行為のとらえ方（1） ―失行症	失行症の概念，評価・解釈の方法を理解する 失行症に対するコミュニケーションの工夫，介入方法を考えることができる	失行症の概念，行為の分類，失行症の古典的分類，失行症の評価と介入方法
11	行為のとらえ方（2） ―遂行機能障害	遂行機能障害の概念，評価・解釈の方法を理解する 遂行機能障害に対するコミュニケーションの工夫，介入方法を考えることができる	遂行機能と遂行機能障害の概念，遂行機能障害の特徴，遂行機能障害の評価と介入方法
12	認知機能のとらえ方（1） ―失認症	失認症の概念，評価・解釈の方法を理解する 失認症に対するコミュニケーションの工夫，介入方法を考えることができる	失認症の概念，感覚モダリティ，代表的な失認症（視覚失認，聴覚失認，触覚失認，身体失認）の概要，失認症の評価と介入方法
13	認知機能のとらえ方（2） ―認知症	認知症の概要，評価・解釈の方法を理解する 認知症に対するコミュニケーションの工夫，介入方法を考えることができる	認知症の定義，原因疾患，発現メカニズム，症状，認知症の評価と介入方法
14	社会的行動障害 ―意欲・発動性の低下と情動コントロールの障害	社会的行動障害の種類とその症状を理解する 社会的行動障害の評価と介入方法を考えることができる	社会的行動障害の概要，対応のポイント，意欲・発動性の低下と情動コントロールの障害の評価と介入方法
15	ワーキングメモリ	ワーキングメモリの定義と機能を理解する ワーキングメモリの障害の評価と介入方法を考えることができる	ワーキングメモリの定義と機能，ワーキングメモリのモデル，ワーキングメモリの障害の評価と介入方法

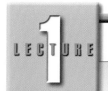

高次脳機能障害総論

到達目標

- 高次脳機能の概念と高次脳機能障害の定義を理解する.
- 高次脳機能障害の症候の有無についての判断と, 基本的な評価, 診断方法を理解する.
- 高次脳機能障害の症候に応じたリハビリテーションの基本を理解する.
- 高次脳機能障害のリハビリテーションにおける職種に応じた役割を理解する.

この講義を理解するために

　単純な筋収縮や感覚受容を超える「統合された」脳機能のうち, 歩行などのパターン化された身体機能や神経筋反射を除くものは, すでに高次な脳機能であり非常に幅が広いといえます. 高次脳機能障害は, 古典的には, 失語, 失行, 失認に代表されますが, 半側空間無視, (全般性)注意障害, 記憶障害, 遂行機能障害も重要です. 今日では, 脳卒中などで生じる主に局在性の病巣による高次脳機能障害に加えて, 交通事故や労働災害などで起こる外傷性脳損傷によるものも重要視されるようになっています.

　この講義では, 高次脳機能において, 「何がうまくいって何がうまくいかないのか」という障害プロフィールの評価と診断をふまえて, 生活機能を向上させるアプローチの基本を学習します.

　この講義の前に, 以下の項目を学習しておきましょう.

　　□ 感覚と運動の基本となる脳の解剖と機能を学習しておく.

　　□ 脳卒中にはどのような種類があるか調べておく.

　　□ 外傷や神経疾患による脳の器質的障害の概要を調べておく.

　　□ 当たり前のように, 見て, 聞いて, 触って, 話して, 行動している「不思議」について考えてみる.

講義を終えて確認すること

　　□ 高次脳機能の概念と高次脳機能障害の定義が理解できた.

　　□ 高次脳機能障害の症候の有無についての判断と, 基本的な評価, 診断方法が理解できた.

　　□ 「何がうまくいって何がうまくいかないのか」の理解がリハビリテーションアプローチの第一歩であることが理解できた.

　　□ 高次脳機能障害のリハビリテーションにおける職種に応じた役割の基本が理解できた.

1. 高次脳機能と高次脳機能障害の概要

1) 高次脳機能とは

単純な筋収縮や感覚受容を超える「統合された」脳機能のうち,歩行などのパターン化された身体機能や神経筋反射を除くものは,すでに高次な脳機能といえる.この用語を適用する脳機能の領域には幅があり,臨床医学やリハビリテーションの分野においては,**表1**に示す認知の領域を念頭において,高次脳機能をみていくとわかりやすい[1].

2) 高次脳機能障害とは

運動麻痺や感覚障害(知覚障害)では説明できない,1つのあるいは複数の認知の領域(**表1**)の障害の総称である.高次脳機能障害として古典的に記載され,多くの知見と研究業績の集積があるのは,脳卒中などの局在性の病巣で生じる失語,失行,失認である.これよりもやや遅れて注目されたものとして,半側空間無視,(全般性)注意障害,記憶障害,遂行機能障害があげられる.

3) 行政的障害区分としての高次脳機能障害

言語の障害である失語は,頻度が高く,脳卒中による右片麻痺に合併することが多いため,身体障害として認定を受けられ,身体障害者手帳が交付されてきた.一方,就労・就学年齢の人にも起こりうる交通事故などによる外傷性の脳損傷では,脳卒中のような局在性の病巣は少なく,失語,失行,失認のような古典的な高次脳機能障害はまれである.また,上下肢の運動麻痺の頻度も低く,受傷後も一見して普通にみえるが,日常生活や社会生活がうまくいかない場合がある.その原因として,記憶障害,注意障害,遂行機能障害,社会的行動障害などの認知障害がある.これらの障害は,**表2**[2]によって高次脳機能障害と診断されることにより,精神障害者保健福祉手

表1 認知の領域

どこに (where)	空間性認知
何であるか (what)	対象の認知
どのようにするのか (how)	意味のある行為
意思や事象を記号で伝達する	言語
体験や事象を蓄積し利用する	記憶
意識を適切に集中・移動する	注意
目的をもって,計画的に,柔軟に行動する	遂行機能

表2 高次脳機能障害診断基準

I. 主要症状等
 1. 脳の器質的病変の原因となる事故による受傷や疾病の発症の事実が確認されている
 2. 現在,日常生活または社会生活に制約があり,その主たる原因が記憶障害,注意障害,遂行機能障害,社会的行動障害などの認知障害である

II. 検査所見
 MRI,CT,脳波などにより認知障害の原因と考えられる脳の器質的病変の存在が確認されているか,あるいは診断書により脳の器質的病変が存在したと確認できる

III. 除外項目
 1. 脳の器質的病変に基づく認知障害のうち,身体障害として認定可能である症状を有するが上記主要症状(I-2)を欠く者は除外する
 2. 診断にあたり,受傷または発症以前から有する症状と検査所見は除外する
 3. 先天性疾患,周産期における脳損傷,発達障害,進行性疾患を原因とする者は除外する

IV. 診断
 1. I〜IIIをすべて満たした場合に高次脳機能障害と診断する
 2. 高次脳機能障害の診断は脳の器質的病変の原因となった外傷や疾病の急性期症状を脱した後において行う
 3. 神経心理学的検査の所見を参考にすることができる

なお,診断基準のIとIIIを満たす一方で,IIの検査所見で脳の器質的病変の存在を明らかにできない症例については,慎重な評価により高次脳機能障害者として診断されることがあり得る.また,この診断基準については,今後の医学・医療の発展を踏まえ,適時,見直しを行うことが適当である.
(高次脳機能障害支援普及事業支援機関等全国連絡協議会:高次脳機能障害者支援の手引き〈改訂第2版〉.2008[2])

帳の交付をはじめとして,「障害者の日常生活及び社会生活を総合的に支援するための法律（障害者総合支援法）」による社会的支援が可能となる.

2. 高次脳機能障害の評価と診断

1) 意識レベルの評価

高次脳機能障害を診るには,患者が協力が得られる意識レベルであり,評価に用いる課題の指示理解や遂行に必要な入・出力の認知的経路が保たれていることが必要である.

脳卒中や外傷性の脳損傷の急性期においては,意識障害があることが少なくない.意識障害については,GCS (Glasgow Coma Scale) または JCS (Japan Coma Scale) で評価し記載することが多い.

ある程度の正確さをもって高次脳機能障害の診察が可能なのは,意識障害があっても,JCS なら 1 桁までである.このなかには,簡単な会話や状況の理解にも集中できない注意障害と,軽い意識障害が急性に発症し症状が変動するせん妄も含まれる. JCS 1 桁の意識障害やせん妄においては,課題の理解が不十分で正確に遂行できず,協力が得られないことも多い.言語による指示の理解が不十分な場合や,言い間違いがある場合は,言語の障害との鑑別に注意する.

また,JCS の 2 と 3 は,言語による応答を求めていることに注意する.失語がある場合,言語による応答ができなくても不思議ではない.この場合は,患者の様子を観察し,身振りなどの言語によらない指示の理解度や,状況判断力などを含めて意識障害を評価する.

2) 失語があると考えた場合の評価

言語機能については,コミュニケーションの手段として残存する言語の側面を探ることから始める.失語があると考えた場合,発話（流暢性か非流暢性か）,理解,喚語/呼称,復唱の 4 つの側面をみていくことが必須である.

理解については,「目を閉じてください」と言って実行できなければ,言語性理解に障害があると考えてよい.しかし,文字の理解が手助けとなる場合もあるので,物品名を書いて示し,対応するものを選べるかを調べておく.

失語の存在が確実な場合,言語聴覚士による言語機能の評価と訓練へと進める.一方,ヒトには非言語的コミュニケーションの能力があるため,状況判断能力,ジェスチャーの理解力,具体的な動作誘導に協力する能力や学習能力などを利用して,それぞれの職種が ADL（日常生活活動）をはじめとするリハビリテーションを進めていく.

3) 診察や問診における観察

診察や問診において,患者の協力が得られる意識レベルであり,言語によるコミュニケーションが可能なことを確認したら,応対を含めて患者の様子を十分に観察する.視線,頭部,身体の動きと向き,表情の変化,言語または身振りによる応答に不自然さがないかを観察し,あれば記載する.頭部や視線に右向きの傾向がみられれば,左半側空間無視の存在を疑う.

リハビリテーションの処方に,高次脳機能障害の症候や診断名が記載されている場合や,画像診断による病巣に関する情報から特定の症候が疑われる場合,障害を想定した問診や簡単な課題を実施する.ただし,高次脳機能障害では,自覚症状や病識がない場合が少なくないので,患者の発言を鵜呑みにしてはいけない.

4) 認知機能のスクリーニングテスト

診察の流れとして,幅広く認知機能を把握するために,認知症のスクリーニングテ

意識レベルの評価
▶ Lecture 3 参照.

GCS (Glasgow Coma Scale)
▶ Lecture 3・表 1 参照.

JCS (Japan Coma Scale)
▶ Lecture 3・表 2 参照.

ここがポイント！
JCS において,「II-20」という記述は誤りで「20」が正しい.例えば「30 R」または「30 不隠」とか,「20 I」または「20 失禁」と表す.

ここがポイント！
失語があると考えられる場合,見当識,自分の名前,生年月日は言えないが,意識清明という判断もありうる.

言語機能のとらえ方
▶ Lecture 8 参照.

ADL (activities of daily living; 日常生活活動)

MEMO
半側空間無視
大脳半球の病巣と反対側の刺激に対して,発見して報告することや,反応し,その方向を向くことが障害される病態である.視野障害と異なり,視線や頭部の動きを自由にした状態で起こる症状であり,多くの ADL 場面で障害が現れる.主に,右大脳半球の脳血管障害後に左側の無視の形で起こる.発現メカニズムは,身体を基準とする座標軸において,空間性注意が左側に偏倚した状態が基本となると考えられる.
▶ Lecture 6, 7 参照.

表3 HDS-RとMMSEの課題

	HDS-R	MMSE
年齢	○	
見当識（時と場所）	○	○
記憶		
3単語（直後の記銘・想起，遅延再生）	○	○
5物品記銘	○	
計算	○	○
数唱（逆唱）	○	
語流暢性	○	
言語検査（呼称，復唱，理解，読字，書字）		○
描画（図形の模写）		○

HDS-R：改訂長谷川式簡易知能評価スケール，MMSE：Mini-Mental State Examination.

改訂長谷川式簡易知能評価スケール（Hasegawa's Dementia Scale-Revised：HDS-R）
▶ Lecture 13・表7参照．

HDS-RとMMSE-Jの実施方法
▶ Lecture 13参照．

気をつけよう！
HDS-RもMMSEも，ほとんどの課題で言語による指示と応答を用いており，失語症がある場合は，患者が課題に集中して取り組んでいるようにみえても，特に語を思い出す課題などで成績が低下し，目的とする認知機能を測定できていない可能性があることに配慮する．

ストを実施する．

　一般的には，改訂長谷川式簡易知能評価スケール（HDS-R）[3] または MMSE（Mini-Mental State Examination）[4] を実施する．HDS-R と MMSE の概要を**表3**に示す．両者に，時と場所の見当識，新しいことを記銘して干渉課題の後に再生する近時記憶，簡単な注意の課題が含まれている．それ以外に，HDS-R では5物品を記銘して直後に再生する課題と野菜の名前を列挙する語流暢性（語想起）の課題が，MMSE では呼称，復唱，理解，読字，書字の言語検査と図形の模写が含まれている．

3. 高次脳機能の側性化と局在

1) 側性化とは

　高次脳機能を担うのは主に大脳半球であり，脳幹部や小脳は遠隔的に大脳半球のはたらきを調整している．脳の機能のうち運動と感覚の機能は，大脳半球が主に対側の半身をつかさどり，左右差はみられない．しかし，高次脳機能については，左右の大脳半球に明確な機能差がある．

　言語については，右利きの人の大半において，左大脳半球がことばを話す・聞く機能に加えて，読み書きの機能を担っている．さらに，左利きの人の約2/3でも，左大脳半球になんらかの言語機能が存在している[1]．このような左右の大脳半球における高次脳機能の役割分担を側性化という．左大脳半球が言語において優位であるのに対して，右大脳半球の側性化は，生きていくうえで欠かすことのできない空間性注意の機能である．このような高次脳機能の側性化と，主に脳卒中による一側性の大脳半球の病巣による高次脳機能障害との関係を**図1**[1] に示す．

　多数の候補の中から目標を設定し，計画を立て，周囲の状況に柔軟に対応しながら実行し，目標を達成するより高次な脳機能を遂行機能という．遂行機能は，前頭前野が主要な役割を果たしているが，一側性の損傷よりも，外傷性の脳損傷などによる両側性ないしはびまん性損傷で障害が顕在化する．

2) 脳卒中による高次脳機能障害

　左右大脳半球の脳梗塞や脳出血によってさまざまな高次脳機能障害が起こり，大脳半球の側性化との関連が示唆されている．代表的なものを大脳の血管支配域別に整理して**表4**[1] に示す．

3) 外傷性の脳損傷による高次脳機能障害

　外傷性の脳損傷は，外力が直接加わった部位の直撃損傷だけでなく，外力がその方向に沿って遠い側の頭蓋骨に抜ける付近の脳の反衝損傷も生じうる．びまん性軸索損

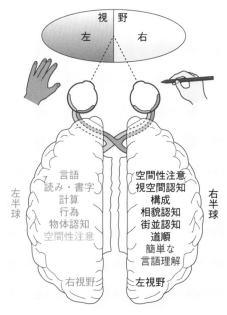

**図1　分離脳研究ならびに病巣研究から推定
された大脳半球機能の側性化**
（石合純夫：高次脳機能障害学．第3版．医歯薬出
版；2022．p.8[1]）

表4　主要な血管支配領域内の病巣と高次脳機能障害

血管	病巣側	高次脳機能障害
前大脳動脈	左	超皮質性運動失語など
	脳梁が広範に損傷された場合	脳梁離断症状
中大脳動脈	左	失語，失読，失書，失行
	右	半側空間無視，病態失認
後大脳動脈	左	純粋失読，連合型視覚失認
	右	相貌失認，地誌的見当識障害
	両側	連合型視覚失認，統覚型視覚失認，相貌失認

（石合純夫：高次脳機能障害学．第3版．医歯薬出版；2022．p.7[1]）

傷は，脳が強く揺さぶられることによって起こる神経細胞の軸索損傷などをいい，MRIのT2*強調画像などで，点状の出血痕が主に大脳皮質と白質の境界部，大脳中心部・矢状面付近に検出される．慢性期には，脳萎縮が生じてくる．

このような外傷性の脳損傷では，脳卒中で生じやすい高次脳機能障害（失語，失行，失認等）の症状は少なく，高次脳機能障害の診断基準（**表2**参照）にある記憶障害，注意障害，遂行機能障害，社会的行動障害がよくみられる．

4．神経心理学的検査による評価

1）神経心理学的検査とは

課題に対する被検者の反応を得点化する机上の心理検査のうち，主に脳損傷による高次脳機能障害の診断と評価に用いられるものである．健常者向けの検査は，年齢の影響に配慮し，一定の年齢範囲の健常者に実施すると得点が正規分布に近くなるように作られているものが多い．ウェクスラー成人知能検査Ⅲ（WAIS-Ⅲ）[5]（またはWAIS-Ⅳ）は，年齢平均から標準偏差でみてどのくらい離れているかを判断するが，100±10の範囲を「平均」とし，80～89を「平均の下」，70～79を「境界線」，69以下を「特に低い」と判定する．

一方，健常者であればほとんど正答できるタイプの検査では，異常を判定するためのカットオフ値が設けられている．この場合，異常の判断はできるが，カットオフ値を超えた場合に，評価対象の高次脳機能が「完全に正常」ないしは「障害がない」と言い切ることは難しい場合がある．MMSE-J[4]の「正常な認知機能＝27～30」はかなり高い得点設定といえるが，3単語の再生が0/3による27点であれば，明らかな近時記憶障害（前向性健忘）といえる．

2）標準化された主な神経心理学的検査

標準化された検査とは，検査セットと記録用紙に加えて，教示を含む実施要領，正常値，判定基準・例などが記載されたマニュアルが整備されたものをいう．一般的な成人向けの検査を**表5**に示す．

MEMO
MRIのT2*強調画像
脳出血の検出に鋭敏な撮像条件であり，病巣が低信号（黒く）に見える．微小な出血も検出できる．他に石灰化も低信号となるので，加齢による淡蒼球の石灰化は，出血と鑑別する必要がある．

MEMO
神経心理学
言語，行為，対象の認知，記憶，注意，遂行機能をはじめとする広義の認知機能と脳との関係を探究する学問であり，このうち障害学に該当するのが高次脳機能障害学といえる．

ウェクスラー成人知能検査
（Wechsler Adult Intelligence Scale：WAIS）

MEMO
MMSEの満点は30点．

表5 標準化された主な
神経心理学的検査

- ウェクスラー成人知能検査
（Wechsler Adult Intelli-gence Scale：WAIS）Ⅲ, Ⅳ
- ウエクスラー記憶検査改訂版（Wechsler Memory Scale-Revised：WMS-R）
- リバーミード行動記憶検査（Rivermead Behavioural Memory Test：RBMT）
- 標準言語性対連合学習検査（Standard verbal paired-associate learning test：S-PA）
- 標準失語症検査（Standard Language Test of Apha-sia：SLTA）
- WAB（Western Aphasia Battery）失語症検査
- BIT 行動性無視検査（Behavioural Inattention Test：BIT）
- 改訂版標準注意検査法（Clinical Assessment for Attention-Revised：CAT-R）
- 標準高次動作性検査（Standard Performance Test for Apraxia：SPTA）
- 標準高次視知覚検査（Visual Perception Test for Agnosia：VPTA）
- 遂行機能障害症候群の行動評価（Behavioural Assess-ment of the Dysexecutive Syndrome：BADS）

IQ（intelligence quotient；知能指数）

3) 検査実施の時期と意義

スクリーニング検査以外の特定の高次脳機能をターゲットとした神経心理学的検査は，20分程度の注意（集中力）の持続が可能になった頃を目安に開始する．分割して実施できる検査は，患者の耐久性に合わせて，分けて行ってもよい．ウエクスラー記憶検査改訂版（WMS-R）は，30分程度の間隔をあけた遅延再生の検査を含むため，分割して実施できないことに注意する．

検査は，訓練する項目（内容）の選択とゴール設定のために，機能が残存された側面と障害が考えられる側面を評価することが目的となる．現時点で「何がどこまでできるか」を判断し，訓練により「どこまで伸ばせるか」を推測する．

4) 検査の適応条件

個々の神経心理学的検査は，高次脳機能（障害）の一定の範囲を評価する目的で作られており，適正な評価のための適応条件を理解しておく必要がある．

失語症検査や半側空間無視の検査は，協力が得られる状態であれば，明らかな認知症で課題の理解に問題が生じる場合を除いて実施可能である．他の検査では，言語性の課題は失語がある場合に，視覚性の課題は半側空間無視がある場合に，適応が難しく，実施しても判定困難となる．

WAIS-Ⅲには，言語性検査（言語性IQ）と動作性検査（動作性IQ）があるが，知能検査を目的とする場合，失語には動作性検査を，半側空間無視には言語性検査を適用する．ただし，この場合でも，それぞれの結果に失語，半側空間無視の影響が及んでいる可能性を考慮する．

記憶検査も同様に，失語，半側空間無視をはじめとする，課題実施の入・出力経路に影響する高次脳機能障害の影響を十分考慮する．標準言語性対連合学習検査（S-PA）は，軽度の失語であっても，喚語困難の影響が大きく現れるので，実施しても患者に負担をかけるだけで目的とする記憶の評価はできない．

5) 検査の選択基準

高次脳機能障害を網羅した検査法はない．脳卒中では，運動・感覚の障害側と画像診断を参考にして，左半球損傷では失語症を，右半球損傷では半側空間無視を念頭において診察する．失語症が疑われれば標準失語症検査（SLTA）やWAB失語症検査を，半側空間無視が疑われればBIT行動性無視検査を実施する．認知症のスクリーニング検査で記憶障害が疑われた場合は，言語性記憶障害について，短時間でもう少し詳しくみるにはS-PAを，総合的評価としてはWMS-Rを実施する．神経心理学的検査は，受ける側にも実施する側にも負担が大きいので，事前の診察で予想される障害にターゲットを絞って，適切な検査を選択する．

外傷性の脳損傷による高次脳機能障害では，失語や半側空間無視はまれであり，社会復帰を念頭において，知能，記憶，注意，遂行機能に関する検査を幅広く実施する．

6) 検査の読み方

神経心理学的検査では，高次脳機能障害の症候の有無だけでなく，障害の内容を下位検査の所見から見極めるように努める．

失語では，発話，理解，喚語/呼称，復唱の4つの側面の評価が重要である．WAB失語症検査ではこれらの得点が算出され，障害像をとらえやすい．SLTAでは，診察時に発話の流暢性を把握しておき，検査結果における理解，喚語/呼称，復唱のプロフィールを眺める．以上から，失語型を分類し，コミュニケーションの手がかりをつかむ．

半側空間無視でも，BIT行動性無視検査の下位検査の成績から，探索的な機能の

障害が強いのか，左側を見落とす感覚表象（視知覚対象の脳内における再現・イメージ）的な機能の障害が強いのか，いずれも障害されているのかを見極める．

外傷性の脳損傷による高次脳機能障害では，幅広いテストバッテリーを実施できることが少なく，WAIS-Ⅲ（WAIS-Ⅳ）のIQ，WMS-Rの記憶指標，遂行機能障害症候群の行動評価（BADS）の標準化得点など総合点が算出される．知能とは，Wechsler[5]によれば，「目的的に行動し，合理的に思考し，効率的に環境を処理する総体的能力」と定義され，検査による測定値がIQとなる．IQはあくまでも総体的能力の指標であって，年齢平均の100という結果が出たからといって，すべてが正常とはいえない．「ごちゃまぜの結果」として正常範囲の得点であっても，下位検査まで眺めれば，明らかな障害が見出されることは少なくない．複数の下位検査から成る検査の場合は，必ず，下位検査の成績のプロフィールまで確認する．

外傷性の脳損傷による高次脳機能障害例のWMS-Rの結果を**表6**に示す．本症例は，WMS-Rの言語性記憶指標に明らかな低下がみられるが，外来日の予定などは忘れず，アルツハイマー型認知症のように新しいことを完全に忘れてしまうことはなかった．言語性記憶を測定する下位検査まで見ていくと，論理的記憶Ⅰが1パーセンタイル，Ⅱが2パーセンタイルと著明に低下していることがわかる．つまり，人名，地名，数字，事件などのさまざまな項目を含むストーリーがある「物語」を整理して覚えることが不得意なことが推測される．本症例は「口頭で受けた指示や電話で聞いた内容を覚えていられない．逐次メモを取らねばならず，話についていけない」と訴えており，検査結果とよく対応している．社会復帰にあたっては，このような記憶の負担が少ない仕事を選び就労させることができた．

本症例のように，検査結果は「深く読み」，障害のある下位検査の課題内容と社会生活上の負荷との関係をよく考えることが大切といえる．

5. リハビリテーションと対応

個々の高次脳機能障害については，Lecture 3以降で学習するため，この講義では基本を押さえる．どの認知の領域（**表1**参照）に，どのような，あるいはどの程度の障害があるのか，言い換えると，何がうまくいって，何がうまくいかないのか，また，その程度はどのくらいなのかを把握して進めることが重要である．

言語の障害であれば，最初に発話（流暢性か非流暢性か），理解，喚語/呼称，復唱のどれに，どの程度の障害があるかを判断して，残されたルートからコミュニケーションの可能性を探る．次いで，障害のある機能を精査し，障害が重い場合や回復のきざしがみられないものについては代償手段の可能性を考え，ある程度の反応が得られるものについては課題の難易度を調整しながら機能訓練を行う．リハビリテーションアプローチの技法は，障害される認知の領域によって異なり，また，特異的訓練と機能的訓練に分けられる．さらに，在宅生活中心の環境調整と社会復帰に向けての指導や調整も忘れてはならない（**表7**）．

1）特異的訓練

障害された認知機能の改善を目指す訓練である．

（1）障害機序へのアプローチ

障害の根底にある問題点を追究・分析し，残された運動，感覚，あるいはその両方のルートを介してボトムアップ的に改善を目指す．ただし，これが可能な障害や方法は限られる．

（2）課題特異的アプローチ

障害の内容と程度を分析し，うまくできない課題については，回復過程に応じて難

遂行機能障害症候群の行動評価（Behavioural Assessment of the Dysexecutive Syndrome：BADS）

アルツハイマー（Alzheimer）型認知症

表6　症例のウエクスラー記憶検査改訂版（WMS-R）の結果

症例：30歳代，男性，頭部外傷後数年経過
言語性記憶　　57．
視覚性記憶　101
一般的記憶　　65
注意/集中力　92
遅延再生　　　84
言語性対連合Ⅰ：5回で8組達成
言語性対連合Ⅱ：8組正答
論理的記憶Ⅰ：1パーセンタイル
論理的記憶Ⅱ：2パーセンタイル

表7　高次脳機能障害に対する総合的なリハビリテーションと対応

1. 特異的訓練
●障害機序へのアプローチ
●課題特異的アプローチ
2. 機能的訓練
3. 在宅生活中心の環境調整
●家族・介護者への指導
●周辺環境の整備
4. 社会復帰に向けての指導・調整

易度を調整し，一つずつ丁寧にかかわり，改善していく．高次脳機能障害において，訓練効果の汎化は難しい．

2) 機能的訓練

障害を念頭において，ADL などの向上を目指す訓練である．

障害のある認知の領域の改善を目標とするのではなく，高次脳機能障害を有する状態での ADL をはじめとした動作の自立度を高める．

3) 在宅生活中心の環境調整

(1) 家族・介護者への指導

自身の高次脳機能障害について，「何がうまくいって，何がうまくいかないのか」をわかりやすく説明し，「何が起こっているのか」を理解してもらう．そして，コミュニケーションを工夫して交流を潤滑にし，そのなかで生じうるストレスをともに軽減できるように対応方法を指導する．また，障害の内容によって，生活上で起こりうるリスクを回避する方法を指導し，一方で，できることは最小限の介助・支援により自分で行うことの大切さを伝える．

(2) 周辺環境の整備

高次脳機能障害により，移動，物体（物品）の認知と使用，道具を用いた活動などにおいて危険が想定される場合，環境を整備し，活動範囲を拡大する際には危機管理にも配慮する．

4) 社会復帰に向けての指導・調整

症状が安定する発症・受傷の半年から 1 年後には，社会復帰に向けて，高次脳機能評価に基づき得手・不得手を把握して本人と家族に説明し，それと適合するような作業内容[6] の調整，あるいは配置転換を提案する．

復職の際は，必要に応じて，本人同席で上司と面談し，職務内容の調整や配置転換など調整を試みる．外傷性の脳損傷後の高次脳機能障害では，しばしば論理的記憶障害がみられ，電話や対面での応対が難しく，書面などによる伝達を指導する．

■引用文献

1) 石合純夫：高次脳機能障害学．第 3 版．医歯薬出版；2022．p.6-8．
2) 高次脳機能障害支援普及事業支援機関等全国連絡協議会：高次脳機能障害者支援の手引き（改訂第 2 版）．2008．
　http://www.rehab.go.jp/brain_fukyu/data/
3) 加藤伸司，下垣 光ほか：改訂長谷川式簡易知能評価スケール（HDS-R）の作成．老年精神医学1991；2（11）：1339-47．
4) Folstein MF, Folstein SE, et al. 原著，杉下守弘（日本版作成）：MMSE-J 精神状態短時間検査．改訂日本版．日本文化科学社；2019．
5) Wechsler D，日本版 WAIS-Ⅲ刊行委員会訳・編：日本版 WAIS-Ⅲ成人知能検査．日本文化科学社；2006．
6) 石合純夫（研究代表者）：外傷性脳損傷者の復職指導に関する研究—「職業の認知的要求尺度」作成の試み—報告書．就労している高次脳機能障害者に対する「仕事中の記憶など認知的負担に関するアンケート」調査．科学研究費助成事業 基盤研究（C）課題番号 23500596，2017．

MEMO

高次脳機能障害のある者は，自己の認知・行動の問題点に気づいていないことが多い．また，脳は過去の栄光を記憶しており，現状の脳機能とのすり合わせが難しい．しかし，わかりやすく説明すれば，「頭で」理解してもらえることが多い．その後は，時間をかけて，日々のエピソード等についてディスカッションを繰り返し，社会参加を手助けしていきたい．

社会資源を利用した就労支援
▶ Step up 参照．

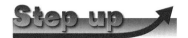

1. 障害者手帳の取得

　高次脳機能障害のうち，失語については，以前から，「身体障害者福祉法」第15条により，音声機能，言語機能または咀嚼機能の障害の一つとして，障害に応じて「言語機能の喪失」(3級) または「言語機能の著しい障害」(4級) として認定され，身体障害者手帳が交付されてきた．一方，主に外傷性の脳損傷などによる記憶障害，注意障害，遂行機能障害，社会的行動障害などの認知障害への対応は遅れ，2001年からの高次脳機能障害支援モデル事業を経て，2013年以降，高次脳機能障害及びその関連障害に対する支援普及事業で対応が確立した．高次脳機能障害診断基準 (講義・**表2** 参照) に該当する認知障害は，「精神保健及び精神障害者福祉に関する法律」の第45条に規定される精神障害者保健福祉手帳の交付を申請できる．

　精神障害者保健福祉手帳申請の診断書においては，診断名を「高次脳機能障害」と記載できるようになったが，ICD (International Statistical Classification of Diseases and Related Health Problems；国際疾病分類) コードを付記し，高次脳機能障害の内容を明確にする必要がある (例えば，「高次脳機能障害 (器質性健忘症候群)」のように病名に但し書きをつける)．行政的な高次脳機能障害のICD-10のコードはF04，F06，F07のいずれかであり，障害内容とICDコードとの厳密な対応は難しく，表1のように判断するのが一般的である[1]．

表1　精神障害者保健福祉手帳申請の診断書に記載する病名 (認知障害) に対応する ICD コード

記憶障害が主体の場合	F04	「.」以下の数字なし	器質性健忘症候群，アルコールその他の精神作用物質によらないもの
記憶障害や社会的行動障害が主体でない場合	F06	「.」以下，9以外を選ぶ	脳の損傷及び機能不全並びに身体疾患によるその他の精神障害
社会的行動障害が主体の場合	F07	「.」以下，9以外を選ぶ	脳の疾患，損傷及び機能不全による人格及び行動の障害

2. 高次脳機能障害者への就労支援

　就労にあたっては図1[2]に示すようなさまざまな機関の支援を受けることができる．

　回復期リハビリテーション病棟を退院する人や，外来リハビリテーションの通院患者などで，残存する障害のため復職・再就労に困難がある場合や調整が必要な場合には，評価結果に基づいた助言や，障害者就業・生活支援センターのスタッフとの連携が必要である．患者とその家族を中心として，障害者就業・生活支援センターの担当ス

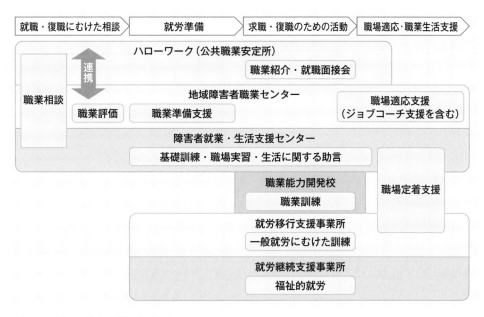

図1　就労を支援する機関と役割
(国立障害者リハビリテーションセンター 高次脳機能障害情報・支援センター：就労支援について知りたい[2])

タッフが同席して，リハビリテーション科医師も含めたチームとして方向性を検討する．

　地域障害者職業センターでは，職業評価が受けられ，リハビリテーション医療とは異なる視点での評価結果を知ることができる．ハローワーク（公共職業安定所）と連携しながら，一般雇用または障害者雇用での就労を目指す場合，後者では職場適応支援を受けることもできる．また，雇用契約までにワンステップおく必要がある場合，就労移行支援事業所などでの職業訓練や，就労継続支援事業所での福祉的就労が利用できることを紹介する．

　リハビリテーションスタッフとしては，医療の枠から一歩踏み出して，高次脳機能障害者の社会参加についてもリードしていく意識をもちたい．

3. 自動車運転の再開

　自動車運転は，高次脳機能障害者の社会参加や復職の幅を広げる．しかし，高次脳機能障害では，注意の集中・持続・分配の問題，視覚情報処理から反応までの速度の低下，判断力と決断力の問題，加えて，行き先を記憶し道順を考える能力の障害も生じうる．

　日本高次脳機能障害学会は，2020年に「脳卒中，脳外傷等により高次脳機能障害が疑われる場合の自動車運転に関する神経心理学的な検査法の適応と判断」を公開した[3,4]．図2[3]に神経心理学的検査に基づく自動車運転評価のフローチャートを示す．フローチャートを活用するだけでなく，本文を熟読して利用していただきたい．

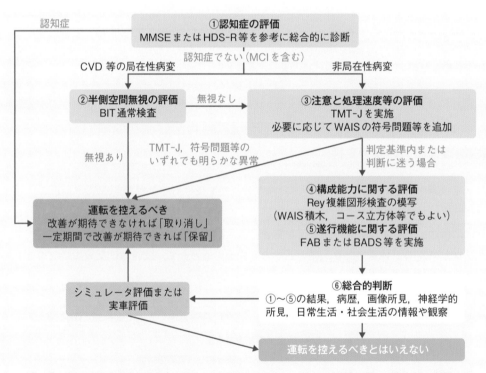

図2　神経心理学的検査に基づく自動車運転評価のフローチャートⅠ（失語症がない場合）
（日本高次脳機能障害学会 BFT 委員会 運転に関する神経心理学的評価法検討小委員会：脳卒中，脳外傷等により高次脳機能障害が疑われる場合の自動車運転に関する神経心理学的検査法の適応と判断．2020[3] を一部改変）

■引用文献

1）先崎 章：高次脳機能障害 精神医学・心理学的対応ポケットマニュアル．医歯薬出版；2009.
2）国立障害者リハビリテーションセンター 高次脳機能障害情報・支援センター：就労支援について知りたい．
　http://www.rehab.go.jp/brain_fukyu/how06/
3）日本高次脳機能障害学会 BFT 委員会 運転に関する神経心理学的評価法検討小委員会：脳卒中，脳外傷等により高次脳機能障害が疑われる場合の自動車運転に関する神経心理学的検査法の適応と判断．2020.
　https://www.higherbrain.or.jp/07_osirase/img/20200706_unten2.pdf
4）日本高次脳機能障害学会 Brain Function Test 委員会 運転に関する神経心理学的評価法検討小委員会：脳卒中，脳外傷等により高次脳機能障害が疑われる場合の自動車運転に関する神経心理学的検査法の適応と判断．高次脳機能研究 2020；40（3）：291-6.

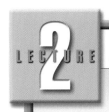

脳の解剖生理
画像診断，神経ネットワーク

LECTURE 2

到達目標

- 高次脳機能にかかわる基本的な脳の構造を理解する.
- 脳の機能部位と損傷部位の画像診断が行える.
- 各認知の領域を担う神経ネットワークの基本を理解する.
- 神経ネットワークの損傷部位と症候との基本的な関係を理解する

この講義を理解するために

　高次脳機能を担う脳の部位は主に大脳皮質の連合野ですが，その機能の基盤となるのは，外界からの感覚入力が到達する一次感覚野と，外界にはたらきかける運動出力を行う運動野です．これらの部位の脳の解剖について，一次聴覚野の場所などを，もう一度確認しておくとよいでしょう．高次脳機能とその障害は，臨床的には，感覚と運動を介して反応をみることになり，要素的な感覚障害や運動障害との鑑別がとても大切です.

　この講義の前に，以下の項目を学習しておきましょう.

　　□ 高次脳機能の側性化と，主要な血管支配領域内の病巣と高次脳機能障害の局在について復習しておく
　　　（Lecture 1 参照）.

　　□ 感覚と運動の基本となる脳の解剖と機能を学習しておく.

　　□ 脳の基本的な解剖を理解し，前頭葉，側頭葉，頭頂葉，後頭葉を区分する側面図が描けるようにしておく.

　　□ 大半の右利きの人では，左大脳半球が言語において優位な半球であることを確認し，言語を基盤とする脳
　　　のはたらきを考えてみる.

　　□ CT と MRI で脳がどのように見えるかについて，基本的な画像を確認しておく.

講義を終えて確認すること

　　□ 高次脳機能にかかわる脳の解剖生理の基本が理解できた.

　　□ CT，MRI の画像から脳の基本的な部位を同定できる.

　　□ CT，MRI の画像から病巣の診断ができる.

　　□ 各認知の領域を担う神経ネットワークの基本が理解できた.

　　□ 画像診断により神経ネットワークの損傷部位を判断し，症候との対応を考えることができる.

大脳半球の側性化と局在
▶ Lecture 1 参照.

1. 高次脳機能と大脳

　大脳は大脳縦裂によって左右の半球に分けられ，ヒトでは大半の右利きの人で左大脳半球が言語において優位な半球である．左右の大脳半球は，脳梁という太い神経線維の束で結ばれており，基本的に両大脳半球が協働して機能している．

1）大脳半球の基本構造

　大脳半球はおおむね左右対称的であり，**図 1a** に示すように，大きく前頭葉，側頭葉，頭頂葉，後頭葉の 4 つの脳葉に分けられる．脳全体を表面から（脳表から）みた場合，前頭葉と頭頂葉は中心溝で分けられ，前頭葉および頭頂葉と側頭葉との間にはシルビウス裂という深い溝がある．一方，頭頂葉と後頭葉との間，側頭葉と後頭葉との間は，明瞭に連なる溝がなく，境界は確定しがたく，側頭頭頂接合部，側頭頭頂後頭移行部などと表現される．左右の大脳を分ける大脳縦裂の側から見た大脳半球内側面（**図 1b**）では，頭頂葉と後頭葉とは，その間に比較的深い頭頂後頭溝があり，両者は明瞭に区別できる．

　高次脳機能はどの認知的側面も，どれか 1 つの脳葉が担っているということはなく，複数の脳葉にわたる神経ネットワークで処理されている．

　脳の病巣については，それが前頭葉，側頭葉，頭頂葉，後頭葉のどこに生じているか，どのように広がっているかを知ることが第一歩となる．

2）脳葉内の運動野と一次感覚野

　前頭葉と頭頂葉とを境する中心溝の前の脳回が中心前回，後ろの脳回が中心後回である．一次感覚野におおむね相当する Brodmann の 3・1・2 野は中心後回にある．一方，運動野の Brodmann の 4 野は，おおむね中心前回を主体とし，大脳の上方（背側）では，中心前回よりも前方に広がり，下方（腹側）は，下に行くほど，中心前回内の後方で範囲が狭くなる（**図 2**）．一側大脳半球の運動野から錐体路を経た運動出力が，基本的に対側の身体部位を支配し（体幹や四肢のごく近位部は部分的に同側性支配もある），身体の一側からの感覚情報が基本的に対側の感覚野に入力される．

　一次視覚野は，後頭葉内側面（大脳縦列に面する側）の下方で，下面とほぼ平行に走る鳥距溝という脳溝の上下（上唇と下唇）にある（**図 1b**）．ヒトの視覚路は，視神経から視交叉で半交叉している．そのため，右眼，左眼ともに，右視野の情報は左後頭葉，左視野の情報は右後頭葉に入力される．また，上水平視野の情報は一次視覚野のある鳥距溝の下唇に，下水平視野の情報は鳥距溝の上唇に入力される．

MEMO
脳回と脳溝
大脳の表面には「シワ」があり，広い皮質領域が確保されている．シワの凸の部分を脳回，凹の部分を脳溝という.

覚えよう！
ヒトの左右の眼から一次視覚野に至る視覚路も復習しておこう.

視交叉と視野の関係
▶ Lecture 1・図 1 参照.

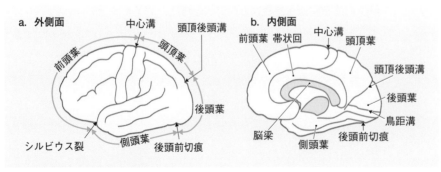

a. 外側面　b. 内側面

図 1　脳葉の区分と主要な脳溝

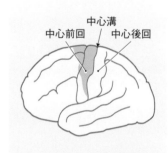

図 2　中心前回，中心後回
ピンク色の部分は Brodmann の 4 野（運動野）を示す.

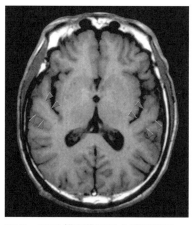

図3　MRI 横断像で見た横側頭回

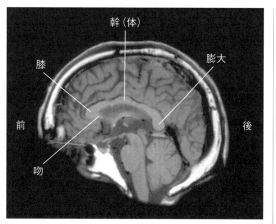

図4　MRI 矢状断で見た脳梁とその区分

一次聴覚野は，シルビウス裂の中にある側頭葉上面の内側後方から外側前方へ走る2〜3の脳回から成る横側頭回（Heschl 回；**図3**）にある．左右の内耳から聴神経，そして，脳幹部と聴放線を経て一次聴覚野に至る．

3）脳梁と脳梁離断

左右の大脳半球は脳梁（**図1b**，**図4**）という太い神経線維の束で結ばれ，情報を共有し協働している．そのため，難治性てんかんに対する脳梁離断術が施行された場合や，脳梁に血液を送る前大脳動脈の閉塞により脳梁梗塞が生じた場合は，これらの情報共有や協働が困難となる．例えば，左手の運動を制御しているのは右大脳半球であるために言語能力がなく，左手で字を書くことができなくなる．これらのことは，感覚情報の入力と運動出力を左右で統制すれば，左右の大脳半球の機能差を調べることが可能となることを示しており，1960 年代頃に多くの知見がもたらされた．

2. 大脳の解剖と CT，MRI による画像診断

高次脳機能障害を診る場合，以前は診察と神経心理学的検査の結果から病巣を推定することが主流であった．しかし，画像診断法の進歩した今日では，高次脳機能障害の評価の前に CT や MRI が撮像されている場合が一般的である．セラピストもその画像を見て病巣を診断し，それをもとに起こりうる症状を推定して，見落としのない評価を進める必要がある．

この講義では，前頭葉，側頭葉，頭頂葉，後頭葉という脳葉の範囲から一歩進めて，脳葉内の脳回の同定を含む画像診断を，重要な脳溝を手がかりとして進める方法[1]について述べる．

1）中心溝

はじめに，前頭葉と頭頂葉を分ける中心溝を見つける．脳の横断像は，おおむね水平断に相当するが，CT では頭蓋骨側面像の眼窩の上下中点と外耳孔中心を結ぶ OM ラインを含む面に平行に撮像することが多いのに対して，MRI では前後への傾きが一定しない．脳のアトラスに照らして前頭葉と頭頂葉を分ける中心溝を見つけようとすると，正確さを欠く．そのため，脳溝の走行の特徴から中心溝をみつけるのが原則である．前頭葉と頭頂葉の内部の溝については後述し，以下，いくつかの注目する点を記載する．

最初に，脳の上方がぎりぎり写るスライスから始めて，少し下にスクロールすると，前方（画像の上方）で，正中を走る大脳縦裂の左右に平行に走る上前頭溝が見えてくる．その一番後ろで，そのスライスまたはもう一枚下のスライスを観察すると，

👁️‍🗨️ **覚えよう！**

聴覚路が，一側耳から両側性に投射していることは覚えておきたい．

📷 **MEMO**
脳梁離断症状
- 左視野の失読と呼称障害
- 左手の失書と触覚性呼称障害
- 左手の失行（脳梁失行）
- 右手の構成障害（主に急性期）
- 右手の左半側空間無視（前大脳動脈領域梗塞の場合）
- 手指定位の触覚性転送障害
- 拮抗失行，他人の手徴候

CT（computed tomography；コンピュータ断層撮影）

MRI（magnetic resonance imaging；磁気共鳴映像法）

横断像（axial image）

OM ライン（orbitomeatal line；眼窩外耳道線）

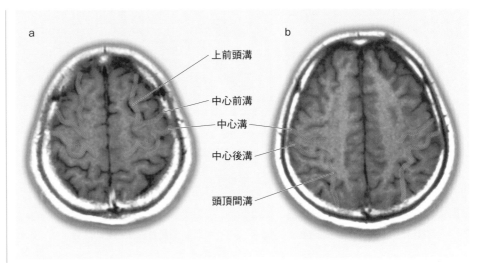

a
b

上前頭溝

中心前溝

中心溝

中心後溝

頭頂間溝

図5 MRI 横断像における中心溝の同定
＊：precentral（hand）knob.

外側前方に，向かって右側（左大脳半球）では「レ」の字型，左側（右大脳半球）では
逆「レ」の字型に連なる溝が見える（**図 5a**）．これが中心前溝である．中心前溝の1
本後ろの溝が中心溝となり，その走行の特徴を確認することも大切である．中心溝と
中心前溝の間が中心前回であり，「レ」の字型の縦棒，すなわち上前頭溝が中心前回
にぶつかる付近のスライスでみると，その後壁（＝中心溝）が逆さ「Ω」型に後方に膨
らんでみえる（**図 5** の＊）．この膨らみは hand knob ともよばれ，手の運動野がある．
ここまで確認できれば，中心溝の同定はほぼ間違いない．

　さらにもう少し下のスライスで，中心溝と考えた溝の1本後ろ（中心溝の同定が正
しければ中心後溝）に注目すると，後方（画面の下方）に分岐する溝が見えてくる．
この溝は，やや内側に凸であるが，おおむね大脳縦裂に平行な向きに走る頭頂間溝で
ある（**図 5b**）．ここまで確認できれば，中心溝の同定は確実となる．

2）前頭葉外側面の脳溝と脳回

　外側面でみて，中心溝の前にある，やや後上方から前下方の傾きをもって走る脳回
が中心前回である．それよりも前の前頭葉は，主に運動前野とさらに前方の前頭前野
となるが，上前頭溝と下前頭溝という前後方向に走り，脳表から垂直方向に切れ込む
溝によって，上から上前頭回，中前頭回，下前頭回に分けられる（**図 6**）．

　中心溝も含め，これらの脳溝は，1本のつながった溝であることは少なく，途切れ
ていることもあり，全体としてのつながりでみていくことが大切である．左大脳半球
の下前頭回の後半部は，解剖学的 Broca 野として知られる．脳溝は，CT，MRI のス
ライスと直交する場合に明瞭に見える．そのため，上前頭溝は横断像の上部（**図 5a**）
で見えるが，下前頭溝は水平に近い方向で走るため，横断像では線状には見えない．
下前頭溝は，脳を大脳縦裂と平行に左右方向で薄切りにしていく矢状断，また，前後
方向で薄切りにしていく冠状断と直交に近い向きとなり，線状に見えやすい．

3）前頭葉腹側面

　腹側面は眼窩の上方に位置するため，眼窩面ともよばれる．大半は前頭前野として
分類され，腹内側部と腹外側部に分けられる．

4）頭頂葉外側面の脳溝と脳回　（**図 7**）

　中心溝より後方でやや後上方から前下方の傾きをもって走る脳回が中心後回であ
り，一次感覚野がある（**図 2** 参照）．それよりも後方を後部頭頂葉とよぶ．その後方
における後頭葉との境には明瞭な溝はなく，内側面に走る頭頂後頭溝（**図 1** 参照）を

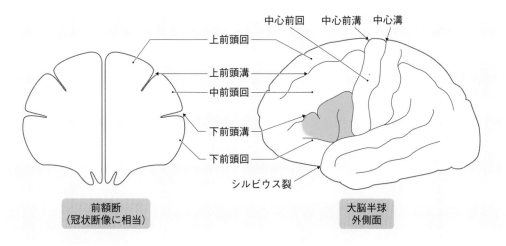

図6　前頭葉外側面の脳溝と脳回
左大脳半球の下前頭回後半部（ピンク色）は，解剖学的 Broca 野として知られる．

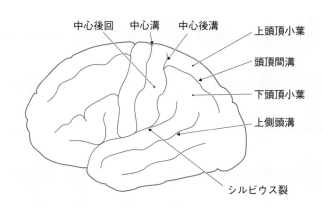

図7　頭頂葉外側面の脳溝と脳回

目安に見当をつける．後部頭頂葉は，頭頂間溝（**図5参照**）が脳表から下方やや内側に向かってかなり深く切れ込む形で上下に二分される．その上部が上頭頂小葉，下部が下頭頂小葉（縁上回，角回）である．頭頂間溝は，横断像と冠状断像で見えやすいが，矢状断像でも下頭頂小葉の上縁として見えることが多い．

5）側頭葉の脳溝と脳回　（図8）

　側頭葉は前後方向に伸びる構造をもち，その溝もほぼ前後方向に伸び，側頭葉の中心軸に向かって切れ込んでいる．側頭葉の外側面には，上側頭溝と下側頭溝が前後方向に走る．これらの溝も1本に連なってはおらず，多くは途中で途切れており，全体として上側頭溝，下側頭溝と認識する．これらにより，側頭葉外側面は上側頭回，中側頭回，下側頭回に分けられる．

　腹側面（下面）には，同様に前後方向に走る後頭側頭溝と側副溝がある．これらの溝は，側頭葉から後頭葉にわたって伸びている．外側面下方の下側頭回は，後頭側頭溝までの範囲をいう．後頭側頭溝と側副溝の間が紡錘状回，側副溝より内側が海馬傍回である．

　側頭葉内側部には，皮質が内部に巻き込まれる形で，側脳室下角に面して海馬が前後に伸びる構造物として存在している．側頭葉上面の後半には，一次聴覚野のある横側頭回がある（**図3参照**）．

MEMO
縁上回と角回（図7）
下頭頂小葉には，前半でシルビウス裂が，後半では上側頭溝が後上方に屈曲して入り込む．シルビウス裂の後端周囲が縁上回，上側頭溝の後端周囲が角回である．左大脳半球では，縁上回とその深部を走る弓状束が伝導失語の病巣として，角回とその近傍が失読失書の病巣として知られている．

ここがポイント！
側頭葉の病巣は，横断像でおおよその範囲を把握して，冠状断像で脳溝と脳回との関係を含めて確認するとよい．

MEMO

側頭葉は前後に長い！

側頭葉の脳溝は前後に伸びて，上下・左右方向に脳回が区分されるが，機能的には前後方向の区分も重要である．特に前部側頭葉は意味記憶のセンター（ハブ）としての役割が知られている．左側頭葉の特に後半は，言語領域として重要である（Lecture 8 参照）．

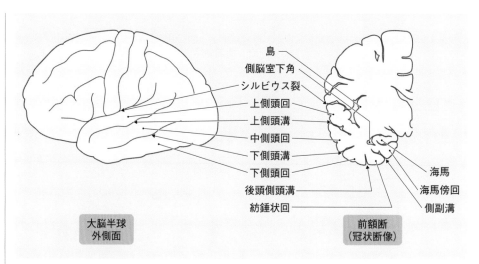

図 8　側頭葉の脳溝と脳回

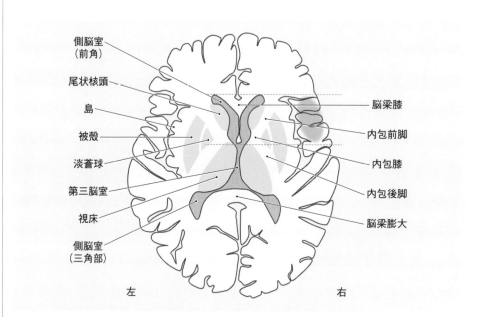

図 9　大脳基底核，視床，内包が見える代表的な MRI 横断像の模式図

解剖学的 Broca 野は，左右の側脳室（前角）の外側を青い点線のようにたどり，前後の線で挟まれるあたりの，島皮質外側に遊離して見える前頭葉皮質（ピンク色の範囲）に相当する．

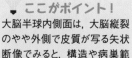

ここがポイント！
大脳半球内側面は，大脳縦裂のやや外側で皮質が写る矢状断像でみると，構造や病巣範囲がわかりやすい．

6) 大脳半球内側面の脳溝と脳回　（図 1b 参照）

　後頭葉内側面は，前述したように，頭頂後頭溝で頭頂葉と明確に分けられ，その内部の構造は，主に一次視覚野について概説した．大脳半球内側面は，脳梁の周囲を帯状回が取り囲み，その外周に帯状溝がある．内側面での前頭葉と頭頂葉との境界はあまり明確ではなく，両者の境付近より少し前で帯状溝から後上方に分岐して上方に向かう溝があり，その上端よりも 1 本前の溝が中心溝の内側へ折れ込む部分であることが多い．その前の中心前回の上内側部が下肢の運動野である．その前方で，運動前野が内側に回り込んだ部分の後半が補足運動野，前半が前補足運動野である．

7) 大脳基底核，視床，内包

　大脳基底核，視床，内包が見える代表的な MRI 横断像の模式図を**図 9** に示す．内包膝から内包後脚後端の前後を 4 分割した後ろから二番目付近を，運動野からの錐体路が走行している．また，このようなスライスで見た場合の解剖学的 Broca 野（右利きの人では通常，左大脳半球）の見当の付け方も**図 9** に示す．

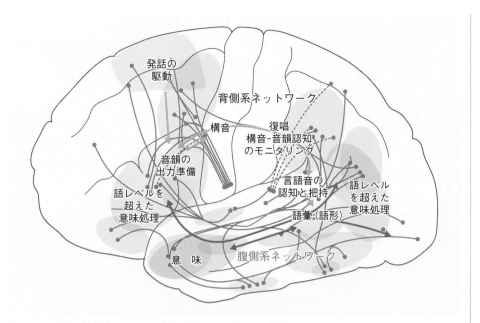

図10　言語の神経ネットワークと脳内の言語処理の概要
（石合純夫：ヒト脳の側性化と臨床─言語と空間性注意の神経ネットワーク．リハビリテーション医学 2022；59〈2〉：99[2]）をもとに作成）

3. 左右の大脳半球が担う主要な高次脳機能の神経ネットワーク

　右利きの人の多くは，言語機能の大半が左大脳半球に側性化している．一方，空間性注意の機能は右大脳半球で優位となっている．この講義では，言語と空間性注意のネットワークについて，概略を整理する．

1）言語の神経ネットワークと言語処理の概要

　言語の神経ネットワークは，古典的な Broca 野，Wernicke 野，そして両者を結ぶ弓状束という単純な図式から，今日では，左大脳半球のより広い範囲の皮質，白質により構成されると考えられるようになった[1]．脳内の言語処理のイメージの概要を**図10**[2]に示す．

　言語音の認知と把持は上側頭回の後方部分で処理され，その下方の側頭葉後部付近で語の音である語彙（語形）として認知される．そして，前部側頭葉にある意味記憶のセンター（ハブ）[1,3]にアクセスすることにより，側頭葉内で大まかな語の意味が把握される．語のレベルを超えた意味処理には，前頭葉−側頭葉−頭頂・後頭葉から成る腹側系ネットワークが関与する．発話面では，補足運動野から主に前頭葉の言語野に向けて自発性の駆動（話そうという発話の衝動）が行われ，音韻の出力準備（ことばとその音の運動配列）を経て，中心前回中・下部から構音器官へ運動情報が出力される．弓状束は復唱のルートとして知られるが，言語の運動−感覚を相互に連絡するルートとして，正しい構音と正しい音韻認知のモニタリングにも関与していると考えられる．これらから成る背側系ネットワークは，音韻すなわち言語の音を担っている．

2）空間性注意の神経ネットワークと半側空間無視

　右大脳半球の脳血管障害後の代表的高次脳機能障害である半側空間無視において，古典的に重要視されてきた病巣部位は，側頭頭頂接合部（下頭頂小葉）付近である．しかし，無視の病巣は多様であり，前頭葉，後頭・側頭葉を含む後大脳動脈領域，視床，内包後脚など，さまざまな部位が知られている．このような病巣の多様性と無視の障害要素に注目した Mesulam[4] は，頭頂葉，前頭葉，帯状回と皮質下の視床，線条体，上丘などから成る空間性注意の神経ネットワーク仮説を提唱した．その後の神

📖 **調べてみよう**
言語の神経ネットワークと言語処理の詳細を成書[1]で確認しよう．

半側空間無視
▶ Lecture 1・MEMO，
　Lecture 6, 7 参照．

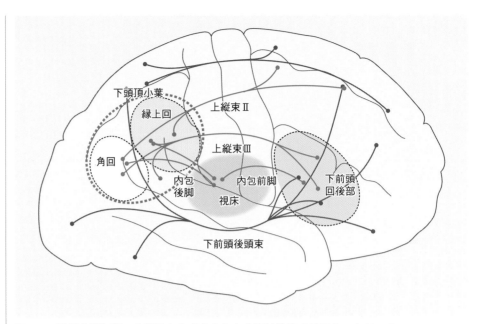

図 11　半側空間無視の病巣論から考えられた空間性注意の神経ネットワーク
（石合純夫：高次脳機能障害学．第3版．医歯薬出版；2022．p.169[1]をもとに作成）

空間性注意の神経ネットワーク
▶ Lecture 6・図 1 参照．

経心理学的研究の進歩を取り入れ，無視の病巣論から考えられた空間性注意の神経ネットワークの模式図を**図 11**[1]に示す．

　空間性注意には，感覚性要素と運動性要素があるとする考え方がある．感覚性要素を担うのが下頭頂小葉と考えられ，その損傷では，水平な線分の中央を見つける線分二等分試験などで無視が目立つ[5]．一方，運動性要素を担うのが下前頭回から中前頭回の後部と考えられ，その損傷では，標的を選択する探索課題で無視が目立つ．

4．脳の損傷と高次脳機能障害との関係の考え方

　脳損傷によって起こる症状は，古くは，「巣症状」といわれる損傷部位と症状とが1対1に対応するものが重視された．しかし，言語や空間性注意のような複雑で高次な脳機能では，脳の狭い範囲に特定の中枢が存在することは少ない．Broca 失語は左前頭葉を中心とする病巣で起こり，その範囲で言語の神経ネットワークが幅広く障害された結果として生じる，一種の症候群である．さらに，一側の大脳半球内だけで考えるのも誤りであり，左右の大脳半球は，太い脳梁線維をはじめとする交連線維で結ばれ，協働して機能していることを忘れてはならない．

💡 ここがポイント！
脳は協働してはたらくが，古い「全体論」とは異なる神経ネットワーク論を理解しよう．

■引用文献
1) 石合純夫：高次脳機能障害学．第3版．医歯薬出版；2022．
2) 石合純夫：ヒト脳の側性化と臨床―言語と空間性注意の神経ネットワーク．リハビリテーション医学 2022；59（2）：99．
3) Ralph MA, Jefferies E, et al.：The neural and computational bases of semantic cognition. Nat Rev Neurosci 2017；18（1）：42-55.
4) Mesulam MM：Spatial attention and neglect：parietal, frontal and cingulate contributions to the mental representation and attentional targeting of salient extrapersonal events. Philos Trans R Soc Lond B Biol Sci 1999；354（1387）：1325-46.
5) Verdon V, Schwartz S, et al.：Neuroanatomy of hemispatial neglect and its functional components：a study using voxel-based lesion-symptom mapping. Brain 2010；133（Pt 3）：880-94.

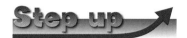

　失語と半側空間無視以外の高次脳機能障害として，失行，失認，記憶障害の症状と病巣，神経ネットワークについて整理する．

1. 失行

　左大脳半球の脳血管障害で失語と並んで，また，失語と合併して起こりやすいのが失行である．失行で障害されるのは，「バイバイと手を振る」などのコミュニケーション動作，「金づちを持ったつもりで釘を打つ真似をする」のような道具使用のパントマイム，そして，頻度は低いが道具の実際の使用である．主に前二者で空間的・時間的誤反応がみられるのが一般的な失行である．

　失行を起こしやすい病巣は，左大脳半球の下頭頂小葉を中心とする頭頂葉と，中・下前頭回後部である（図1）[1]．行為の神経ネットワークは不明なところも多いが，以下，Liepmann[2]の水平図式（図2）[1,2]を紹介する．

　行為の計画は，主に側頭葉からの言語情報，後頭葉からの視覚情報，頭頂葉からの体性感覚情報を基盤として，左大脳半球後方領域で形成されると考えられる．これが主に運動前野（Liepmannの運動記憶の領域）に運ばれ，運動の計画に変換される．そして，右上肢で行為を行うならば，左大脳半球内で運動野-錐体路を経て運動が出力される．一方，左上肢で行為を行う場合でも，左大脳半球内で運動の計画に変換されるまでは同様の流れで処理される．次いで，運動の計画は脳梁を通る交連線維を介して，対称的な右大脳半球の運動前野に運ばれる．その後，右大脳半球の運動野-錐体路を経て左上肢に出力される．

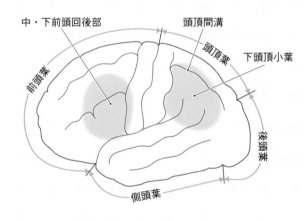

図1　失行の基本的な責任病巣
（石合純夫：高次脳機能障害学．第3版．医歯薬出版；2022．p.75[1]）

図2　Liepmann[2]の水平図式を基本とした行為発現の
　　考え方と失行の病巣
　（石合純夫：高次脳機能障害学．第3版．医歯薬出版；2022．p.73[1]）

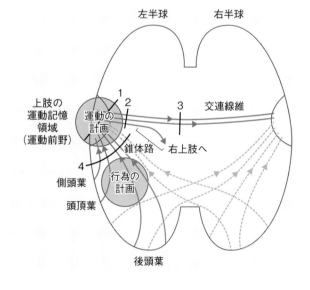

2. 失認

　失認とは，視覚，聴覚，触覚など特定の感覚モダリティ（感覚様式）において，要素的な感覚は保たれているのに，対象を認知できないという症候である．失認は，当該の感覚の要素的処理の段階を超えて，意味にアクセスするまでの皮質・白質のネットワークにおける障害によって起こる．ここでは，視覚モダリティの失認について解説する．視覚モダリティの失認は，最も症候学的・病巣論的に整理されており，症状と病巣を表1に示す（詳細は，Lecture 12参照）．物体失認，相貌失認，街並失認を視覚性に認知する処理を担う神経ネットワークについては，いまだ不明な点も少なくない[1]．

表1　視覚モダリティの失認の症状と代表的病巣

視覚性物体失認	物体を見て呼称できないだけでなく何であるかがわからない	左または両側の後頭側頭葉腹側部
相貌失認	顔であることがわかってもその人物が誰かわからない	右または両側の後頭側頭葉腹側部
街並失認	よく知っている風景を見て既知感がなく，誰の家かやどこかがわからない	主に右側の後頭側頭葉腹側部

3. 記憶障害

　記憶とは，あらゆる体験を脳が処理できる形に符号化し，貯蔵し，取り出す機能の総体をいう．記憶情報を言語による表現に限らず意識的に表現できる，あるいは思考過程と関連して意識的に利用できる陳述記憶は表2のように分類される．以下，新しい体験を，それに続く事象への曝露に耐えて覚えておく近時記憶について解説する．

　近時記憶の障害が健忘（前向性健忘），いわゆる「物忘れ」である．アルツハイマー型認知症の初期からみられる物忘れが近時記憶の障害である．典型的には，見たり聞いたりした新たな体験は，反芻し続けない限り，続く体験や思考の後，あるいは，分単位の時間経過の後，完全に消えてしまう．近時記憶を担う神経ネットワークがPapez回路（図3)[1]である．この回路は左右大脳半球にあり，脳弓交連などで交通している．右利きの人では，左側の損傷で言語性記憶がより障害され，右側の損傷で視覚性記憶がより障害される傾向がある．Papez回路は，その大半の部位で，障害による近時記憶障害（前向性健忘）が起こりうるが，その程度や特徴には違いがある．

表2　陳述記憶の種類

	臨床・神経学	心理学
エピソード記憶 (episodic memory)	即時記憶 近時記憶 遠隔記憶：自伝的記憶，社会的出来事の記憶	短期記憶 長期記憶 ↓
意味記憶 (semantic memory)	属性横断的 属性・モダリティ特異的	

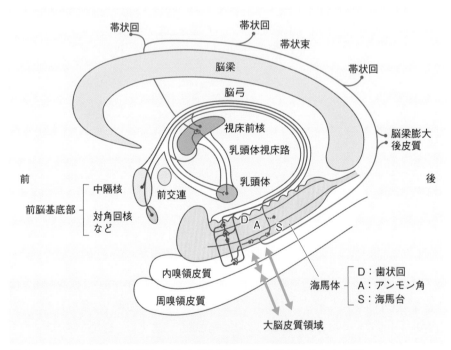

図3　Papez回路の主要部分（赤）と前脳基底部から海馬への入力（黒）
（石合純夫：高次脳機能障害学．第3版．医歯薬出版；2022. p.219[1])

■引用文献
1）石合純夫：高次脳機能障害学．第3版．医歯薬出版；2022. p.73, 75, 219.
2）Liepmann H：Apraxie. Ergebn ges Med 1920；1：516-43.

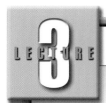

意識とコミュニケーション

到達目標

- 意識の概念について理解する.
- 意識のメカニズムの概要を理解する.
- 意識の評価（GCS, JCS）と意味づけを理解する.
- 意識障害の程度に応じたコミュニケーションの工夫を理解する.
- 覚醒状態の向上のためのリハビリテーションを理解する.

この講義を理解するために

　この講義では意識の概要と評価, コミュニケーションの工夫について学びます. 意識の評価には, GCS と JCS が主に使用されます. 評価の段階づけは, 意識障害の病態をふまえて作成されているため, 段階づけの基準に合わせて点数をつけるだけではなく, 病態の予後予測や治療の手がかりとして利用できます.

　また, 脳損傷患者では, 特に急性期には意識障害を生じることが多く, 障害の程度に応じたリハビリテーションが必要です. 意識障害のある患者に接するためには, 意識障害のメカニズムや改善の方法を理解する必要があります.

　この講義の前に, 以下の項目を学習しておきましょう.

- □ 網様体の解剖学的位置と役割を学習しておく.
- □ 意識レベルの評価方法の概要を学習しておく.
- □ 脳損傷により生じやすい身体機能の障害について学習しておく.

講義を終えて確認すること

- □ 意識障害の起こる理由が理解できた.
- □ 意識障害の評価（GCS, JCS）と結果の解釈について説明できる.
- □ 意識障害の程度に応じたコミュニケーションについて説明できる.
- □ 意識障害に対するリハビリテーションとリスク管理について説明できる.

意識（consciousness）

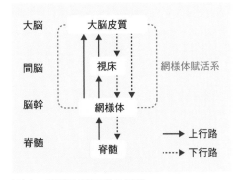

1. 意識の概念

　意識とは，外界からの刺激を知覚する覚醒の状態であり，覚醒とは言語，動作，開眼の3つの要素のいずれか，またはその組み合わせで外界に応答できる能力である．

　患者がセラピストの指示した動作をうまく行えない場合，その理由をどのように考え，どのようなリハビリテーションを行うか検討する．指示した動作に必要な運動機能が不足している場合には，筋力の向上や関節可動域の改善など運動機能の向上に焦点を当てたリハビリテーションを考慮する．また，指示された内容を十分に理解していない場合は，言い方を変えることや，ジェスチャーを加えるなど，伝え方を考慮する．そしてこれらを考慮したリハビリテーションを行うためには，患者にセラピストの指示に反応するだけの意識が保たれている必要がある．意識は精神活動の最も基本的な機能であり，患者の随意的な運動を引き出す際には，ある程度の意識が保たれていることが前提となる．

　発症から2週までの急性期においては，重度な意識障害を生じることがあるが，その後は病態の安定とともに意識障害は回復していくことが多い．退院に向けたリハビリテーションを行う回復期においては，重度の意識障害は少ないが，軽度の意識障害が残存していることも多い．そのため，意識レベルを評価し，状態に応じて適切な会話や指示を与えることは，患者との良好なコミュニケーションを構築するうえで重要である．

2. 意識のメカニズム

網様体賦活系
（reticular activating system：RAS）

📖 調べてみよう
体性感覚の種類と伝導路の特徴について調べてみよう．

　意識の調節に重要な役割を担っているのは網様体賦活系である（**図1**）．網様体は延髄，橋，中脳，視床，視床下部にわたり，神経細胞が網目のように絡まり合った複雑な構造をしている．体性感覚からの情報は，脊髄から脳幹を上行して視床の特殊核に伝えられ，頭頂葉の体性感覚野に投射され，網様体はこの神経路からの側枝を受け

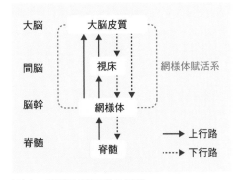

図1　網様体賦活系の概略

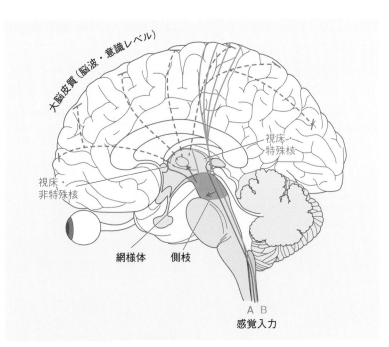

図2　視床の特殊核と非特殊核の投射

て活性化する（**図2**）．網様体の活動電位は視床の非特殊核に送られ，そこからさらに大脳皮質全体に投射される（**図2**）．したがって，網様体の活動が高まると大脳皮質全体の機能が高まり，覚醒状態が向上する．この網様体から大脳皮質に達する一連の神経機構を網様体賦活系という．網様体や視床が強く障害されている場合は大脳への投射が減少するため重度の意識障害となり，部分的に障害されている場合は中等度の意識障害となる．また，網様体や視床が障害されていなくても，大脳皮質が広範に障害されている場合は，網様体賦活系からの投射を受けても皮質の活動を十分に高めることができず，軽度の意識障害を生じることがある．

網様体賦活系は，網様体から大脳へ刺激を与えて大脳皮質の活動を高めるだけでなく，大脳皮質から下行性の投射を行っているため，網様体自身の活動も高まる．このように，上行性の投射と下行性の投射を繰り返すことで，網様体賦活系全体が活性化し，さらに覚醒状態が向上する．そのため，意識障害に対しては，表在感覚などの感覚刺激を受動的に与えるだけでなく，発話や立ち上がりなどの能動的な動作を促すアプローチを加えたほうが，覚醒状態の向上が期待できる．

3. 意識レベルの評価

意識は外界の刺激に対する覚醒状態であり，覚醒状態が良好なほど，弱い感覚刺激や難しい質問に対しても応答できる．そのため，意識レベルの評価は，感覚刺激の強さを変化させたときの反応の違いにより判定する．

以下に，臨床で汎用されている2つの指標について，実施と解釈の方法を解説する．

1) GCS (Glasgow Coma Scale) （表1）

世界共通で使用されている指標である．意識を開眼（E），最良言語反応（V），最良運動反応（M）の3つの側面から判定し，合計得点を算出する．

(1) 開眼

4段階で判定する（4点が正常）．

4点は「刺激を与えなくても開眼している」状態である．3点は「呼びかけという聴覚刺激により開眼する」状態であるが，呼びかけによって眠った状態から目を覚ました可能性も考えられる．したがって，開眼した後に30秒程度そのまま開眼を持続できた場合には4点，声をかけていないと再び閉眼する場合には3点と判定する．脳幹

表1 GCS (Glasgow Coma Scale)

開眼（eye opening, E）
4. 自発的に開眼している
3. 呼びかけにより開眼する
2. 痛み刺激を与えると開眼する
1. 痛み刺激を与えても開眼しない

最良言語反応（best verbal response, V）
5. 見当識あり（自分の名前，場所，日付など）
4. 会話の内容が混乱している（見当識障害）
3. 単語は話すが，会話として成立しない
2. 理解不明の音声のみ
1. 発声なし

最良運動反応（best motor response, M）
6. 命令に応じて四肢を動かす
5. 痛み刺激が加えられた部位に手足を持っていく
4. 痛み刺激に対し，逃避するように四肢を屈曲する
3. 痛み刺激に対して両上肢が異常屈曲する（除皮質硬直）
2. 痛み刺激に対して四肢が異常伸展する（除脳硬直）
1. 四肢の運動がみられない

気をつけよう！
声の大きさによって反応が違う場合は、意識障害だけでなく聴力低下の可能性もあるため、難聴の有無を事前に確認しておく。

 ここがポイント！
痛み刺激の加え方
図3のように、ペンを爪の白い部分（爪半月）に当てて押すように力を加えると、比較的軽い力で刺激を加えることができる。

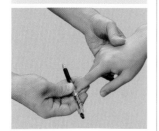

図3　痛み刺激の方法

 試してみよう
ペンを使用して痛み刺激を加え、押す力の入れ方のコツをつかもう（図3）。

 ここがポイント！
発症時に意識障害を伴っていた場合、意識が改善しても正確な日付までは理解できていないことも多い。日を間違えても月を正答している場合は、他の質問への反応をふまえて判定する。

外側皮質脊髄路と網様体脊髄路
▶ Step up 参照。

 MEMO
一側病変の脳卒中片麻痺で生じる筋緊張異常とは機序が異なることに注意する。
▶ Step up 参照。

📖 **調べてみよう**
除脳硬直と除皮質硬直の特徴について調べてみよう。

 MEMO
JCSは、日本昏睡尺度、3-3-9度方式ともよばれる。

が重度に障害されると、両側の顔面神経麻痺が生じるため閉眼できず、常に開眼した状態になることがある。この場合、自発的に開眼しているわけではないため、4点ではなく1点と判定する。顔面神経麻痺の有無が不明な場合は、セラピストの手を目の前に近づける、目に風を当てる、目の付近を軽く触る、耳元で音を出すなどの方法で、瞬目するか確認する。呼びかける声の大きさは、最初は普通に呼びかけ、反応がみられなければ少し大きな声、最大の声の順に行う。声の大きさによる反応の違いはGCSの判定に加味されていないが、治療場面では有用な情報となるため記載する。

2点は「痛み刺激を与えると開眼する」、1点は「痛み刺激を与えても開眼しない」状態であり、これは3点の判定で使用した聴覚刺激よりも強い刺激である痛覚を与えた場合の反応の違いによって2点と1点を区別している。

（2）最良言語反応

5段階で判定する（5点が正常）。ここでは質問に対する正確さと反応の様子を評価する。

4点は、自分の名前、場所、日付などを尋ね、返答は可能であるが不正確である、またはスムーズに返答できない状態である。

3点は、単語レベルで返答するが、質問に対する答えとは異なる単語を話すなど、内容が適切ではなく、会話として成立しない状態である。2点は意味不明の音声のみであり、1点は反応しない状態である。

意識障害を有していなくても、気管切開をしている場合には発声ができず、失語症では発話や理解に支障をきたすことがある。点数に加えて、気管切開は「VT」、失語症は「VA」と表記する。

（3）最良運動反応

6段階で判定する（6点が正常）。5点以下の段階づけは、脳損傷の状態を予測するうえで参考になる。

5点は「痛み刺激が加えられた部位に手足を持っていく」状態であるが、これは、口頭指示に従うことはできないものの、上行性の脊髄視床路および視床皮質路、下行性の皮質脊髄路が保たれていると考えられ、大脳皮質および白質の部分的な障害と予測される。

4点は、脊髄反射の一つである屈曲反射を示しており、脊髄・皮質間の神経路の障害が考えられる。しかし、痛み刺激から逃避するように当該部位の四肢だけに反応がみられる正常反射が残存し、筋緊張異常がみられないため、大脳皮質および白質の広範な障害と予測される。

3点は、筋緊張異常により両側上肢の肘関節と手関節および手指関節の屈曲と上肢内転、下肢の伸展と内転を生じる除皮質硬直を示しており、両側大脳半球が障害された場合や間脳と中脳境界部の障害が予測される。

2点は、筋緊張異常により両側上下肢の伸展と手関節の回内を生じる除脳硬直を示しており、中脳以下の障害が予測される。

1点は、筋緊張異常も消失し、脳幹の機能がほぼ停止していると予測される。

（4）判定

以上の3つの側面の得点を合計し、3～8点を重症、9～12点を中等症、13～14点を軽症、15点を意識障害なしと判定する。また、合計得点だけでなく、各側面の得点を表記しておくと意識障害の特徴を把握しやすい。

2）JCS（Japan Coma Scale）（表2）

日本で作成された評価方法である。評価項目が1つであり短時間で簡便に行えるため、病院だけでなく介護施設などで幅広く用いられている。I～III（1～3桁）に大分

表2　JCS (Japan Coma Scale)

Ⅰ. 刺激を与えなくても覚醒している状態 (1桁の数字で表現)
1. だいたい意識清明だが、今ひとつはっきりしない
2. 見当識障害がみられる
3. 自分の名前、生年月日が言えない
Ⅱ. 刺激を与えれば覚醒する状態 (2桁の数字で表現)
10. 普通の呼びかけで容易に開眼する
20. 大きな声または体を揺さぶることにより開眼する
30. 痛み刺激を加えつつ呼びかけを繰り返すことでかろうじて開眼する
Ⅲ. 刺激を与えても覚醒しない状態 (3桁の数字で表現)
100. 痛み刺激に対し、払いのけるような動作をする
200. 痛み刺激に対し、少し手足を動かしたり、顔をしかめる
300. 痛み刺激に反応しない

注 R：Restlessness (不穏)、I：Incontinence (失禁)、A：Apallic state (失外套状態) または Akinetic mutism (無動性無言症)

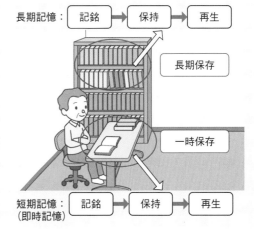

図4　記憶の過程

類され、それぞれをさらに3分類し、合計9段階で評価する。1桁は刺激を与えなくても覚醒している状態、2桁は刺激を与えれば覚醒する状態、3桁は刺激を与えても覚醒しない状態である。

(1) JCS Ⅰ「刺激を与えなくても覚醒している状態」

　1桁は応答可能な質問の内容により3段階に分けられ、この質問は記憶の過程を考慮して構成されている (図4)。記憶は、「記銘→保持→再生」の3段階で行われているため、発症前に記銘したことを想起 (再生) するほうが、発症後に記銘したことを想起するよりも容易である。

　3は「自分の名前、生年月日が言えない」状態であり、難易度の低い質問に応答できない。2は「見当識障害がみられる」状態であり、現在いる場所や日付など、発症後に新たに記銘したことは想起できないが、発症前に記銘したことは想起できる。1は「だいたい意識清明だが、今ひとつはっきりしない」状態であり、発症後の記憶も保たれているが、応答に時間がかかりすぎ、何となくぼーっとしている。

(2) JCS Ⅱ「刺激を与えれば覚醒する状態」

　2桁は与える刺激の強さにより判定する。30は強い刺激 (痛み刺激が最も不快な外的刺激である)、20は中等度の刺激 (大きな声で呼びかけたり体を揺さぶる)、10は軽い刺激を与えた場合に覚醒する状態である。

(3) JCS Ⅲ「刺激を与えても覚醒しない状態」

　3桁は痛み刺激を与えても覚醒しないが、痛みを回避しようとする反応の有無により3段階に分けられている。100は刺激された部位に四肢を持っていき、払いのけようとする。200は刺激された部位に応じ、痛みを取り除くことはできないが、四肢を動かして痛みを遠ざけようとする。300は痛み刺激に反応できない覚醒状態である。

4. 意識障害に対するコミュニケーションの工夫とリハビリテーション

　意識障害を有する患者は、自発的な行動が妨げられることで活動性が低下し、その結果、身体機能の低下を生じやすい。また、意識障害を引き起こす原因となった疾患が、脳卒中片麻痺のように直接的に身体機能の低下を引き起こすこともある。意識障害を有する患者に対するリハビリテーションでは、意識障害の改善よりも、身体機能の改善に重点をおく。

　しかし、意識障害を有する患者では、口頭指示への理解や応答、状況判断などに支障をきたしやすいため、スムーズにコミュニケーションをとることが難しく、身体機能の改善に向けたリハビリテーションの実施に苦慮する場合が多い。最初は意識障害

💡 **ここがポイント！**
JCSにおいて、「Ⅱ-20」という記述は誤りで「20」が正しい。例えば「30 R」または「30 不穏」とか、「20 I」または「20 失禁」と表す。

📝 **MEMO**
記憶の時間軸に基づく分類
即時記憶は数秒～数十秒しか保持できない記憶、近時記憶は数分～数日程度保持される記憶、遠隔記憶は長期的に保持される記憶である。臨床においては、発症前後を境にして近時記憶と遠隔記憶に分けることもある。最近は即時記憶を短期記憶、近時記憶と遠隔記憶を長期記憶と分類する考え方が主流である。

記憶のとらえ方
▶ Lecture 9 参照。

📝 **MEMO**
自分の年齢を答えるためには、現在の年月日を理解していることが前提となるため、見当識が保たれていなければ答えることができない。一方で、生年月日は変化しないため、一般的には年齢よりも生年月日のほうが答えやすい (ただし、幼児は現在の年月日と自分の生年月日から年齢を答えるのではなく、もともと記憶している年齢を思い出して答えるため、年齢のほうが答えやすい)。

👐 **試してみよう**
意識障害の患者を想定し、刺激に対する反応を演じてみよう。

の特徴を把握し，反応を導き出すための刺激の種類や強さ，誘導の方法について，意識障害のレベルに応じて考慮することが重要である．意識は覚醒の状態であるため，覚醒状態により意識を3段階に分類したJCSを用いると，患者の意識障害の特徴を把握しやすい．ここではJCSに基づき，覚醒状態に応じたコミュニケーションの工夫とリハビリテーションについて解説する．

1）JCS Ⅲ「刺激を与えても覚醒しない状態」

痛み刺激を加えても覚醒しない状態であり，医学的な治療が優先される段階である．リハビリテーションでは覚醒状態の向上を図るよりも，他動的な関節可動域練習，体位変換，ティルトアップなどを行い，安静臥床による二次的な機能低下の予防を中心に進める．四肢・体幹への接触は愛護的に行い，リハビリテーション実施中にみられる反射・反応の有無を確認し，経時的変化を観察する．

2）JCS Ⅱ「刺激を与えれば覚醒する状態」

刺激の強さによって覚醒状態に変化がみられる段階であり，言語的コミュニケーションが少しずつとれるようになる．

(1) JCS 30「痛み刺激を加えつつ呼びかけを繰り返すことでかろうじて開眼する」

痛み刺激で覚醒するが，不快な刺激を与えながら能動的な動作を促すことは難しい．そのため，JCS 3桁の意識障害と同様のリハビリテーションを中心に行うが，実施中の覚醒状態の変化がやや期待できる．四肢への圧刺激の強さの調節，リハビリテーション実施中の声かけや揺さぶりなどによる覚醒状態，反射・反応の変化を観察する．

(2) JCS 20「大きな声または体を揺さぶることにより開眼する」

中等度の刺激で覚醒する段階であり，やや強めの刺激を用いて覚醒状態を向上させた状態で，関節可動域練習，座位・立位練習などを行い身体機能の改善を図る．

関節可動域練習では，四肢を他動的に動かす速度や可動範囲を変化させることで刺激を増やしたり，自動介助運動を取り入れる．

端座位練習では，自力で保持することが困難な場合が多く，過剰な介助とならないように注意して能動的な動作を促す（**図5**）．また，患者を支えているセラピストの

MEMO
ティルトアップ位
ティルトとは傾けるという意味であり，ティルトアップ位とはベッドを起こした状態である．臨床ではよくギャッチアップ位という用語が用いられているが，これは Gatch（アメリカ人外科医）とアップをつなげた和製英語である．

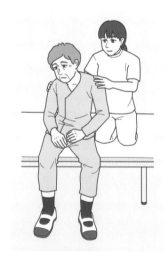

図5　端座位練習
過介助とならないように注意し，座位保持練習を行う．

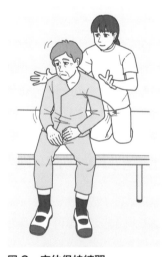

図6　座位保持練習
　　　（覚醒を促す方法）
座位保持練習時に，介助している手を一瞬離して不安定な状態をつくり，ふらつきを刺激として覚醒状態の向上を図る．

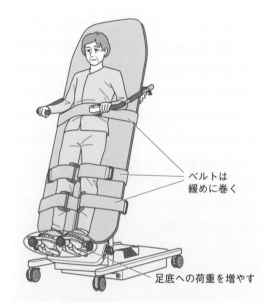

ベルトは緩めに巻く

足底への荷重を増やす

図7　ティルトテーブルを用いた立位による覚醒状態の向上
膝や体幹の固定ベルトを緩めに巻き，足底への荷重の増加，体幹筋の収縮を促す．

手を数秒間だけ離し，体幹のふらつきを刺激として覚醒を促す方法も有用である（図6）．

立位練習では，下肢の支持性が不十分なため，斜面台や膝伸展固定装具などを使用する．斜面台を利用した立位練習では，両下肢や体幹をベルトでしっかりと固定するのではなく，少し緩みをもたせて足底への荷重や抗重力筋への負担がかかりやすいように調整する（図7）．斜面台の角度は一定にするのではなく，時々変化させると，足底や三半規管への刺激を増加させることができる．斜面台が利用できない場合には，寄りかかり立位練習が有効である．これは昇降式電動ベッド上で端座位をとらせ，徐々にベッドを高くしながら下肢への荷重量を増加していく方法である（図8）．下肢の支持性に応じて膝伸展固定装具の使用を考慮する．

急性期には脳血流の自動調節能が低下している可能性があるため，座位・立位練習の際には，血圧や脈拍，呼吸数の確認など，リスク管理を行う．

(3) JCS 10「普通の呼びかけで容易に開眼する」

普通の呼びかけで覚醒するが，自力で覚醒状態を維持することができない段階である．頻回な外的刺激や能動的な動作により覚醒を促す．外的刺激には触覚，聴覚，視覚，温度覚などの情報を用いるが，単調な刺激にならないように注意する．多様な曲をBGMに用いる，声の大きさや伝え方を変化させて呼びかける，硬さや温度を変化させて触覚刺激を行う，明るさや色を変化させて視覚刺激を与えるなどの工夫が必要である．また，刺激の変化だけではなく，興味のありそうな方法をいろいろと試してみることも意欲の向上につながる．

能動的な動作は，努力性が強くなりすぎず，興味をもってできるものを考慮し，脳のさらなる賦活を図る．

3) JCS I「刺激を与えなくても覚醒している状態」

刺激をしなくても覚醒しており，言語的なコミュニケーションを積極的に取り入れ，覚醒度のさらなる向上を目指すことができる段階であり，レベルに応じた配慮が必要である（表3）．

(1) JCS 3「自分の名前，生年月日が言えない」

発症前の記憶を思い出すことができない状態のため，「どんなお仕事をされていま

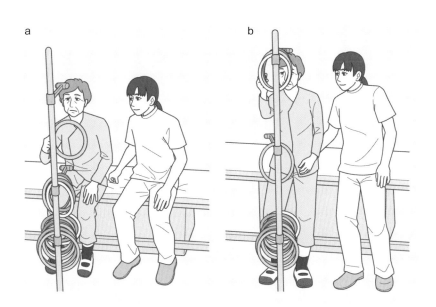

図8 寄りかかり立位練習
a：爪先が床につく程度に浅く腰かけて，輪入れを行う．
b：治療ベッドに寄りかかり，下肢への支持を促しながら輪入れを行う．

せん妄

意識障害により，見当識，注意力，思考力の低下など，多彩な精神症状を伴う状態である．せん妄は原疾患に加え，身体的・環境的要因が組み合わさることで発症する．特に高齢者では下肢の骨折などで入院すると，急激な環境変化や身体の安静状態に適応できずにせん妄となり，ベッド上で暴れる，点滴を自己抜去するなど，興奮や過活動の状態を起こしやすい．日内変動がみられ，夜間に強く出現することが多い．一過性の症状であり，多くの患者は全身状態の改善に伴い，2週～1か月で回復する．

せん妄の症状は認知症と類似しているが，区別して捉える必要がある．せん妄では意識障害を伴い，日内変動がみられ，一過性に注意障害や認知障害を生じる．認知症では意識は良好であるが，記憶障害が著明であり，認知機能の低下が徐々に進行する．

二重課題

2つの課題を同時に与える方法である．二重課題では，単一課題に比べて脳のはたらきがさらに必要となり，脳の賦活が促される．二重課題には，2種類の動作課題（水の入ったコップを持って歩くなど）や動作課題と認知課題の組み合わせ（都道府県を言いながら歩くなど）がある．

意識に配慮した神経衰弱ゲームの方法
▶ Step up 参照．

表3 JCS1桁の段階別の言語的コミュニケーションのポイント

JCS 3 自分の名前，生年月日が言えない	想起を必要としない会話，イエス，ノーで応答できる質問を用いる 例：「今日は天気が良いですね」「痛いところはありますか？」「痛いところを触ってみてください」
JCS 2 見当識障害がみられる	発症前に記憶した事柄や発症後の変化の少ない事柄に関する会話，答えやすい内容の質問を用いる 例：「お住まいはどちらですか？」「お部屋は何号室ですか？」「どこが痛いですか？」「どんな痛みですか？」
JCS 1 だいたい意識清明だが，今ひとつはっきりしない	発症後，新たに記憶した事柄を想起したり，思考を伴うような会話，自発話を増やすような質問を用いる 例：「今日のお昼ご飯は何を召し上がりましたか？」「昨日の運動は疲れましたか？」「今一番大変なことは何ですか？」

したか？」「お住まいはどちらですか？」など，想起が必要な質問は避け，「天気が良いですね」「一緒に運動しましょう」など，想起を必要としない会話を中心にする．動作を促すときは，口頭で動作内容を指示するのではなく，先にセラピストが見本を示すか，他人の動作を真似してもらい，不十分なところを手伝いながら動作を促す．質問する場合には，イエス，ノーで応答できる内容にする．

(2) JCS 2「見当識障害がみられる」

発症前の事柄は想起できるが，発症後の事柄を記憶することが困難な状態のため，「今日は何月何日ですか？」「お部屋は何号室ですか？」などの質問よりも，「どのようなお仕事をされていましたか？」「お住まいはどちらですか？」など，発症前の記憶に関する質問を中心とした会話にする．

発症後の出来事に関する質問をする場合には，難易度を考慮する．「今日は何月何日ですか？」「お昼ご飯は何でしたか？」のような質問は日々変化するため難しく，「お部屋は何号室ですか？」「担当は何先生ですか？」のように，変化の少ない内容が想起しやすい．

動作練習では「昨日行った運動を行いましょう」「昨日と同じコースを歩きましょう」ではなく，「手を使わずに椅子から立つ練習をしましょう」「廊下をひと回りしましょう」などの表現を用いる．この段階では，記銘した内容を数十秒間保持すること（即時記憶）はできるため，「立ち上がりを10回行いましょう」のように，自分で回数を意識した運動を取り入れる方法も覚醒状態の向上に有用である．

(3) JCS 1「だいたい意識清明だが，今ひとつはっきりしない」

発症後の事柄を記憶することは可能であるが，何となくはっきりしないという状態である．この段階では，発症後の事柄の想起や思考を必要とする課題を積極的に取り入れ，脳の賦活を促すことを考える．

今日の日付や昼食の内容などを質問したり，前回行った内容を思い出してもらいながら動作練習を行う．動作練習の際には二重課題として認知的課題を加えることも有効であるが，難易度が高くなりすぎないように注意する．JCS1桁の患者に，座位や立位姿勢でトランプの神経衰弱ゲームを行い，覚醒状態のさらなる向上を図る方法もある．神経衰弱ゲームは，使用する枚数によって難易度が調整しやすい．

■参考文献

1) 小田哲子，黒田 優：視床の構造と線維連絡．Clinical Neuroscience 2006；24 (10)：1088-91.
2) 高草木 薫：運動麻痺と皮質—網様体投射．脊椎脊髄ジャーナル 2014；27 (2)：99-106.
3) 日本脳卒中学会脳卒中ガイドライン委員会編：脳卒中治療ガイドライン2021．協和企画；2021.

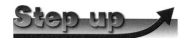

1. 片麻痺患者の筋緊張亢進

　四肢の随意運動には，主として外側皮質脊髄路から脊髄の運動細胞への刺激が重要である（図1)[1]．しかし，四肢を適切に動かすためには，その運動に関連する姿勢をあらかじめ調節しなければならない．この姿勢調節に主にかかわっているのが網様体脊髄路である．一側の脳損傷により外側皮質脊髄路の支配が低下すると，脊髄への連絡が途絶えて反対側の四肢の筋が弛緩状態となり，やがて麻痺側の運動細胞の興奮性が亢進した状態となる．情動や感情が高揚するときや随意運動を開始する直前の姿勢調節には網様体脊髄路が活動し，脊髄の両側に作用する．そのため，興奮性の亢進している麻痺側の運動細胞が強く興奮し，麻痺側の筋緊張亢進が生じる．

2. 記憶と「情動」にはたらきかけたコミュニケーション

　記憶は脳内のネットワークによって行われ，なかでもPapez回路が主要な役割を果たしている（図2)．Papez回路は脳内のネットワークにおいて，Yakovlev回路という情動に関与した回路と密接に連携しているため，情動を伴った出来事のほうが記憶されやすい．平常に過ごした昨日の出来事を思い出すことができなくても，それより以前の遊びに出かけた出来事のほうが思い出しやすいのはこのためである．

　動作練習では，動作がうまくできたときには，多少大袈裟に驚いたり褒めたりしたほうが意欲が高まりやすく，「楽しかった，嬉しかった」と感じて練習を終えたほうが，「明日も頑張ろう」と思える．反対に「つらかった，面白くなかった，痛かった」などと感じたまま練習を終えると，「明日は練習したくない」というマイナスのイメージが強くなり，練習に対する意欲が低下してしまう．そのため，うまくできなかったときには，「惜しかったですね，もう少しでできそうでしたね」など伝え方を工夫し，やや低めの難易度の課題から開始して徐々に難易度を高め，成功体験が増えるように課題を調節する．

3. 意識に配慮した神経衰弱ゲームの方法

　神経衰弱ゲームは，伏せられたトランプの中から2枚のカードをめくり，同じ数字を引き当てるゲームである．

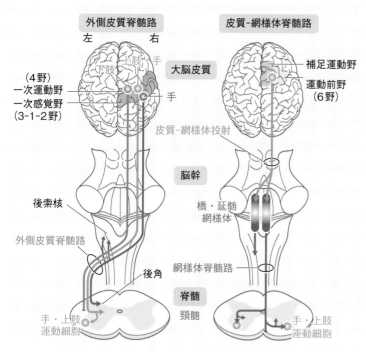

図1　外側皮質脊髄路と網様体脊髄路
（高草木 薫：運動麻痺と皮質―網様体投射．脊椎脊髄ジャーナル 2014；27〈2〉：99-106[1]）をもとに作成）

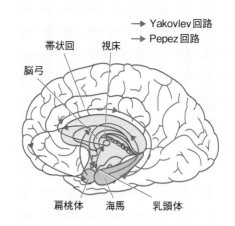

図2　Papez回路とYakovlev回路
Papez回路：海馬→脳弓→乳頭体→視床前核→帯状回→海馬傍回→海馬．
Yakovlev回路：扁桃体→視床背内側核→帯状回前部→前頭葉眼窩皮質後方→側頭葉前方→扁桃体．

以前にめくられたカードの位置と数字を多く記憶しておくことで，めくったカードの数字と同じカードを引き当てることができる．意識障害を有する患者では，通常のルールで行うのは難易度が高すぎるが，意識障害の程度に応じてやり方を工夫することで，脳を賦活する有用なツールとして使用できる．

JCS 1では，新しいことを記銘，保持できるため，通常のルールと同様にカードを伏せた状態で行い，使用するカードの枚数を調整する．JCS 2では，新しいことを記銘しても保持することが難しいため，カードを表にして組み合わせる課題から開始し，スムーズに行えるようになったら2〜3ペアのカードを使用して伏せた状態で行う．JCS 3では，数字の区別が難しいこともあるため，その場合はカードを表にし，形（4種類）または色（2種類）での組み合わせが可能か確認する．

トランプで行うのが難しい場合は，2枚のカードで1つの絵が完成する絵カードを使用する．食べ物，乗り物，動物など，さまざまな絵カードが市販されているため，患者の反応をみながら，興味をもって行える方法を探る．

4. 痛み刺激に対応する伝導路

GCSの最良運動反応の5点は，「痛み刺激が加えられた部位に手足を持っていく」状態である（講義・表1参照）．これは反射的に行っているのではなく，痛みを除去するためのプログラムを計画し，手足を動かしている．

痛み刺激の情報は，末梢の感覚神経から脊髄の後角へ入り，側索を上行して視床に達し（外側脊髄視床路），その後，視床から頭頂葉の体性感覚野へ伝えられる．痛みを取り除くためのプログラムが計画されると，運動野から手足を動かす命令が末梢器官へ伝えられる（外側皮質脊髄路）[2]．

このように，痛み刺激を除去するためには，脊髄と大脳皮質の間を連絡する上行性および下行性の伝導路のはたらきが大切である（図3）．

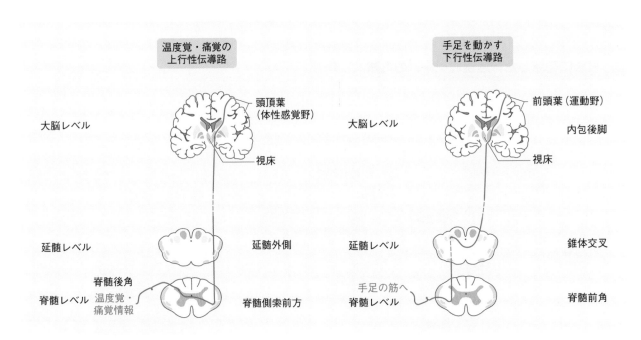

図3 上行性伝導路と下行性伝導路のはたらき

■引用文献
1）高草木 薫：運動麻痺と皮質—網様体投射．脊椎脊髄ジャーナル 2014；27（2）：99-106.
2）小田哲子，黒田 優：視床の構造と線維連絡．Clinical Neuroscience 2006；24（10）：1088-91.

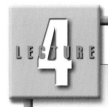

注意の機能のとらえ方

到達目標

- 注意の概念について理解する.
- 注意の機能の概要を理解する.
- 注意の構成要素について理解する.
- 注意の容量の考え方を理解する.
- 注意の評価方法を理解する.

この講義を理解するために

　この講義では，注意の機能を理解し，評価の実施および解釈を学びます．ヒトが行動するためには，外界から受け取ったさまざまな情報を処理し，適切に反応することが必要です．患者の反応を導き出すためには，最初に情報に注意を向けることが重要です．そのためには，注意の機能の特徴を理解し，評価結果から患者の状態を把握しておかなければなりません.

　この講義の前に，以下の項目を学習しておきましょう.

　　□ 体性感覚，特殊感覚の種類と伝導路を学習しておく.

　　□ 脳卒中の病態と特徴を学習しておく.

　　□ 代表的な高次脳機能の名称を復習しておく（Lecture 1 参照）.

講義を終えて確認すること

　　□ 注意の概要が理解できた.

　　□ 注意の構成要素が理解できた.

　　□ 注意の容量について理解できた.

　　□ 注意の評価と解釈の方法が理解できた.

1. 注意の概念

注意とは，ある動作を行う際に，1つないしは複数の対象に，能動的あるいは受動的に行われる心的活動であり，高次脳機能の基盤として位置づけられる．おいしい料理が目の前にあっても，においをかぐことや見ることに注意を向けなければ，それを食べ物と認識できず，食べたいという欲求も生じない．また，食べたいと思っても，周りの状況を理解するために注意を向け，食べてよいのかを判断したうえで，食べなければならない．

ヒトはさまざまな情報をふまえて行動しているが，適切に行動するためには多くの計画を立てて実行しており，この司令塔の役割を担っているのがワーキングメモリである．行動にはさまざまな心的活動が伴っており，心的活動を促しているのが注意である．注意は，ワーキングメモリにより計画された心的活動をスムーズに行えるように導く役割を有している．

リハビリテーションにおいて，歩行やトイレ動作など，日常生活に必要な動作の自立を目標とするため，いろいろな刺激や動作を誘導しながら，患者からの反応が得られやすい方法を確認し，随意的な運動を導き出すことが重要である．

この講義では，最初に注意の機能を理解し，提示した刺激や動作に注意を向けやすくする方法を考える力を身につける．

2. 能動的注意と受動的注意

注意には，自分の意志で注意を向ける能動的注意と，自分の意志にかかわらず注意を向けてしまう受動的注意がある．例えば，図1aと図1bの中に，それぞれ1つ五角形が混ざっているが，どちらのほうが五角形を見つけやすいか？　どちらの図もターゲットとなる五角形は1つであるが，六角形の数が異なっている．図1aは受動的注意である無意識に見てしまう六角形の数が多いため，図1bよりも五角形を探しにくい．これは能動的注意が機能しにくいことによる．

動作における能動的注意と受動的注意とのかかわり方は，カクテルパーティー効果を例にして考えるとよい．カクテルパーティー効果とは，たくさんの人がそれぞれに雑談しているなかで，大きな声や音が聞こえているにもかかわらず，自分が知ってい

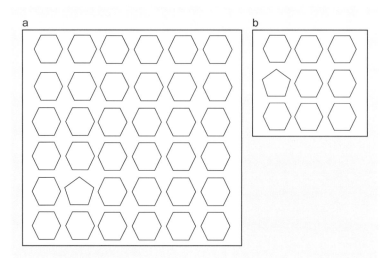

図1　五角形を見つけよう

る人の声や興味のある内容を聞き取ることができる脳のはたらきをいう．これは能動的注意が，たくさんの人の声や音（受動的注意）にバイアスをかけ，自分に必要なものだけを選択し，感覚情報として取り入れ，処理しているためである（バイアス競合モデル）．なお，自分に関係のない感覚情報についても，感覚器官からの信号は受動的注意に送られており，完全に排除されるわけではない．そのため，会話を楽しんでいる最中に，他から興味のある内容の話や音が聞こえてきたときには会話を一時中断し，そちらに注意を向けることができる．

3. 心的資源と注意

　ヒトの行動はさまざまな心的活動を伴っているが，この心的活動は脳内の限られた資源（心的資源）により行われている．ヒトが適切に行動するためには，その行動にかかわる心的活動が資源を利用できるように配分されなければならない．例えば，10種類の飲料を差し出され，「好きなものを飲んでください」と言われた場合，通常は，「どんな種類のものがあるのか」「どれがおいしそうか」など，さまざまな心的活動を行い，パッケージに描かれた絵や文字などに注意を向け，得られた情報を参考に自分の好みのものを選ぶ．しかし，のどが渇いている場合には，「何でもよいから早く飲みたい」という心的活動が最優先され，好みよりも，近くにあるものに注意を向け，少しでも早く飲もうとする．

　図2（a，b）と図3（a，b）には各々1か所，異なる部分があるが，図2と図3では

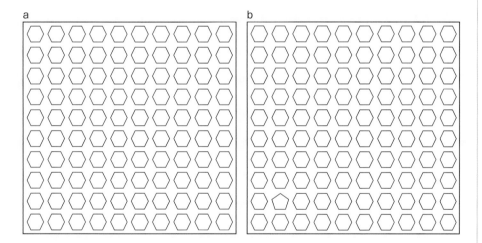

図2　図形の違いを見つけよう①

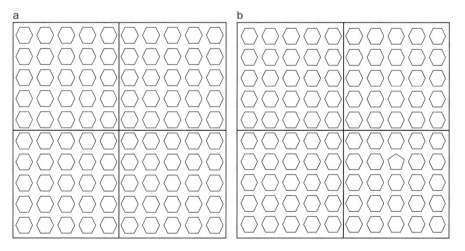

図3　図形の違いを見つけよう②

LECTURE 4

MEMO
バイアス競合モデル
感覚器官から送られた信号を受ける受動的注意に対し，能動的注意がバイアスをかけ，適切な動作を行えるように注意を制御するという理論である．受動的注意は，反射的で素早いが，瞬間的な注意であり，能動的注意は，反応はそれほど早くないが，持続的な注意である．感覚情報が与えられると，最初に多くの情報に受動的注意がはたらくが，そのなかから動作に必要なものだけを選択し，能動的に注意を向けている．

MEMO
心的資源
脳が同時に処理できる最大量のこと．

試してみよう
図2と図3の違いを見つけるまでの時間をそれぞれ計ってみよう．

どちらのほうが早く違いを見つけられるか？

図3は，図に線を加えてあるため，4分割して比較することができ，違いを早く見つけられる．その理由は，比較する図形が1/4に減少することで，受動的注意に使われる心的資源が少なくて済み，能動的注意に多くの心的資源を使うことができるため，両者の違いを判別しやすくなったからである．このように，心的資源の配分は，限られた心的資源を有効に活用するために，身体状況や与えられた感覚情報に応じて変化する．

4．注意の構成要素

臨床において，「この患者さんは注意障害があるので気をつけてください」と言われた場合の対応として，注意障害という言葉だけでは，具体的に何をどのように気をつければよいのか判断できない．そのため，注意の機能の概念を理解したうえで，注意を構成する要素を理解する必要がある．

注意の構成要素は，いくつかの考え方が示されているが，この講義では，臨床で用いやすい分類として，覚度，集中性（選択性），配分性，転換性，持続性について説明する．

1）覚度

刺激に対する感受性や反応性とその持続性の機能をいう．自動車を長時間運転しているときに，信号や周囲の車への反応が遅くなることがある．これは，運転を継続できていても，覚度が低下し始めている状態であり，このまま運転を続けると事故を起こしかねない．覚度の低下した患者は，開眼しているが，何となくぼーっとしており，立ち上がりを促してもなかなか動作が開始できなかったり，ふらついたりする．

覚度の低下した状態とJCS 1「だいたい意識清明だが，今ひとつはっきりしない」は，臨床的には類似した状態であり，どの機能に視点をおいて評価しているかの違いである．注意の側面からは覚度の低下，意識の側面からは意識の軽度低下と考える．

2）集中性（選択性）

特定の刺激や動作に注意を集中させる機能をいう．1つの対象や動作に能動的に注意を向け，他のものには注意を向けないように，能動的注意が制御されている状態である．例えば，駅で人と待ち合わせをしているとき，大勢の人の中からAさんを探そうとするが，このときにはAさんか，Aさんでないかを二者択一的に判断している．その他の多くの人がそれぞれ違った特徴を有していても，その違いを弁別するほど注意を向けておらず，「Aさんではない」と判断している．

集中性が低下した患者に立ち上がりを促すと，周囲を見たり，自分の衣服が気になってしまい，立ち上がり動作をスムーズに行うことができない．

3）配分性

複数の刺激や動作に同時に注意を払う機能をいう．日常生活においては，複数の動作を同時に行うことや，複数の対象に同時に注意を向けることが多い．自動車を運転するときには，対向車や歩行者，信号など，多くの物に注意を向けながら自動車を操作している．また，免許を取得して間もない頃は，運転中に同乗者と話すことができなくても，操作に慣れてくると，会話を楽しみながら運転できるようになる．

配分性が低下した患者の歩行は，周囲のものや人との衝突を避けるための配慮ができないなど，不注意となる．このように，何かをしながら別のことをするときに用いられる注意の機能を配分性という．

4）転換性

行っている動作や見ている対象へ向けていた注意を切り離し，別の動作や対象に注

MEMO
ここでいう刺激とは，感覚（触覚，痛覚，視覚，聴覚など）に作用して生体になんらかの現象や反応を起こさせるものである．

試してみよう
自分の体験から，覚度の低下した状態を考えてみよう．

JCS（Japan Coma Scale）
▶ Lecture 3・表2参照．

試してみよう
勉強に集中しやすい場合と集中しにくい場合を考えてみよう．

試してみよう
配分性注意を用いて行う動作（行為）をあげ，動作をスムーズに行うためのコツを考えてみよう．

意を向けることを転換性注意という．2つのコンロを同時に使って調理をしているときには，両方の鍋に注意を向けているが，一方の鍋の具材の状態を確認してかき混ぜ，次にもう一方の鍋の具材をかき混ぜるなど，同時に作業できないこともある．2つの鍋への注意の転換を繰り返すためには，かき混ぜている鍋だけでなく，もう一方の鍋にも注意を向けていなければならない．このように，配分の割合は異なるが，同時に両方の鍋に注意を向けていなければ転換することはできないため，転換性注意は配分性注意の一部と解釈できる．なお，転換を繰り返す必要がない状況で，今行っている動作を完全に止め，別の動作に切り替えることができず直前の動作の影響を受ける現象は，保続ととらえる．

5) 持続性

刺激や動作に向けている注意を維持する機能をいう．日常生活で行う動作を獲得するためには，一定の時間，継続して注意の集中や配分，転換ができなければならない．授業中，始めのうちは教師の話に注意を向けて理解しようとしても，内容が難しすぎる場合や，興味がもてないときに，次第に内容が頭に入ってこないなどである．

持続性が低下した患者に立ち上がりを促すと，最初は比較的スムーズに行えても，経過とともに周囲が気になり，実施できなくなる．

5. 注意の構成要素と容量

注意は他の心的活動を促すが，注意もまた心的活動の一つであり，限られた心的資源のなかで機能している．この講義では，心的資源のなかから，ある特定の量が割り当てられて注意が機能していると考え，言葉の混乱を避けるため，注意に使用される心的資源の量を「容量」とよび，注意の低下した状態を以下のように整理する．

注意は覚度，集中性，配分性，転換性，持続性で構成され，この5つの要素に容量をバランスよく割り当てることで注意が機能している．**図4**は，各要素に対する容量の割り当てをイメージしたモデルである．ここではイメージしやすくするため，転換性を配分性に含めて説明する．このモデルでは，覚度は注意のなかで土台となる要素であり，その上に質的要素として集中性と配分性，量的要素として持続性があると考えている．持続性は集中性の持続と配分性の持続に分けて考えると理解しやすい．注意を集中，配分するためには，ある程度，覚度が保たれている必要があるため，容量はまず覚度に優先的に割り当てられ，次いで集中性，配分性と持続性の順に割り当てられる．これらの要素に容量が適切に割り当てられているときにはスムーズに注意が機能するが，割り当てられた容量で処理できない場合には，その要素を必要とする動作や課題に支障が生じる．

- 覚度に多くの容量が必要な場合（**図5a**）：覚度を保つために多くの容量を使用し，集中性の容量が不足している（夜間，勉強中にうたた寝をして目覚めたとき，開眼

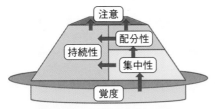

各構成要素に適切に容量が配分され，
注意が機能している

図4 注意の4つの構成要素に対する容量の割り当てをイメージしたモデル

👆**試してみよう**
注意が持続できないのはどんなときか考えてみよう．

🐾**MEMO**
質的要素と量的要素
質的要素は種類や難易度など量的に表せないもの，量的要素は所要時間や量など数値化できるもの．

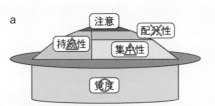
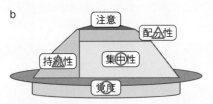

●覚度は比較的良好
●簡単な集中性の課題は何とか可能
●集中性の持続はわずかに可能
●配分性の課題は不可

●覚度は良好
●集中性の課題は可能だが，持続性は低い
●配分性の課題は，難易度が低ければ可能

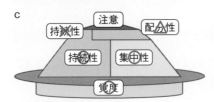
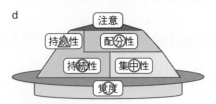

●覚度は良好
●集中性の課題は良好
●集中性の持続は可能
●配分性の課題は，難易度が低ければ可能
●配分性の持続は不可

●覚度は良好
●集中性の課題は良好
●集中性の持続は良好
●配分性の課題は可能だが，持続性は低い

図5 注意の4つの構成要素の容量の違い

しており，教科書を読むことはできても，内容を深く理解できない）．集中できないため，配分もできない．

●**集中性に多くの容量が必要な場合（図5b）**：覚度を保つための容量は少なくてよいが，集中性に多くの容量を使用するため，持続性や配分性を必要とする動作に支障をきたす（九九をようやく言えるようになった小学生が1桁×1桁の計算問題を行うとき，話しかけられると計算できなくなったり，問題の数が多くなると間違ったり，疲れが強くなる）．

●**集中の持続性に多くの容量が必要な場合（図5c）**：配分性を必要とする動作も可能であるが難易度の低いものに限られ，集中を継続できても時間的な効率が低下する（運転する際，同乗者と会話しながら運転できるが，会話の内容が難しくなると応答できなくなる．また，長時間運転していると，会話が少なくなる）．

●**配分性に多くの容量が必要な場合（図5d）**：配分性を必要とする動作は可能であるが，時間経過とともにミスが増えてしまう（新しい料理に挑戦する際に，最初は具材を切りながら，湯をわかすなど複数のことを同時に行えるが，時間が経つにつれ具材を焦がしたり，鍋の湯を噴きこぼしたりする）．

以上，注意のとらえ方についてモデルを用いて大まかに説明したが，動作を行うために各構成要素が必要とする容量は，動作の難易度によって異なり，たとえ集中性を必要とする課題が困難であっても配分性を必要とする課題を行うことができることもある．また，同じ動作であっても，動作に対する慣れや技能の向上により難易度が低下し，少ない容量で実施できるようになる．そのため，患者の注意の機能の特徴をふまえたうえで，過剰な負荷にならない課題を設定し，注意の機能を考慮したリハビリテーションを行うことが重要である．

6. 注意の機能の評価

1）数字の復唱（順唱）

最も簡便な覚度の検査である．「今から私がいくつかの数字を言いますからよく聞いてください．言い終わったら同じように言ってみてください」と伝え，1秒間に数

LECTURE 4

MEMO

1秒間に一度（1数字）という頻度の少ない刺激に対し，一定時間，覚度を保ち，反応し続けられるかを検査しているため，必ず1秒間に1数字だけ伝える．

字をランダムに提示し，復唱してもらう．復唱には順唱と逆唱があるが，逆唱は知的機能の影響が強いため，覚度の検査としては順唱を用いる．6桁以上は正常，4〜5桁は境界域，3桁以下は障害ありと判定する．

2）反応時間の測定

ヘッドホンを装着した状態でボタンを押しながら待機し，ヘッドホンから音が聞こえたらボタンから手を離すように指示し，音が鳴ってからボタンを離すまでの時間を測定する．覚度が低下していると反応時間が遅くなる．時間を測定する装置が必要である．

3）等速叩打課題

鉛筆の尻の部分で，毎秒1回の速さで5分間机を叩き続ける課題である．10秒間を1ブロックとして各ブロックの平均叩打数を数える．健常者の叩打数は，9.4 ± 1.5 回/10秒であり，時間経過による差がない．覚度が低下していると，ブロック間にばらつきがみられ，経過に伴い叩打数が少なくなる．神経心理学の研究ではよく用いられるが，単純作業を続ける意欲が必要なため，臨床では使用しにくい．

4）聴覚性検出課題（AMM）

「ト，ド，ポ，コ，ゴ」の5種類の語音が，5分間ランダムに流れるCDプレーヤーを聞き，「ト」だけに反応する課題である．正答率は64歳未満で89.8％，64歳以上では72.4％，的中率は91.4％，65.0％との報告がある．覚度が低下していると，正答率，的中率ともに低下する．

聴覚性検出課題
（audio-motor method：AMM）

5）抹消試験

標的図形に印を付ける課題である．臨床では実施方法の理解が不十分な患者も多いため，事前の会話や他の検査の状況により，必要に応じて練習を行う．疲労や意欲の低下を考慮し，実施時眼の上限を2分とすることが多い．以下に，臨床で比較的よく用いられている抹消試験について，概要と検査の流れの例を示す．

抹消試験の結果
▶ Lecture 6・図9参照.

（1）線分抹消試験（Albertテスト）（図6a）

- 練習：線分が40本配列され，用紙の中央にある4本の線分で練習する．また，別に練習用の用紙を準備してもよい．検査者が実際に印を付けながら，「このように線が×印になるように線を加えてください」と伝えた後，練習用の線分を指差し，「一度この線でやってみましょう」と指示する．
- 検査：「では今と同じように，この用紙に書かれているすべての線が×印になるように線を加えてください」と指示する．

（2）星印抹消試験（図6b）

- 練習：大きな星，小さな星，アルファベット，英単語が書かれた検査用紙あるいは練習用の用紙を準備する．検査者が実際に行いながら，「用紙の中にある小さな星

星印抹消試験
（star cancellation test）

a.　線分抹消試験

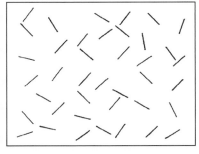

b.　星印抹消試験

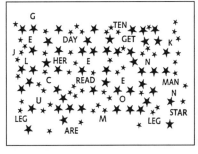

c.　Weintraubテスト

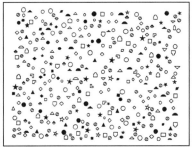

図6　抹消試験

を探し，このように丸で囲んでください」と伝えた後，別の小さな星を1つ指差し，「この星でやってみましょう」と指示する．

- ●検査：「では今と同じように，この用紙に書かれている小さな星すべてを丸で囲んでください」と指示する．

(3) Weintraub テスト（**図6c**）

- ●練習：多種類の図形が配置された用紙の中から標的図形（✿）を探す課題であり，練習は星印抹消試験と同様に行う．検査者が実際に行いながら，「用紙の中にあるこの図形を探し，このように丸で囲んでください」と伝えた後，別の標的図形を1つ指差し，「こちらでやってみましょう」と指示する．
- ●検査：「ではこの用紙に書かれている同じ図形すべてを丸で囲んでください」と指示する．

(4) 抹消試験の評価指標

実施時間，正解数，誤答数，見落とし数などを評価の指標とする．抹消試験は注意の集中性の影響が強く，集中性が低下すると，実施時間の延長，正答数の減少，誤答数や見落とし数の増加が生じる．線分抹消試験は，標的である線分図形のみが用紙に描かれているが，星印抹消試験と Weintraub テストは標的図形以外の妨害刺激が加わっており，特に Weintraub テストでは標的以外の図形がはるかに多い．このように，抹消試験のなかでも難易度が異なるため，線分抹消試験では異常がなくても，Weintraub テストでは不注意がみられることもある．

6) かなひろいテスト （**図7**）

文字群（無意味綴り：**図7a**）または物語文（**図7b**）の書かれた用紙を提示し，「あ・い・う・え・お」に印を付ける課題である．通常は2分間で行い，正解数，誤答数，見落とし数を指標とする．一般的には集中性注意の検査として使用されるが，物語文において，印を付けるだけでなく，内容も問うことで，配分性注意の検査としても使用できる．集中性の検査として利用する場合には「この用紙に書かれた文を読みながら，『あ，い，う，え，お』に丸を付けてください」と指示し，配分性注意の検査として利用する場合には，「どんな内容かを後で聞きますから，文の意味も考えながら行ってください」という指示を加える．

注意障害に対する臨床的評価と介入方法
▶ Lecture 5 参照．

💡 **ここがポイント！**
患者の注意の機能に応じて，課題を使い分けることが重要である．

a. 無意味綴り

＜本題＞

とぐぬや	めかふね	おさみへ	ゆとぬふ	ふんやす	だのせみ
ねこぬへ	ふゆそめ	いんさこ	さかちや	すひいす	くずとえ
てばくん	あべおた	おばぞむ	えふにお	くごしう	くみおた
かさあび	てせうぶ	ほなとま	うへきい	えもうな	ぞわぬも
ぐもそび	まゆせば	くとんい	そやきお	にあぜせ	ゆへんて
さばたげ	まぬみせ	ゆえはあ	ものわふ	といねえ	もちにい
づういう	すぬどだ	なせふに	しちくけ	えぶこで	そいたけ
ばおすけ	ささちあ	むやみの	くさゆひ	どまとや	あびさふ
むまみご	あけたさ	どもたし	しわきね	おさこも	ここばば
あびでみ	だんえゆ	まこぜみ	ほみぶゆ	すうすお	ふみゆで
そづむん	まわにつ	ねへいよ	びなにわ	きふはく	えくゆふ
あひづく	へせふあ	づまくま	ねぶのけ	よさけめ	ぬでたお
どしけな	ではむふ	ぜんやは	ぜちよそ	ひえちふ	にようね
そしえそ	むにはぬ	こよげみ	めめえの	ふすつふ	やへあう
もたもや	ぬさだす	いおしく	くかしつ	てえびや	のぶしち
しやきち	やひこあ	ちごなく	たうんび	おみけく	うかみの
きわほめ	ちいきに	うななて	いにただ	ほばひも	ふはわび

b. 物語文

＜本題＞

　むかし　あるところに，ひとりぐらしのおばあさんが　いて，としを　とって，びんぼうでしたが，いつも　ほがらかに　くらしていました．ちいさなこやに　すんでいて，きんじょのひとの　つかいはしりを　やっては，こちらで，ひとくち，あちらで，ひとのみ，おれいに　たべさせてもらって，やっと　そのひぐらしを　たてていましたが，それでも　いつも　げんきで，ようきで，なにひとつ　ふそくはないと　いうふうでした．
　ところが　あるばん，おばあさんが　いつものように　にこにこしながら，いそいそと　うちへ　かえるとちゅう，みちばたの　みぞのなかに，くろい　おおきなつぼを　みつけました．「おや，つぼだね．いれるものさえあれば　べんりなものさ．わたしにゃなにもないが．だれが，このみぞへ　おとしてってのかねえ」と，おばあさんは　もちぬしが　いないかと　あたりを　みまわしましたが，だれも　いません．「おおかた　あなが　あいたんで，すてたんだろう．そんなら　ここに，はなでも　いけて，まどにおこう．ちょっくら　もっていこうかね」こういって　おばあさんは　つぼのふたを　とって，なかを　のぞきました．

図7　かなひろいテスト

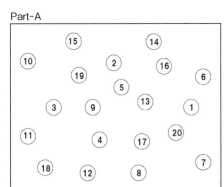
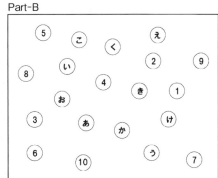

図8　Trail Making Test（TMT）簡易版
（杉本 諭，大隈 統ほか：理学療法科学 2014；29（3）：357-60[1]）

7) Trail Making Test 日本版（TMT-J）[2]

　数字や平仮名を順番に線で結ぶ課題であり，結び終わるまでの時間を測定する．数字または平仮名のみを結ぶ Part A と，数字と平仮名を交互に結ぶ Part B がある．高齢患者では文字が小さすぎて実施できないことがある．その場合，文字の大きさや数を調整する．筆者は，直径 2 cm の円を用い，文字数も 25 個から 20 個に減少した TMT 簡易版（**図8**）を作成し，使用している[1]．

　検査中は，一筆書きの要領で文字をつなぐように指示し，つなぎ間違った場合には指摘し，正しい順番に誘導する．特に，Part B は実施要領が理解しづらいため，必要に応じて 5〜6 字書いた用紙で練習する．

　Part A は集中性注意，Part B は配分性注意に影響されやすく，注意の機能だけでなく，知的機能との関連も大きい．所要時間だけでなく，TMT 比（Part B の所要時間/Part A の所要時間）を指標とすることもある．

8) Paced Auditory Serial Addition Test（PASAT） （図9）

　1 桁の数字 61 個が，1 秒あるいは 2 秒間隔で読み上げられるのを聞きながら，前後の数字を足した数を口頭で述べる課題であり，正解数を評価の指標とする．読み上げられる数字を聞くことと，2 つの数字で次々に計算するため，注意の配分性が必要である．

　健常者の正答率（正答数/60）は，1 秒間隔の場合には，30 代で 51.7±16.4％，50 代で 40.2±13.5％，70 代で 34.5±14.4％，2 秒間隔の場合には，30 代で 82.7±12.8％，50 代で 64.6±23.4％，70 代で 49.7±19.6％との報告がある[3]．

●手順
問題：1秒または2秒間隔で61個の数字を読み上げる
回答：隣り合う数字を足し算する（最高60個）

●例

	1番目	2	3	4	5···61番目
問題：	2	5	3	8	4···7
回答：		7	8	11	12···

図9　Paced Auditory Serial Addition Test（PASAT）の検査の流れ

■引用文献

1) 杉本 諭，大隈 統ほか：Trail Making Test 簡易版と Trail Making Test 日本語版との関連．理学療法科学 2014；29（3）：357-60．
2) 日本高次脳機能障害学会編：Trail Making Test 日本版（TMT-J）．新興医学出版社．2019．
3) 日本高次脳機能障害学会編：標準注意検査法・標準意欲評価法．新興医学出版：2006．

気をつけよう！

つなぎ間違った場合には，その場で止めて修正を促すが，この際に正答を言わないように注意する．例えば，「1 → 2 → 3 → 5」と結んだときには，3 に戻り「3 の次は何ですか？」と尋ねる．

ここがポイント！

高齢者の場合，「あいうえお……」よりも「いろはにほ……」のほうが馴染みが深いことがある．このような場合，Part A で数字と仮名の両方を行った後に，Part B を行う．

LECTURE
4

MEMO

Trail Marking Test 日本版（TMT-J）
日本では鹿島らが作成した直径 1 cm の円の中に文字が書かれた横長の用紙が利用されてきた．2019 年に発行された TMT-J は，20〜89 歳までの健常者を対象に，標準化されているため，患者の結果を解釈する際に有用である[2]．

TMT 比
▶ Step up 参照．

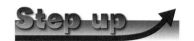

1. 注意とワーキングメモリ

　ワーキングメモリは，適切な認知活動を導くために，活動に必要な情報を一時的に保持し，その情報を選択・操作するメカニズムである．また，受動的に情報を一時的に保持するだけでなく，能動的，目標志向的に記憶した情報の更新・修正を行う．ワーキングメモリの概念を示したものとしては，中央実行系，視空間性スケッチパッド，音韻性ループ，エピソードバッファにより構成されるBaddeleyのモデルが有名である（図1）[1]．視空間性スケッチパッドは非言語的な情報の保持や処理，音韻性ループは言語的な情報の保持や処理，エピソードバッファは，行っている活動に関連する知識やエピソードの長期記憶の情報の取り出しと保持，中央実行系は得られたさまざまな情報に基づき，適切な活動を導くための計画・記憶内容の更新・注意の移動・抑制などを指示している．注意は，ワーキングメモリで計画された心的活動を促すようにはたらいている（ワーキングメモリの詳細は Lecture 15 参照）．

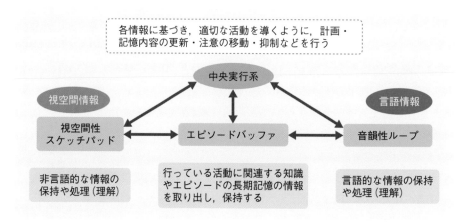

図1　ワーキングメモリの概念図
（Baddeley A：Curr Biol 2010；20（4）：R136-40[1]をもとに作成）

2. TMT 比

　Trail Making Test（TMT）の Part A は集中性注意，Part B は配分性注意に影響される．Part B の所要時間が長くても，Part A も長い場合があるため，Part B の成績だけでは配分性注意を判断することができない．そこで，Part A に対する Part B の所要時間の割合を求め，配分性注意の指標としたのが TMT 比である．TMT 比は「Part B の所要時間/Part A の所要時間」で求められるため，Part A（集中性注意）の所要時間に比べて Part B（配分性注意）の所要時間が長い場合には，TMT 比が大きくなり，配分性注意が低下していると予測される．

　先行研究[2]では，Part A と Part B の所要時間は加齢に伴い長くなるが，TMT 比は年齢に関係なく 1.4 程度であり，配分性注意は加齢の影響を受けにくいと報告されている．しかし，この研究は 60 代までの高齢者を対象としており，70 歳以上の高齢者における TMT 比の影響は明らかではなかった．

　注意障害を有していない若年者（平均年齢28.2歳）と後期高齢者（平均年齢81.1歳）を対象に TMT の成績を比較した研究[2]では，所要時間は Part A，Part B ともに後期高齢者で有意に長く，加えて TMT 比も 1.87 と若年者の 1.27 よりも有意に高値であった．以上より，特に後期高齢者においては，配分性注意は低下しやすいと考え，リハビリテーションを行う際の指示の与え方を工夫する必要があることがわかる．

■引用文献

1）Baddeley A：Working memory. Curr Biol 2010；20（4）：R136-40.
2）杉本 諭，大隈 統ほか：Trail Making Test 簡易版と Trail Making Test 日本語版との関連．理学療法科学 2014；29（3）：357-60.

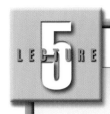

注意障害に対する臨床的評価と介入方法

到達目標

- 注意障害の臨床的特徴を理解する.
- 注意障害の臨床的評価方法を理解する.
- 注意障害の臨床症状について，注意の構成要素に基づいた解釈の方法を理解する.
- 注意障害に対する具体的なリハビリテーションの進め方について理解する.

この講義を理解するために

　この講義では，Lecture 4 で学んだ注意の概念，一般的な評価方法をふまえ，臨床場面での具体的なリハビリテーションの実施方法を学びます．そのためには，評価結果や動作的特徴から注意のどのような要素がどのように影響しているかを考え，具体的なアプローチ方法を立案することが大切です．注意障害は，ADL（日常生活活動）のさまざまな場面に影響を与えやすい症状ですが，症状を把握し，適切な指示の与え方や環境調整により変化が期待できます．

　この講義の前に，以下の項目を学習しておきましょう.

　　□ 注意の構成要素について復習しておく（Lecture 4 参照）.
　　□ 注意の容量の考え方について復習しておく（Lecture 4 参照）.
　　□ 注意の機能の一般的な評価について復習しておく（Lecture 4 参照）.

講義を終えて確認すること

　　□ 注意障害の臨床的特徴が理解できた.
　　□ 注意障害の臨床的評価方法が理解できた.
　　□ 注意障害の臨床症状の解釈の方法が理解できた.
　　□ 注意障害に対する具体的なリハビリテーションの進め方について理解できた.

1. 注意障害に対するリハビリテーションの進め方

注意障害に対する介入としてよく知られている方法に，Sohlberg らの提唱した APT および APT-II，豊倉らが APT を一部修正して日本語で作成した APT 修正版がある．これらの方法は，注意の構成要素に対応した課題が数種類ずつ作成されており，患者の注意障害の症状を評価して不十分な要素を見極めたうえで，課題を使用した練習を行い，症状の改善を図るものである．このような方法を用いた練習で，注意障害が改善したという報告もみられるが，症例検討のみであり，介入効果としてのエビデンスはいまだに確立されているとはいいがたい．その理由は，注意障害の改善には，机上での練習による各要素の直接的な改善だけでは不十分であり，不注意となる動作の難易度や動作時の環境など，さまざまな要因の影響を考慮する必要があるためである．したがって，臨床での練習場面や日常生活場面における注意障害の反応を評価し，各症例に応じた介入方法を検討することが重要である．

本講義では，注意を覚度，集中性（選択性），配分性，持続性の4つの要素に分け，この構成要素と容量の考え方に基づいて注意障害の症状を評価する（**表1**）．注意は限られた心的資源（容量）を使用して行われており，動作や行為に適切に注意を向けられるように，各要素に容量が分配されている．そのため，この容量の分配がうまく行われていないときに注意障害は出現する．注意障害に対するリハビリテーションでは，注意の容量を増加させることや，着目した注意の構成要素が容量を多く使用できるように配慮する．

こうした考え方に基づいたリハビリテーションの進め方について，臨床での具体的な方法を解説する．

2. 覚度が不十分な場合の介入方法

1）網様体賦活系の活性化

覚度の低下は，網様体賦活系が十分に活動していないときに生じるため，この活動を高めることを考える．体性感覚情報は，頭頂葉の感覚中枢に伝えられるだけでなく，脳幹を上行する際に網様体を活性化して活動を高め，その結果，大脳皮質全体の活動が高まる．運動調節に関する情報は，大脳皮質から脳幹を通って脊髄に伝えられ，脳幹を下行する際に網様体を活性化するため，網様体から大脳皮質への投射がさらに高まることになる．また，特殊感覚は，大脳皮質の感覚中枢に感覚情報を伝えるとともに，大脳皮質自体も活性化され，同時に関連する領域の大脳皮質の活動も高まる．そのため，感覚情報を与えたり運動を促したりすることで網様体賦活系の活動を高め，覚度の向上を図る．

2）具体的な方法

（1）立位や歩行などにより全身運動を促す

姿勢を保持するためには，さまざまな感覚情報を受け取り，姿勢に関連した筋を活

注意障害
(attention disturbance,
disturbance of attention)

APT (attention process training；注意プロセス訓練)，
APT-II，APT 修正版
▶ Step up 参照.

注意の4つの構成要素
▶ Lecture 4・図4参照.

網様体賦活系の概略
▶ Lecture 3・図1参照.

📝 **MEMO**
感覚の種類
特殊感覚（視覚，聴覚，味覚，嗅覚，平衡感覚），体性感覚（表在感覚，深部感覚，複合感覚），内臓感覚に分けられる．

👁 **覚えよう！**
感覚中枢
体性感覚と味覚は頭頂葉，視覚は後頭葉，聴覚は側頭葉，嗅覚は前頭葉にある．

📖 **調べてみよう**
意識に対する網様体賦活系の役割を確認しよう．

表1 注意の構成要素

覚度	刺激に対する感受性や反応性とその持続性の機能
集中性（選択性）	特定の刺激や動作に注意を集中させる機能
配分性	複数の刺激や動作に同時に注意を払う機能
持続性	刺激や動作に向けている注意を維持する機能

LECTURE
5

動させるプログラムを計画・実行する必要がある．通常，姿勢保持は，意図的な動作に先行して無意識に行われており，自力で姿勢を保持できない場合でも，その姿勢をとらせることで，感覚情報を受け取り，情報を脳へ伝えることができるため，大脳皮質の活性化に役立つ．

立位は座位よりも多様な抗重力筋が必要であり，大脳皮質の活動がさらに高まるため，座位が自力で保持できない時期から立位保持を行ったほうが，覚醒状態の向上に有効である．立位保持の際には，身体機能をふまえて装具や歩行器を使用し，必要に応じて介助する．歩行は立位よりもさらに筋活動が増加するため，可能であれば取り入れる．

（2）反応しやすい刺激を使用する

同じ刺激を与えても，個々の患者によって反応が異なるため，色，形，大きさ，硬さ，音の種類や大きさなど，さまざまな感覚刺激を与えて反応を確認し，反応しやすい刺激を模索しながらリハビリテーションに利用する．

（3）刺激に変化をもたせる

反応しやすい刺激であっても，同じ刺激を与え続けていると，刺激への慣れや飽きが生じる．有効な刺激であっても，与え続けるのではなく，途中で別の刺激をはさむことで，再び与えたときにさらに反応が良くなることが多い．

（4）休憩をはさみ，疲労に配慮する

覚度の低下しやすい患者は，覚度を保つために注意の容量を多く使用しており，残された少ない容量を使用し，動作に対して注意を向けている．そのため，課題を継続すると疲労し，反応が低下しやすい．動作時の表情や状態を観察し，早めに休憩を入れるなど，疲労に配慮する．

3. 集中性（選択性）が不十分な場合の介入方法

1）環境調整

注意には意図せずはたらく受動的注意と，意図的にはたらく能動的注意があり，たくさんの受動的注意のなかから必要な対象を選択して能動的に注意を向け，動作を適切に行っている．集中性が不十分な場合にはこの選択処理がうまくできず，動作に必要のない刺激（妨害刺激）に対しても過剰に反応しやすくなるため，集中できる環境を整える．

2）具体的な方法

（1）集中しやすい環境に調整する

リハビリテーション室では他の患者も練習を行い，音楽が流れていることもあるため，受動的注意が過剰にはたらきやすい．検査室や病室で行うなど，視覚や聴覚情報を減少できる場所で実施する．

（2）反応しやすい刺激を使用する

「覚度が不十分な場合の介入方法」を参照．

（3）興味を引きやすい課題を選択する

興味を引かれる課題のほうが，遂行意欲は高まる．反応しやすい感覚刺激の使用は重要であるが，さらにどんな刺激に興味があるのかについても模索する．

（4）認知負荷が高くなりすぎないように配慮する

実施可能な課題であっても，認知負荷が高すぎると疲労を生じやすく，徐々に処理速度が低下し，停止することもある．最初は低めの負荷から開始し，反応を確認しながら負荷を上げる．

⚡ **気をつけよう！**
立位や歩行は，座位よりも運動負荷強度が高くなるため，バイタルサインの変化に十分注意する．

💡 **ここがポイント！**
好きな曲が流れているときは覚醒しているが，馴染みのない曲になると眠ってしまうという経験はないだろうか．音の大きさや音楽のリズムが同じでも，興味のない刺激では反応が得られにくい．

💡 **ここがポイント！**
お気に入りのラーメン屋であっても，1週間毎日食べ続ければ飽きてしまい，他のお店の味を試してみたいと思う．どんなに気に入っているものでも，適度な間隔をあけ，刺激に変化をもたせることで，その効果が持続する．

能動的注意，受動的注意
▶ Lecture 4 参照．

📖 **調べてみよう**
受動的注意と能動的注意のはたらきを確認しよう．

 MEMO
認知負荷
思考を必要とする課題の難易度．

MEMO

正の強化
成功体験を増加すること.

ここがポイント！

課題を行ったときの成功や失敗の結果だけでなく，結果に対しての声かけによっても意欲は変化する．失敗した理由を丁寧に説明したほうがよい場合，うまくできたことを褒めたほうがよい場合など，患者の性格や意欲の状態に応じて使い分けられるかどうかがセラピストの腕の見せ所である．

試してみよう

リハビリテーション場面でよく行う動作練習をあげ，動作の構成要素を細分化してみよう．

調べてみよう

回数を数えながら立ち上がることができなくても，座位での膝の伸展運動では数えながら実施できることがある．この理由について，動作の難易度と注意の容量の視点で考えてみよう．

MEMO

臨床実習中の学生が移乗動作の介助をすると，患側をベッドに近づけてしまうことがあるが，何度か反復していくうちに，適切な向きで車椅子を設置できるようになる．しかし，今度は，ブレーキをかけ忘れたまま立ち上がらせようとし，これも繰り返していくうちに改善される．ようやく安全にベッドへ移乗できるようになり，ベッドに寝かせようとすると，枕を足側においてしまう．このように，介助方法を一つとっても，多くのことに注意を向ける必要があることがわかる．

(5)「正の強化」を中心に行う

どんなに興味のある課題でも，失敗を繰り返していると，興味が薄れ，意欲が低下する．失敗を少なくし，成功体験を多く感じられるように難易度を調整する．容易すぎる課題では達成したときの満足感が少なく，反対に難しすぎると達成できないことの不満から意欲が低下する．意欲の向上しやすい達成割合は，7～8割達成できる程度の課題がよい．

4. 配分性が不十分な場合の介入方法

1）各動作への努力性の減少

配分性が低下していると，同時に複数の動作を行うことや，複数の対象に焦点を当てることが難しくなり，これは各動作への努力性が強いためと考えられる．動作への努力性が強い場合，十分に注意を向ける必要があり，その分，使用する容量が増えて不足し，うまく配分できなくなる．そのため，各動作の努力性を減少させる必要がある．

2）具体的な方法

(1) 動作を構成する要素を細分化する

2つのコンロを使って調理をするときには配分性注意を用いているように，日常生活ではさまざまなことに注意を配分して動作を行っている．道を歩くときには，歩くことだけでなく，周りの人や車，信号などにも注意を向けて適切に対応している．

リハビリテーションにおいて，単純な動作を練習しているように思えても，患者にとっては配分性の必要な動作となっていることがある．「椅子から10回立ち上がってください」と指示した場合，容易に立ち上がることのできる患者にとっては問題のない動作課題であるが，ようやく立ち上がることができる患者にとっては，立ち上がりながら回数を数えるという配分性の課題は難易度が高くなる．患者の運動機能や認知機能をふまえ，動作を構成する要素をできるだけ細分化して開始する．

(2) 細分化した動作を反復し，習熟度を高める

細分化した動作（単純動作）では，注意を集中しやすいため，動作の質の向上を促しやすい．この状態で単純動作を反復し，各動作の習熟度を高めていく．習熟度が高まるにつれ，動作への努力性が減少し，使用する注意の容量も少なくなるため，他のことに注意を向けることができる．

(3) 複数の単純動作を組み合わせるときには，難易度の低い課題を設定する

配分性注意とは，「○○しながら△△する」機能である．個々の単純動作が可能であっても，それを組み合わせることに不慣れな場合には，うまくいかないことがある．最初は容易に行える単純動作を用い，組み合わせた動作に慣れるように試みる．

(4) 組み合わせた動作を反復し，自動化する

組み合わせた動作を反復し，習熟度が高まり，動作が自動化されると，注意の容量は減少する．そこに，さらに新たな単純動作を加えても，容量に余裕があるため対応できる．

車椅子からベッドに移乗するには，①車椅子をベッドに対してやや斜めに配置する，②軸足となる下肢をベッドに近くなるように配置する，③ブレーキをかける，④お辞儀をするように殿部を浮かせる，⑤軸足への荷重を増やす，⑥ステップせず軸足を中心に身体を回旋するように向きを変えるなど，多くの段階がある．この段階を一つひとつ考えながら行っていくのは容易ではない．そのため，自然に身体が動くように習熟し，重要な段階の動作に注意を向けられるように進める．

5. 持続性が不十分な場合の介入方法

1）継続時間の増加

　動作課題の持続が困難な主な理由は，疲労と飽きによる意欲の低下である．短めの課題から開始し，不快感の誘発を防ぎながら，継続時間を延ばす．

2）臨床での具体的な方法

（1）課題の継続時間よりも，習熟度の向上を優先する

　課題の難易度が高いほど，注意の容量を多く使用するため，持続が困難となる．課題の難易度の調節や反復練習による習熟度の向上により，使用される容量を減少させる．

（2）単調な課題を避ける

　複雑な課題では注意の容量を多く使用するが，反対に課題の達成度にかかわらず，単調すぎる課題では興味をもてずに飽きやすい．興味のありそうな対象や動作を探りながら，患者に応じた課題を考慮する．

（3）「正の強化」を中心に行う

　「集中性（選択性）が不十分な場合の介入方法」を参照．

（4）段階的に持続時間を延ばす

　課題の難易度が高いほど注意の容量を多く使用するため，持続性も低下しやすくなる．課題を5分間持続できたとしても，努力性が強い場合には残された容量が少ないため，6分，7分と漸増的に時間を延ばすと，持続できなくなる．課題の習熟度を高めると同時に5分間の持続という課題に慣れ，課題の遂行に余裕ができてから次の段階に進める．

6. 症例提示

1）症例1

（1）症例の概要

　76歳，女性，脳梗塞による左片麻痺．

　30病日での意識レベルはGCS 14点，JCS 2で，見当識障害があり，何となくぼんやりとした感じがみられる．

　運動麻痺は，Brunnstrom stageで上肢・手指Ⅱ，下肢Ⅲ，SIASで上肢1-1A，下肢2-2-0．

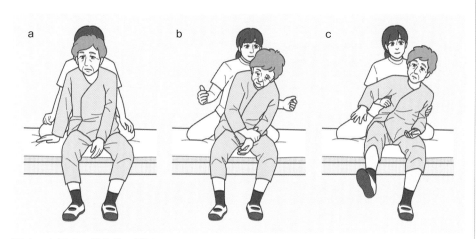

図1　症例1：端座位の様子
a：ベッドに右手をつき，自力で姿勢を保持している．
b：左手が気になり，右手で触ると姿勢が崩れてくる．
c：倒れそうになっても座位姿勢を修正しようとしなかった．

● ここがポイント！
持続性には時間的な側面と量的な側面がある．何分続けられるかだけでなく，何個できたかという視点でみることも大切である．

JCS（Japan Coma Scale）
▶ Lecture 3・表2参照．

📖 **MEMO**
症例1のBrunnstrom stage
● 上肢Ⅱ：上肢のわずかな随意運動．
● 手指Ⅱ：自動的手指屈曲がわずかに可能．
● 下肢Ⅲ：座位，立位で股・膝・足の同時屈曲．

SIAS（Stroke Impairment Assessment Set；脳卒中機能障害評価法）

📖 **MEMO**
発症初期には，麻痺側殿部は，骨盤周囲の筋の収縮が不十分なため，非麻痺側上肢をベッドにつき，重心を非麻痺側へ偏位させて姿勢を安定させている．

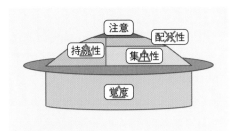

●覚度は不十分
●集中性の容量が少ない
●配分性の容量が非常に少ない
●持続性の容量が少ない

図2 症例1の注意の構成要素

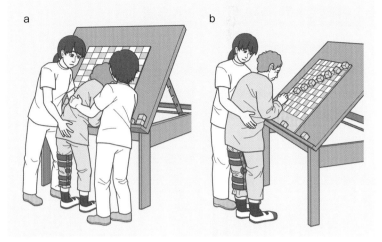

図3 症例1：立位練習
a：立位姿勢を2人で介助してもボードに寄りかかってしまう.
b：数字の書いたブロックをボードに順番に貼り付けるよう指示したところ，軽介助で立位が保持できた.

抹消試験
▶ Lecture 4, 6 参照.

Trail Making Test 日本版
(TMT-J)
▶ Lecture 4 参照.

麻痺肢の体性感覚は精査困難であったが，他動運動時の様子から重度鈍麻が疑われる.

非麻痺側の上下肢および体幹の筋力は，徒手筋力テストで3レベルであり，車椅子からベッドへの移乗には中等度介助を要するが，非麻痺側の下肢での支持は可能である.

端座位では，ベッドに右手をつき，自力保持可能であったが，左手が気になり始めると右手で触り，座位姿勢が崩れて倒れそうになっても修正しようとしない（**図1**）.

机上テストでは，線分抹消試験はすべて抹消可能，星印抹消試験では標的図形を7個見落とし，空間の偏りはない.

Trail Making Test 日本版（TMT-J）のPart Aは，1分かけて10個まで線をつなぎ，そこで止めた. TMT-J Part Bは，実施方法が理解できなかった.

(2) 症例の解釈

症例1を注意の容量の視点でどのように解釈するか，説明を加える（**図2**）.

●意識レベルが軽度障害され，脳の活動が十分ではないため，注意の容量自体が不足している.

●覚度を高めるために多くの容量を使用しているが，それでも十分な覚度を保つことができずぼんやりしている.

●集中性の容量が少ないため，端座位のみに集中しているときは保持可能であるが，手足が気になり始めると手足に注意が向き，座位が保持できず倒れそうになる.

●集中性が必要な抹消試験は，簡単なものは実施できるが，難しくなると見落としがみられる.

●持続性の容量が少ないため，机上テストは1分程度でやめてしまう.

●配分性の容量が非常に少ないため，Part Bは実施できない.

(3) リハビリテーションの実際

注意の機能の特徴をふまえて，どのようなリハビリテーションを行うか検討する.

●脳の機能全体の賦活を図り，注意の容量を増加させる.

●覚度を上げやすい姿勢や課題を選択する.

症例1は覚度が不十分であり，ぼんやりとした印象が強く，座位姿勢で視覚刺激を与えても反応が少ないため，麻痺側の下肢に膝装具を使用し，介助にて立位練習を試みた. しかし，立位を2人で介助しても覚度が上がらず，前方のボードに寄りかかった（**図3a**）.

ここがポイント！
興味のある課題に対しては，覚度が向上しやすい. どんな課題に興味をもつかは患者によって異なる.

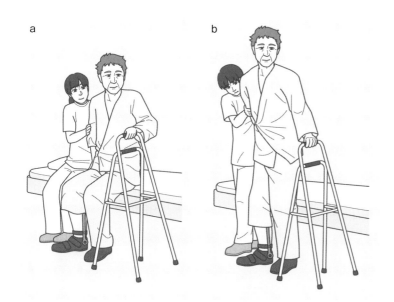

a　　　　　　　　b

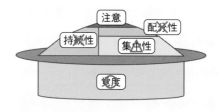

●覚度は比較的良好
●集中性の容量が少ない
●配分性の容量が非常に少ない
●持続性の容量が非常に少ない

図5　症例2の注意の構成要素

図4　症例2：端座位保持（a）と立ち上がり動作（b）

そこで，数字の書いたブロックをボードに順番に貼り付けるよう指示したところ，軽介助で立位保持が可能となり，顔を上げてブロックを持ち，ボードに貼り付けた．また，途中で数字を抜かして貼り付けていることに気づき，自ら修正して1～10までのブロックを貼り付けることができた（**図3b**）.

2）症例2

（1）症例の概要

71歳，男性，脳梗塞による右片麻痺.

34病日での意識レベルはGCS 14点，JCS 1で，質問への返答に言い直しや戸惑いがみられる.

運動麻痺は，Brunnstrom stageで上肢Ⅲ，手指Ⅴ，下肢Ⅲ，SIASで上肢3-4，下肢3-2-1.

麻痺肢の体性感覚は，表在感覚が重度鈍麻，深部感覚は脱失.

非麻痺側の上下肢の筋力は，徒手筋力テストで4レベル，体幹は3レベル.

順唱は5桁まで可能．星印抹消試験は，周りを見回しながら5分かけて最後まで行うが，3個の見落としがあった.

TMT-J Part Aは，周りが気になるため時間がかかるが，6分かけて最後まで実施できた．Part Bは，最初の3個で手が止まり，継続できなかった.

端座位保持は，自力で可能である（**図4a**）．立ち上がりは，動作に集中できているときには軽介助で可能であるが，周りが気になり始めると介助量が増加する（**図4b**）.

（2）症例の解釈

症例2を注意の容量の視点でどのように解釈するか，説明を加える（**図5**）.

●覚度は容量を多めに使用することで，比較的良好に保つことができている.

●集中性の容量が不足しているため，立ち上がり動作に集中しているときは軽介助で実施できるが，周りに注意がそれると介助量が増える.

●星印抹消試験とPart Aは最後まで行えたが，集中が途切れるため時間がかかり，持続性が保たれていない.

●持続性と配分性の容量が非常に少ないため，Part Bは実施できない.

（3）リハビリテーションの実際

注意の機能の特徴をふまえて，どのようなリハビリテーションを行うか検討する.

LECTURE
5

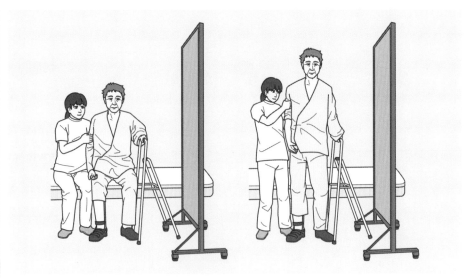

ここがポイント！
左側からの視覚情報を減らすと正面を向いて座位を保持することができる．また，立ち上がり動作に注意を向けて行うことができ，介助量が減少する．

LECTURE 5

図6　症例2：衝立を用いた立ち上がり練習

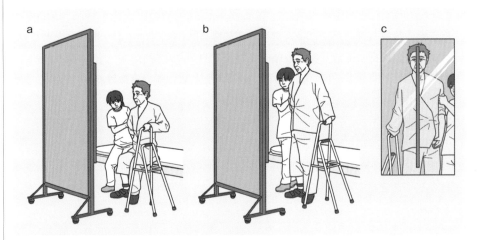

図7　症例2：衝立と鏡を用いた立ち上がり練習
a，b：衝立の前に鏡を設置して立ち上がりを練習する．
c：鏡にテープを貼り，体幹の垂直をイメージする．

● 集中しやすい環境を整え，動作の習熟度を高める．

● 感覚情報を取り入れて，動作を行いやすくする．

　症例2は覚度が比較的良好であったが，集中性が不十分であり，視覚から得られる多くの情報に反応して動作に集中できなかった．

　そこで，視覚情報を減らすために衝立を設置し，立ち上がり練習を試みたところ，正面を向いて軽介助で立ち上がることができた（**図6**）．しかし，立位保持を指示すると，体幹が右に傾いたまま保持しようとし，右側に倒れそうになる．この理由を感覚障害により足底からの触圧覚情報をうまく利用できないためと考え，衝立に加えて前方に鏡を設置し，自分の体幹の位置を確認できるようにした（**図7a，b**）．この際，鏡に鉛直方向にテープを貼り，体幹をテープに合わせるように指示することで，より集中した状態で体幹を垂直にすることをイメージしやすくなり，立ち上がり時の安定性も向上した（**図7c**）．

3）症例3

（1）症例の概要

　76歳，男性，脳出血による左片麻痺．

　35病日での意識レベルはGCS 14点，JCS 2で，日付や場所などの見当識が不十分

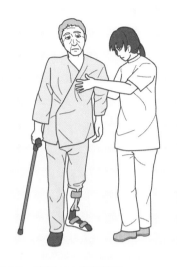
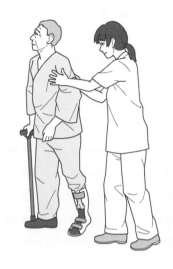

図8　症例3：歩行練習

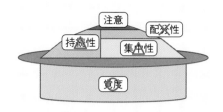

●覚度は良好
●集中性の課題は何とか可能
●持続性の容量が少ない
●配分性の容量が非常に少ない

図9　症例3の注意の構成要素

LECTURE 5

であり，簡単な口頭指示にのみ応答可能である．

運動麻痺は，Brunnstrom stage で上肢Ⅳ，手指Ⅴ，下肢Ⅳ，SIAS で上肢 4-4，下肢 4-4-4 と比較的軽度．

麻痺側の体性感覚は，表在感覚が上下肢が中等度鈍麻，深部感覚が上肢が重度鈍麻，下肢が軽度鈍麻．

非麻痺側の上下肢の筋力は，徒手筋力テストで 4 レベル，体幹は 2 レベル，麻痺側の上下肢は 3 レベル．

星印抹消試験は見落としなく可能であるが，実施後の疲労感が強かった．TMT-J Part A は 2 分で実施できるが，Part B は数字と仮名を交互に結ぶことができず，施行できなかった．

端座位保持は自立し，立ち上がりも何とか自力で可能であるが，時々左側にバランスを崩すことがあるため，見守りが必要である．立位保持は重心を右に偏位した位置で止まっていることはできるが，徐々に左右方向へのふらつきが出現し，左側へ倒れそうになる．

プラスチック製短下肢装具と T 字杖を用いた歩行では，口頭指示により左下肢を振り出すことは可能であるが，前に進むことへの意識が強く，麻痺側の下肢が後方に残ったまま，さらに杖と右足を前に出そうとしてバランスを崩すため，中等度介助が必要である（図8）．また，10 m 歩行後に強い疲労感を訴えた．

(2) 症例の解釈

症例3を注意の容量の視点でどのように解釈するか，説明を加える（図9）．

●覚度は良好である．

●集中性の課題は可能であるが，努力性が非常に強く，容量を過剰に使用している．

●立位保持は，促しと見守りにて可能であるが，持続性の容量が不足しているため，徐々にバランスを崩す．

●歩行は，前に進むことに注意を向けることができるが，配分性の容量が非常に少ないため，左下肢の状態に注意を配分できず，バランスを崩す．

(3) リハビリテーションの実際

注意の機能の特徴をふまえて，どのようなリハビリテーションを行うか検討する．

●動作を構成する要素を細分化し，個々の単純動作の習熟度を高める．

●単純動作の難易度を低くし，持続性や配分性の注意を使いやすくする．

MEMO
症例3の Brunnstrom stage
●上肢Ⅳ：腰の後方へ手をつける．肘を伸展させて上肢を前方水平へ挙上．肘 90 度屈曲位での前腕回内・回外．
●手指Ⅴ：対向つまみ，筒握り，球握り．随意的な手指伸展．
●下肢Ⅳ：座位で足を床の後方へすべらせて，膝を 90 度屈曲．踵を床から離さず随意的に足関節背屈．

気をつけよう！
麻痺側が後方に残ったまま前進しようとし，そのことを伝えてもさらに前進しバランスを崩してしまう．

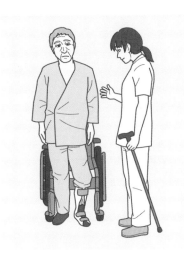
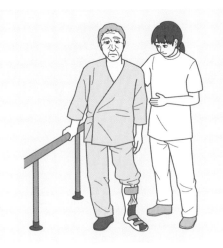
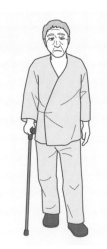

図10　症例3：麻痺側の支持性に考慮
　　　した立ち上がり練習

図11　症例3：立位での左右重心移動練習

図12　症例3：装具を外し,
　　　麻痺側の振り出しを
　　　意識した歩行練習

💡 **ここがポイント！**
本来,歩行は自動化された動作であるため,意識しなくても振り出すことができる.片麻痺により運動機能が低下すると病前と同じように振り出すことができないため,振り出す動作に注意を向ける必要がある.

● 習熟度に応じて,単純動作を組み合わせた動作を反復し,自動化を図る.

　症例3は配分性注意が不十分であり,麻痺側の下肢の支持力が十分ではないにもかかわらず,歩行において前へ進むことに注意が強く向けられ,麻痺側の下肢が後方に残ったままで前に進んでしまい,バランスを崩しやすかった.そこで,歩行の前段階として,立ち上がり練習および立位での左右方向への重心移動練習を行った.

　立ち上がり練習は,麻痺側の足部を非麻痺側よりも手前に位置した状態で,上肢で支持せず立ち上がれるように座面の高さを調節し,麻痺側の下肢の支持性の向上を図った（図10）.

　立位での左右重心移動練習は,左下肢に短下肢装具および膝装具を使用して支持性を高め,右上肢で手すりを把持した状態で,体幹の鉛直位を維持したまま左右への重心移動を促した（図11）.練習当初には前方に鏡を置き,自身の体幹の鉛直性を確認しながら行った.

　左右への重心移動に続いて,前方へのステップ練習,歩行練習と徐々に進めていった.歩行練習は,人通りの少ない廊下の手すりを使用し,「手→左足→右足」と声をかけながら,左足の振り出しを意識し,歩行動作をパターン化していった.麻痺側の下肢の支持力の向上に合わせて,膝装具,短下肢装具を外し,最終的にはT字杖のみで歩行が可能となった（図12）.

■参考文献
1）豊倉 穣：注意障害の臨床.高次脳機能研究 2008；28（3）：320-8.
2）鹿島晴雄,半田貴士ほか：注意障害と前頭葉損傷.神経研究の進歩 1986；30（5）：847-58.
3）豊倉 穣：注意障害のリハビリテーション.江藤文夫,武田克彦ほか編：高次脳機能障害のリハビリテーション Ver.2.クリニカルリハビリテーション別冊.医歯薬出版；2004.p.206-10.

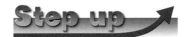

APT（attention process training；注意プロセス訓練）

　APTとAPT-IIはSohlbergらが，APT修正版は豊倉らが家庭での訓練用として日本語で作成したものである．Sohlbergらは注意を構成する要素として，持続性注意（sustained attention），選択性注意（selective attention），転換性注意（alternating attention），配分性注意（divided attention）をあげ，各側面に対する具体的な訓練課題を作成した．APT-IIは軽症な注意障害を対象として作成され，APTよりも難しい訓練課題となっている．APT修正版は，APTに基づいているが，日本人が使用しやすいように修正を加えている（配分性注意の課題はない）．

　以下にAPT，APT-II，APT修正版の課題の概要を説明する．

1）APT [1]

（1）持続性注意

①ランダムに数字が配列された用紙の中から，標的数字のみに印を付ける．

②数字や単語が録音されたテープを聞き，標的数字あるいは単語が読み上げられたときにブザーを押す．

③100から指定された1桁の数を順々に引き算していく．

　例：7ならば93，86，79，72，65…となり，4ならば96，92，88，84，80…となる．

（2）選択性注意

①視覚的な妨害刺激を加えた状態で，用紙に書かれた図形の中から標的図形のみに印を付ける．

②視覚的な妨害刺激を加えた状態で，用紙に書かれた数字の中から標的数字のみに印を付ける．

③聴覚的な妨害刺激が含まれたテープを聞き，標的数字あるいは単語が読み上げられたときにブザーを押す．

　①，②は，視覚的な妨害刺激として，格子状の線や曲線が引かれた透明なシートを検査用紙に重ねて使用する．③は，背景雑音（食堂の騒音，物語の朗読など）の組み込まれたテープを使用する．

（3）転換性注意

①図形の抹消課題で，標的図形を，一定時間ごとに変更する．

②数字の抹消課題で，標的数字を，一定時間ごとに変更する．

③数字の抹消課題で，偶数（または奇数）を抹消する．偶数か奇数かは，一定時間で切り替える．

④1桁と2桁の数字で，足し算（または引き算）を行う．足し算か引き算かは，一定時間で切り替える．

⑤「low（低）」「mid（中）」「high（高）」が，3段階の高さで連続的に書かれた用紙を使用し，書いてある文字（または書いてある位置）をそのまま答える．答える条件が文字か位置かは，一定時間で切り替える．同じ要領で，「BIG」「big」「SMALL」「small」の4単語が，大小2種類の大きさで書かれたものもある．

（4）配分性注意

①持続性注意の課題の①と②を同時に行う．例えば，標的の文字が聞こえたら左手でブザーを押し，右手で標的数字に印を付ける．

②トランプのカードを種類別かつ数字順に並べる．

2）APT-II [2]

（1）持続性注意

①さまざまな単語が録音されたテープを聞き，指示された条件に合う単語が読み上げられたときにブザーを押す．

　条件の例：ペア（対）で使用するもの，直前の単語の反対語，直前の単語よりも1文字多いものなど．

②テープに録音された物語を聞き，後に続く文として最もふさわしいものを選択する．

③4〜6の単語を聞き，指示された順に並べ替える．

　指示の例：アルファベット順，文字数の少ない順，単語の提示された逆の順など．

④読み上げられた0〜100までの数字4個または5個を，指示された順に並べ替える．

　指示の例：昇順，1つおきの数字，提示された逆の順など．

⑤提示された4つの数字で，指示された計算（2倍，＋3，＋4，−2のいずれか）を行う．

(2) 選択性注意

①持続性注意の課題の①を，背景雑音の加わったテープを使用して行う．テープは APT の選択性注意の課題の③
と同様．

②持続性注意の課題を背景雑音のなかで行う．

背景雑音の例：ラジオ放送やスポーツ中継を録音したテープを流す，課題実施中に検査者が話しかける，テレビ
をつけるなど．

③持続性注意の課題を，妨害刺激のなかで行う．

妨害刺激の例：床や机でボールをつく，周りをうろうろする，タイプを打つ，近くで電話をかけるなど．

(3) 転換性注意

①数字や単語の録音されたテープを聞き，ペアになった標的語を一定時間で切り替えて指示し，標的数字や単語に
反応する．

標的語の例：2 の倍数と 3 の倍数，偶数と奇数，果物と着物など．

②アルファベットを提示し，配列が 1 つ前（または 1 つ後）のアルファベットを答える（例えば，S の前は R，E の
後は F）．1 つ前か後かは，一定時間で切り替える．

③提示された数字で，指示された足し算または引き算を行う．

指示の例：9 を足して 4 を引く，8 を足して 6 を引いて 1 を足すなど．

④持続性注意の課題の③を，一定時間ごとに指示内容を交互に替えて行う．

⑤読み上げられた 0〜100 までの数字 4 個または 5 個を，昇順（または降順）に並べ替えるように指示する．昇順か
降順かは，一定時間で切り替える．

(4) 配分性注意

①聴覚的課題と視覚的課題を同時に行う（APT の配分性注意の課題の①を参照）．

②物語や新聞記事を読み，内容を把握しながら標的の文字を抹消する．

③持続性注意の課題を行いながら，一定時間（1 分，5 分など）が経過したと思ったところで検査者に合図する．

3) APT 修正版 [3]

(1) 持続性注意

①乱数表から，標的数字のみに線を引く．

② 100 から，指定された 1 桁の数を順々に足し算あるいは引き算する．

(2) 選択性注意

①視覚的な妨害刺激を加えた状態で，用紙に書かれた図形の中から標的図形のみに線を引く．

②視覚的な妨害刺激を加えた状態で，用紙に書かれた数字の中から標的数字のみに線を引く．

妨害刺激は，格子状の線や曲線が引かれた透明なシートを検査用紙に重ねて使用する．

(3) 転換性注意

①図形の抹消課題で，標的図形を，一定時間（15 秒）で切り替える．

②数字の抹消課題で，標的数字を，一定時間で切り替える．

③数字の抹消課題で，偶数（または奇数）を抹消する．偶数か奇数かは，一定時間で切り替える．

④ 2 つの数字を提示し，足し算（または引き算）を行う．足し算か引き算かは一定時間で切り替える．

⑤「低」「中」「高」が，3 段階の高さで連続的に書かれた用紙を使用し，書いてある文字（または書いてある位置）を
そのまま答える．答える条件が文字か位置かは，一定時間で切り替える．

⑥「漢字」「かんじ」「平仮名」「ひらがな」がランダムに配列された用紙を使用し，書いてある文字（または漢字体か
平仮名体か）をそのまま答える．答える条件が文字か，漢字体か平仮名体かは，一定時間で切り替える．

■引用文献

1) Sohlberg MM, Mateer CA：Effectiveness of an attention-training program. J Clin Exp Neuropsychol 1987；9（2）：117-30.

2) Sohlberg MM, Johnson L, et al.：The manual for attention process training-Ⅱ. A program to address attentional deficits for persons with mild cognitive dysfunction. AFNRD；1993.

3) 豊倉 穣，本田哲三ほか：注意障害に対する Attention process training の紹介とその有用性．リハビリテーション医学 1992；29（2）：153-8.

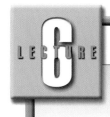

空間性注意のとらえ方

到達目標

- 空間性注意の概念について理解する.
- 空間性注意のメカニズムの概要を理解する.
- 空間性注意と非空間性注意のかかわりを理解する.
- 半側空間無視の概要を理解する.
- 半側空間無視の一般的な評価を理解する.

この講義を理解するために

　この講義では，最初に空間性注意の概念と，そのメカニズムとして視覚情報の処理経路を理解します．注意には，空間に影響されない非空間性注意と空間性認知を伴った空間性注意があり，空間性注意が障害されることで生じ，臨床的に遭遇する機会の多い症状に半側空間無視があげられます．半側空間無視は，リハビリテーション場面や病棟での日常生活において，動作遂行を妨げる要因であり，退院先の決定にも影響するため，評価方法と結果の解釈方法を十分に理解しておくことが重要です.

　この講義の前に，以下の項目を学習しておきましょう.

　　□ 視神経の経路について学習しておく.

　　□ 脳卒中の病態と特徴を学習しておく.

　　□ 注意の概念と評価について復習しておく（Lecture 4 参照）.

講義を終えて確認すること

　　□ 空間性注意の概要について理解できた.

　　□ 空間性注意のメカニズムが理解できた.

　　□ 半側空間無視の概要について理解できた.

　　□ 半側空間無視の一般的な評価と解釈の方法が理解できた.

空間性注意（spatial attention）

1. 空間性注意

　ヒトは，自分のおかれている空間的な位置や対象との位置関係を認識することで，適切な行動をとることが可能になる．この自分と外界との空間的な位置関係に意識を向けることを空間性注意という．一般的に，空間性注意は視覚情報に強く依存している．夜に自宅の階段を上っているときに停電が起こり，辺りが真っ暗になった場合，普段から使い慣れた場所であるにもかかわらずスムーズに上ることができず，壁に手を伸ばし，足で段差を確認し，階段と自分の位置関係を確かめながら，ゆっくりと上るだろう．

MEMO
全盲の場合には視覚情報が利用できないため，点字や白杖を利用し，視覚情報の代わりに触覚情報を用いて空間を認識している．

　この講義では，視覚情報を利用した空間性注意（以下，視空間性注意）について解説する．

　空間性注意は，後部頭頂葉，前頭眼野，帯状回，視床，線条体，上丘などから成る神経ネットワークにより行われている（図1）[1]．この神経ネットワークは左右の大脳半球で機能差があり，右大脳半球は両空間へ注意を向けるようにはたらくが，左大脳半球は右空間にしか注意を向けられないと考えられている．

MEMO
左右の脳は，互いの活動を抑制しながら自己の活動を行いやすくしている．左大脳半球は右空間にしか注意を向けられないため，右空間への注意が過剰になりやすい．しかし，視空間性注意に対しては，右大脳半球から左大脳半球への抑制のほうが強くはたらいているため，通常では，右空間への過剰な注意が起こらない．
▶ Step up 参照．

空間性注意と非空間性注意

　近年，インターネットを用いたビデオ通話の機会が増えた．ビデオ通話ではビデオカメラを利用できるが，音声のみでも通話ができる．この2種類の通話の違いを注意の観点で比べると，ビデオカメラを使用した場合には，音声だけでなく，画面に映る相手の表情や身振りなどにも注意を向ける（空間性注意）が，ビデオカメラを使用しない場合には，マイクから流れる音声のみに注意を向ける（非空間性注意）ことで会話は成立する．このように，ヒトは空間性注意と空間性注意を伴わない非空間性注意の両方を使用し行動している．

身体空間（personal space）
身体周辺空間（peripersonal space）
身体遠位空間（extrapersonal space）

　空間性注意の認識は，自分からの距離によって，身体空間，身体周辺空間，身体遠位空間に区別される．身体空間は身体の各部位の位置と互いの位置関係，身体周辺空間は自分の手足が届く空間，身体遠位空間は手足が届かない距離の空間である（図2）．半側空間無視患者では，無視症状が身体周辺空間のみで生じる場合や身体遠位空間のみで生じる場合が報告されており[2,3]，これらの空間の認識は異なる機序で行われていると考えられる．そのため，空間性注意に問題がある場合には，それぞれの

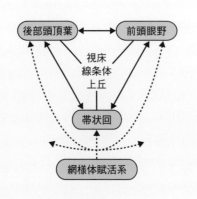

図1　空間性注意の神経ネットワーク
（Mesulam MM：Ann Neurol 1981；10〈4〉：309-25[1]）

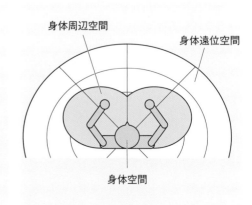

図2　距離による空間の分類

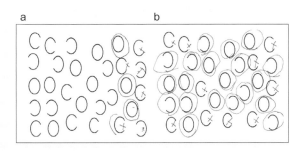

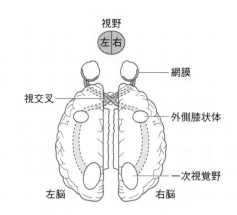

図3 自己中心空間の枠組みと対象中心空間の枠組みの違い
課題内容：用紙に描かれた図形のうち，円を丸で囲み，円の一部が欠けているものには×をつける．
a：自己中心空間の枠組みに障害のある左半側空間無視．用紙の左空間にある図形に印を付けることができない．
b：対象中心空間の枠組みに障害のある左半側空間無視．用紙全体の図形に印を付けることができるが，円の左側が欠けている図形に気づかずに○をつける．
（Saxena S, et al.：Neurology 2022；98 (2)：e107-14[4]）

図4 視神経の経路

空間を区別して評価する．

　空間を認識する際の基準に，自己中心空間の枠組みと対象中心空間の枠組みの2つの枠組みがある．自己中心空間の枠組みは，自分を中心としてみた場合の空間の認識であり，対象中心空間の枠組みはそれぞれの対象に対する認識である（図3）[4]．半側空間無視では，自己中心性無視と対象中心性無視および両者の混合した無視が報告されている[4]．

2. 視覚情報の処理過程

1）視神経の経路　（図4）

　ある物体を見たとき，その物体の右半分は網膜の左側，左半分は右側に映る．網膜の情報は視神経により脳へ伝えられるが，視神経の内側部分は交叉（視交叉）し，外側部分はそのまま同側を進んで主に視床の外側膝状体に連絡している．このため，いずれの眼においても，右視野からの情報は左脳に，左視野からの情報は右脳に伝えられる．外側膝状体に伝えられた情報は，上方の視野は側頭葉，下方の視野は頭頂葉を通り，後頭葉の一次視覚野へ伝えられる．

2）視覚情報の処理経路　（図5）

　視神経により一次視覚野へ伝えられた情報は，視覚前野で視覚情報の特徴に応じて細分化され，側頭葉へ向かう腹側視覚路と頭頂葉へ向かう背側視覚路に分かれる．腹側視覚路では形や色などを分析し，背側視覚路では物体の動きの方向や物体間の位置関係などを分析している．脳には前頭連合野，側頭連合野，頭頂連合野という3つの大脳皮質連合野があり，集められたさまざまな感覚情報を認知し，それらの情報に基づいて行動が計画される．

　視覚情報は，側頭連合野と頭頂連合野に伝えられ，形態認知，視空間認知，視運動認知などが行われる．鬼ごっこで鬼につかまらないようにするためには，鬼を同定（形態認知）したうえで，鬼に見つからないように隠れている（視空間認知）だけでなく，追いかけられたときには鬼の走るスピードや方向を確認し（視運動認知），対応しなければならない．このように，視覚情報を脳で適切に処理することで，さまざまな行動ができる．

3）視空間性注意の神経ネットワーク　（図6）

　注意には能動的注意と受動的注意があり，視空間性注意においては，能動的注意の経路である背側注意ネットワークと受動的注意の経路である腹側注意ネットワークに

自己中心空間の枠組み
(egocentric reference frame)
対象中心空間の枠組み
(allocentric reference frame)

LECTURE
6

視交叉と視野の関係
▶ Lecture 1・図1参照.

🖐️ 試してみよう
スプーンで自分を見てみよう
スプーンを片手に持ち，内側（すくう側）を見ながら手を上げる．スプーンの内側に映った像は，上下が逆さで，上げた手が反対方向になっている．網膜はこのような凹面構造をしているため，物体の右半分は網膜の左側に映ることになる．

視覚情報の処理経路
▶ Lecture 10・図4, Step up, Lecture 12・図2参照.

一次視覚野
(primary visual area：V1)

能動的注意と受動的注意
▶ Lecture 4参照.

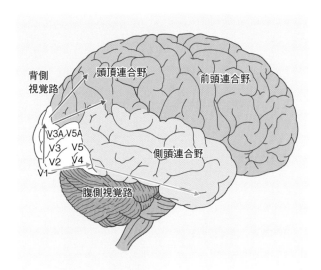

図5 視覚情報の処理経路
V1：一次視覚野，V2～V5：視覚前野.

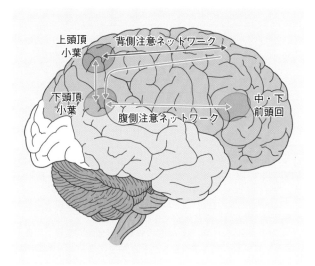

図6 視空間性注意の神経ネットワーク

半側空間無視 (unilateral spatial neglect：USN) に対する臨床的評価と介入方法
▶ Lecture 7 参照.

ADL (activities of daily living；日常生活活動)

半側空間無視の病巣論から考えられた空間性注意の神経ネットワーク
▶ Lecture 2・図11 参照.

📖 調べてみよう
視空間性注意の神経ネットワークの左右大脳半球の機能差を確認しよう.

👁 覚えよう！
半盲と半側空間無視の違い
半盲は眼からの情報が入ってこないために視覚刺激に反応できない. 半側空間無視は眼からの情報が入ってきても注意を向けられないために視覚刺激に反応できない状態である.

🖐 試してみよう
相手の後ろに立ち，自然に手を振り，気がつかなければ大きく手を振る. どちらの場合も，相手は手を振ったことに気がつかない. 次に，相手に前方に注意するよう指示し，斜め前方に立ち，自然に手を振り，気がついたら小さく手を振る. 今度はどちらの場合も，相手は手を振ったことに気がつく. このように，通常では視野内に入っていれば，視覚刺激の大小に関係なく反応できる.

大別される. 背側注意ネットワークは，前頭眼野と上頭頂小葉，頭頂間溝，腹側注意ネットワークは，中・下前頭回と下頭頂小葉，上側頭回と強く連絡し，2つのネットワークを連絡する線維も存在する. 視空間性注意は，これらのネットワークの相互作用により行われている.

3. 半側空間無視

大脳半球の病巣と反対側の空間に与えられた刺激に対して，反応したりその方向を向いたりすることが困難になる病態である. 急性期の脳卒中患者では，右半球損傷後の約4割にみとめられるとされ，治療や ADL (日常生活活動) 場面において諸動作の獲得を阻害する要因の一つとなり，退院時の転帰に影響する.

視空間性注意は脳内に広がる神経ネットワークにより行われており，このネットワークが部分的に損傷すると半側空間無視を生じる. 左右いずれの半球損傷でも起こるが，右半球損傷に伴う左半側空間無視のほうが重度で長期化しやすい. これは，視空間性注意の神経ネットワークの左右大脳半球の機能差によって説明できる. 左半球損傷では両側空間の認識にはたらいている右大脳半球で代償が可能であるが，右半球損傷では右空間のみの認識にはたらいている左大脳半球での代償が行われず，右大脳半球の残存機能で対応することによる. 本講義においては臨床上で問題になりやすい左半側空間無視について説明する.

半側空間無視に合併しやすい症状として半盲がある. 臨床上では両者の影響を完全に分けることはできず，機序の違いを理解することは，リハビリテーションを行ううえで重要である. 半盲は視野の欠損であり，網膜から後頭葉の一次視覚野までの視神経のどこかが損傷を受けた場合に視覚の欠損を生じる. 半側空間無視は，一次視覚野に入力された視覚情報を空間的に認知・反応する際の不注意によって生じる. したがって，半盲のみの場合には，残存視野内であれば刺激の大小や提示した位置にかかわらず反応できるが，半盲を合併した半側空間無視の場合には，残存視野に与えられた刺激であっても反応できない.

左半側空間無視の「無視」とは，視野欠損のように見えないのではなく，注意に対する反応が低下している状態をいう. そのため，注意を向けやすくなるように工夫をすることで，無視の改善が期待できる. また，左半側空間無視の「左半側」とは，中

央に無視と非無視の境界があるのではなく，右から左に向かって無視の程度が強くなっていくような「不注意の勾配」が広がっていると考える（**図7**）．そのため，症例によって無視の程度は異なり，中央よりも右空間において無視を生じる場合や，左空間のなかでも，より左側の一部分だけで無視を生じる場合がある．

4. 方向性注意障害と全般性注意障害

　空間において，ある方向に対して生じる不注意を方向性注意障害（空間性注意障害），方向に関係なく生じる不注意を全般性注意障害（非空間性注意障害）という．両者の違いは，注意障害が空間性なのか非空間性なのかであり，注意の要素的な違いを示しているのではない．

　半側空間無視では，方向性注意障害が表面化しやすいが，全般性注意も低下していると考える．逆に，全般性注意障害に方向性注意の影響が加わった症状が半側空間無視と考えたほうが理解しやすい．注意のどのような要素が障害されているのか，障害がある空間に限局しているのか，空間全体に生じているのかを評価することが重要である．

5. 半側空間無視の評価

1）2点発見

　左右に20 cm離れたところにある点を見つけ，線で結ぶ検査である．

　検査用紙を提示し，「この用紙に書いてある2つの点がわかりますか？」と尋ね，「わかる」と答えた場合は，「右の点から左の点に向かって線を引いてください」と指示する．右の点しか見つけられない場合は，左の点にセラピストの指を置くか，患者の手を持っていき，2点を確認できた後に，「こちら（右）の点からもう一方（左）の点に向かって線を引いてください」と指示する．

　2点を自ら発見し，線を結ぶことができた場合は陰性であり，それ以外は陽性と判定する．重症例では，2点を確認した後でも，右の点から左の点に線を結ぶことができない（**図8**）.

2）抹消試験

　線分抹消試験，星印抹消試験，Weintraubテストなどがある．

　最初に，標的図形が2～3個書かれた用紙を用いて実施方法が理解できているか確認する．検査用紙の右端の標的図形を練習用として使用することもある．

　検査では，用紙の右上方の図形を指しながら「ここから始めてください」と指示する．手が止まったら，「終わりましたか？」と尋ね，終えたことを確認して終了し，見落とした数を求める．線分抹消試験での見落とし数が著しい場合には，星印抹消試

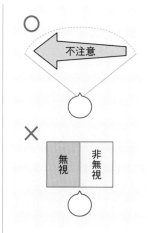

図7　不注意の勾配

注意障害
▶ Lecture 5 参照.

注意の構成要素
▶ Lecture 4 参照.

MEMO
重症例では，ヒントを与えて2点を確認できた後でも，右の点から左の点に向かって線を引くことができない．しかし，左の点から右の点に向かって線を引くことはスムーズにできることがある．

抹消試験
▶ Lecture 4・図6 参照.

a　　　　　　　　　　　　　　　b

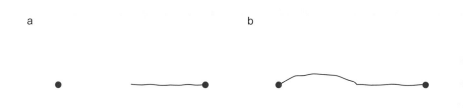

図8　2点発見の陽性例
a：途中で止まり左の点まで線を引くことができない.
b：線を引くのを止めた後，左の点を探し見つかった後に左から線を引くことがある.

a. 線分抹消試験

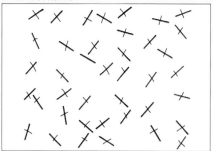

b. 星印抹消試験

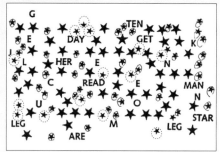

図9 抹消試験の結果

験やWeintraubテストは実施困難なことが多いため，線分抹消試験の成績をふまえて実施するか検討する．

手が止まった後に，「まだ残っていないか，もう一度確認してみましょう」と促す方法もある．患者は，さらに左方向を探索して抹消数が増える場合と，探索ができずすでに印を付けた線分に再度印を加える場合がある．この方法で行う際は，通常の方法で見落とした数と指示した後に追加できた数および反応を記載しておくことで，介入アプローチを考える際に役立てることができる．

半側空間無視患者が同日の同時間帯に行った線分抹消試験と星印抹消試験の結果を**図9**に示す．標的図形だけが描かれた線分抹消試験では見落としはなかったが，妨害刺激の含まれた星印抹消試験では14個の見落とし（**図9b**の○）がみられ，難易度の違いにより半側空間無視の現れ方が異なっていた．また，星印抹消試験において見落としていた標的図形の位置は，用紙の左側が多かったが，右側にもみられていた（**図9b**）．このことから，左半側空間無視では空間性の不注意と非空間性の不注意が混在していることがわかる．

3）線分二等分試験

検査用紙に引かれた左右水平の直線の中心に印を付けるテストである．

「線の真ん中だと思うところに印を付けてください」と指示し，中央からの偏倚率を求める．15〜30cm程度の線分の場合には，線分の5%以上，中央から偏倚した場合（20cmの線分では1cm）に陽性と考える．

4）図形模写

見本を提示し，同じように描いてもらう検査である．

半側空間無視では，検査用紙を見本の隣に並べると，提示した位置の影響を受ける可能性があるため，見本の下に配置する（**図10**）．「上の絵と同じようにこちらの紙に描いてください」と指示する．見本は左右非対称の図形を用いる．

左半側空間無視では，**図11**のように用紙の左側だけでなく，各対象の左側を描き落とすことがある．これは，視空間認知が空間全体の枠組み（自己中心空間の枠組み）と，空間内の対象を中心とした枠組み（対象中心空間の枠組み）の両方に影響されると考えられている．

5）視覚的消去 （図12）

視覚的な2点同時刺激への反応をみる検査である．

検査者は患者と向き合い，左右の人差し指の間を20cm程度離して立て，「（患者から見て）どちらの指が動いたか教えてください」と指示する．また，両方の指が同時に動くかもしれないことを伝えておく．指はゆっくりではなく，一度だけ速く動かす．一方の指を動かした場合には左右いずれも答えられる（**図12a，b**）が，両方の指

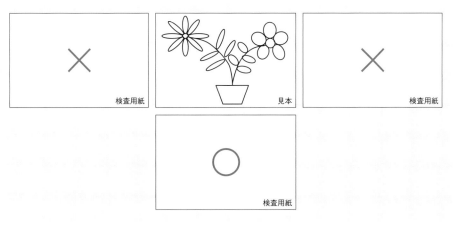

図10　図形模写の見本と検査用紙の位置

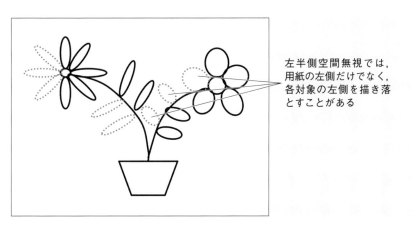

左半側空間無視では，用紙の左側だけでなく，各対象の左側を描き落とすことがある

図11　図形模写の結果

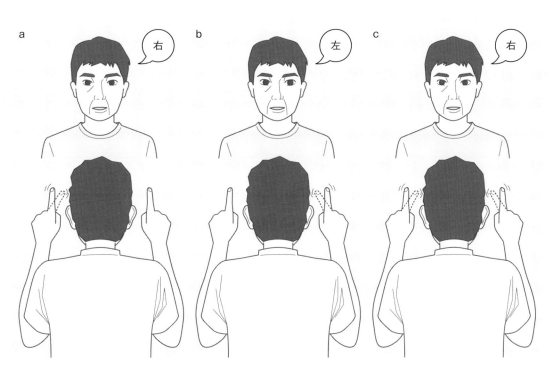

図12　視覚的消去

表 1　BIT 行動性無視検査 (BIT)

通常検査	●線分抹消試験 ●文字抹消試験 ●星印抹消試験 ●模写試験 ●線分二等分試験 ●描画試験
行動検査	●写真課題：写真に写っている物の名前を言う ●電話課題：提示したカードの番号をダイヤルする ●メニュー課題：メニューを読み上げる ●音読課題：短い記事を声を出して読む ●時計課題：カードおよび時計の時刻を読む，カードを見て針を合わせる ●硬貨課題：検査者の言った硬貨を指差す ●書写課題：提示した住所と文章を書き写す ●地図課題：地図に書いてある平仮名を言われた順にたどる ●トランプ課題：検査者の言ったカードを指差す

表 2　Catherine Bergego Scale 日本語版 (CBS-J)

1. 左側の整容を忘れる
2. 左側の着衣困難
3. 左側にある料理を食べ忘れる
4. 左側の歯を磨き忘れる
5. 左側への注視が困難
6. 左上下肢への認識が困難
7. 左側への聴性注意が困難
8. 移動時の左側への衝突
9. 左側空間見当識が困難
10. 左側の身の回りのものを探せない

各項目 0～3 点で評価（合計点：0～30 点）
0 点：困難なし
1 点：時々あり
2 点：明らかにあり
3 点：左側の探求ができない

LECTURE 6

BIT 行動性無視検査
(Behavioural Inattention
Test：BIT)

を同時に動かした場合に「右」と答え（**図 12c**），左の指が動いたことに気がつかない場合は陽性となる．

6) BIT 行動性無視検査 (BIT)

半側空間無視患者は，机上で行う一般的な検査の結果が日常生活上の無視に反映されにくい．そこで一般的な検査である通常検査 6 項目と，日常生活を想定した行動検査 9 項目から構成された BIT が作成された（**表 1**）．1999 年に石合らが日本版[5]を作成し，臨床的妥当性も確認されている．

7) Catherine Bergego Scale 日本語版 (CBS-J)　（表 2）

机上で行う一般的な検査ではなく，日常生活上の 10 項目の動作における無視症状を 0～3 点の 4 段階で判定する評価方法である．無視なしは 0 点，最重症は 30 点となる．検査者による観察だけでなく，患者自身による自己評価を行い，評価に差がある場合には無視に対する病態失認ととらえる．

■引用文献

1) Mesulam MM：A cortical network for directed attention and unilateral neglect. Ann Neurol 1981；10（4）：309-25.
2) Halligan PW, Marshall JC：Left neglect for near but not far space in man. Nature 1991；350（6318）：498-500.
3) Cowey A, Small M, Ellis, S：Left visuo-spatial neglect can be worse in far than in near space. Neuropsychologia 1994；32（9）：1059-66.
4) Saxena S, Keser Z, et al.：Disruptions of the Human Connectome Associated With Hemispatial Neglect. Neurology 2022；98（2）：e107-14.
5) BIT 日本版作製委員会：BIT 行動性無視検査 日本版．新興医学出版社；1999.

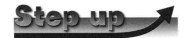

1. 残存視野の確認法

　視野を正確に検査する場合，Goldmann 視野計が用いられる．一方，簡便な方法として，検査者と患者が向き合い，患者の前外側に位置した検査者の指を動かしたときに，左右どちらの指が動いたかを答えてもらう方法がある（図1）．しかし，この方法で正しく応答できても，動かした指の位置が視野内であることがわかるだけであり，正確な残存視野の範囲を測定することはできない．なぜなら，ヒトは，耳側に100度，鼻側に60度まで見えているからである（図2a）．

　残存視野は，視野範囲の限界まで確認することでわかる．左眼の外側視野を確認する方法を図2b に示す．最初に眼球の動きを防ぐために，「私の鼻を見ていてください」と伝え，「今から私の指を動かすので，見えなくなったら教えてください」と伝え，検査者の指を耳側方向へ円を描くように動かしていく．次に残存視野の外から検査者の指を視野内に向かって動かし，「今度は私の指が見えたら教えてください」と伝える．一度ではっきりしない場合

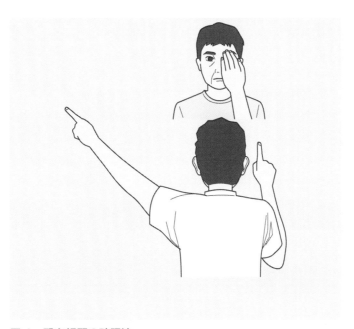

図1　残存視野の確認法

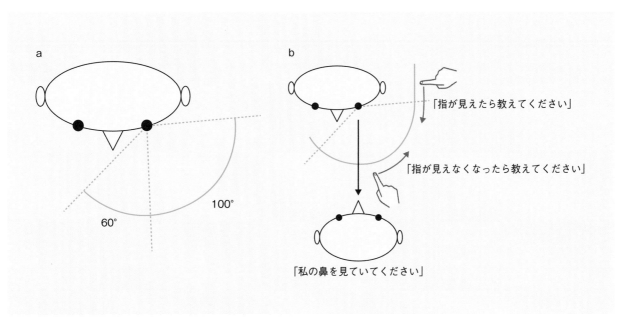

図2　左眼の視野（a）と外側視野を確認する方法（b）

は2～3回繰り返し，視野の限界を確認する．

　患者と検査者の距離が遠すぎる場合，耳側に指を動かす際に患者に接近して，圧迫感を与えてしまう．上肢のみを動かして耳側に指が動く距離となるように配慮して行うことが大切である．

2. 「アハ体験」による気づき

　左半側空間無視は，見えないのではなく，左空間への反応性が低下している状態であるが，健常者は「見えない」と「反応できない」の違いをなかなか実感できない．そこで，「アハ体験」を行ってみてほしい．

　アハ体験とは，ドイツの心理学者Bühlerが提唱した概念で，今までわからなかったことやできなかったことが，何かのきっかけでひらめいてできるようになる瞬間のことであり，この体験は脳細胞の活動の向上やリラックス効果などをもたらすといわれている．アハ体験の例として，ある画像が提示され，時間とともに画像の一部が変化し，それを見つけるというものがある．実際に行ってみると，最初はわからなくても，何度か繰り返すと気がつくことができる．そして気づいてから再び画像を見ると，「なぜこんなに変わっているのに気がつかなかったのだろう？」と驚くほど，大きく変化していることがわかる．眼からの映像が脳に伝わっても，その映像に注意を向けなければ気づくことができないためである．左半側空間無視では，このような状態が左空間に生じていると考えるとイメージしやすい．インターネットで「アハ体験」と検索すれば，容易に画像を入手することができ，ぜひ体験してほしい．

3. 大脳半球間の抑制

　左脳と右脳は，脳梁を介して互いの大脳半球を抑制しながらはたらいているが，病気により脳梁が切断される（分離脳）と大脳半球間の抑制が行われなくなり，片側の大脳半球で活動する．

　分離脳患者と健常者に対する視覚刺激を用いた比較研究によると，健常者では刺激反応時間や事象関連電位に左右の大脳半球で差がみられなかったが，分離脳患者では右空間へ提示された刺激に対する反応が左空間よりも早かった[1]．すなわち，左脳のほうが対側となる空間へ注意を向けやすいと考えられる．一方，右脳は両方の空間へ注意を向けられるが，左脳は左空間へ注意を向けることはできない．このような左右の脳のはたらきの違いを，大脳半球間の抑制によりうまく調節しているのである．

4. 動作が困難なのは半側空間無視が原因か？

　左半側空間無視例では，車椅子から立ち上がる際に，左足をフットプレートに乗せたまま立ち上がったり，右方向への寝返りの際に，左手を体の左側に残したまま強引に寝返りを行ったりすることがある．しかしこのような現象は，重度の感覚障害や理解障害，身体失認（Lecture12参照）を有している場合にも起こりうる．そのため，動作が困難な要因を半側空間無視と決めつけるのではなく，さまざまな可能性を考慮する．そのポイントは，「もし半側空間無視がなければ，この動作はできるのか？」を考えることである．そして半側空間無視以外の要因によって説明できる場合には，無視の影響が少ない空間において動作の練習を行い，動作の習熟度を高めてから無視空間で行うとよい．

■引用文献

1) Proverbio AM, Zani A, et al.：ERP and RT signs of a rightward bias for spatial orienting in a split-brain patient. Neuroreport 1994；5（18）：2457-61.

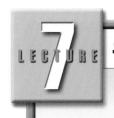

半側空間無視に対する臨床的評価と介入方法

LECTURE 7

到達目標

- 半側空間無視の臨床的特徴について理解する.
- 半側空間無視が減少する機序を理解する.
- 半側空間無視の臨床的評価を理解する.
- 半側空間無視のリハビリテーションについての考え方を理解する.

この講義を理解するために

　この講義では，Lecture 6 で学んだ半側空間無視の概要や一般的な評価をふまえ，臨床場面での具体的なリハビリテーションの実施方法を学びます．空間性認知は，脳内の多くの部位のネットワークにより行われており，このネットワークの部分的な機能低下によって，半側空間無視が生じます．半側空間無視は，対象を認識する際に生じるだけでなく，動作を行う際に生じることもあり，無視の生じる原因についてもネットワークの障害部位によりさまざまです．また，同じ患者でも時期によって反応が変化するため，介入時の反応を評価しながら最も適切なリハビリテーションを検討することが大切です.

　この講義の前に，以下の項目を学習しておきましょう.

　　□ 半側空間無視の概要について復習しておく（Lecture 6 参照）.
　　□ 半側空間無視の一般的な評価を復習しておく（Lecture 6 参照）.
　　□ 半側空間無視の原因について復習しておく（Lecture 6 参照）.

講義を終えて確認すること

　　□ 半側空間無視の臨床的特徴について理解できた.
　　□ 半側空間無視を減少させるための手がかりの示し方について理解できた.
　　□ 半側空間無視のリハビリテーションについての考え方が理解できた.

1. 半側空間無視の基本的理解

半側空間無視 (unilateral spatial neglect：USN) の概要
▶ Lecture 6 参照.

MEMO
本書では，臨床上，問題になりやすい左半側空間無視について説明する.

左半側空間無視は，対象の認知や動作遂行の過程において，左空間に注意を向けにくくなる状態をいう. そのため，介入においては，「どのようにすれば左空間へ注意を向けやすくなるか」を考えることが重要である. 半側空間無視を有さない場合は「左を見てください」と伝えるだけで左側に注意を向けることができるが，左半側空間無視では，そのような伝え方では不十分で，注意を向けるための手がかりの示し方に工夫が必要である.

本講義では，先行研究をもとに半側空間無視の特徴を説明したうえで，介入のポイントを整理し，症例をとおして具体的な方法を紹介する.

2. 左右空間への操作の加え方

ここがポイント！
左半側空間無視には，右空間へ過剰に注意が向いている場合と，左空間への注意が不足している場合の2つがある.

線分抹消試験
▶ Lecture 4, 6 参照.

1) 右空間からの情報の減少

Mark[1] は，ホワイトボードを用いて線分抹消試験を行い，通常の方法のように線分に印を加える方法と，線分を消していく方法で成績を比較した (図1). その結果，線分を消していく方法のほうが左方向を探索でき，抹消数が多かったことを報告している. この課題では，右から左方向に注意を移動しながら印を付けることが要求される. 用紙に描かれている印の付け終わった線分が気になると左方向への探索が行いにくくなるが，用紙から線分自体を消してしまえば，左方向への探索が行いやすくなることが考えられる.

このように，右空間へ過剰に注意が向いている場合は，右空間からの情報を減らす工夫を考える.

2) 左空間からの情報の増加

線分二等分試験
▶ Lecture 6 参照.

Heilman[2] は，線分二等分試験において，通常の方法と，左端にアルファベットが書かれた線分を用いて，アルファベットを読んでから二等分する方法を比較し，その結果に差がなかったと報告した (図2a). 一方，Riddoch[3] は，Heilman の考案した方法で線分二等分試験を行い，通常の方法よりもアルファベットが書かれた線分を用いたほうが，二等分点の右偏位が減少したと報告した (図2b). この方法では，アルファベットを読むことが，線分の左端を確認する手がかりとなっている. Heilman と Riddoch の研究が相反する結果になったことは，左側の手がかりの有効性が患者により異なることを示している.

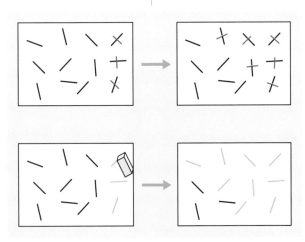

図1　Mark のホワイトボードを用いた線分抹消試験

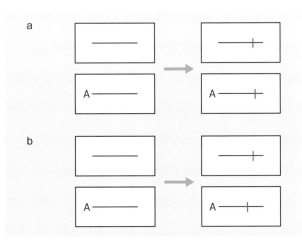

図2　Heilman (a) と Riddoch (b) の線分二等分試験

　　左半側空間無視例での線分抹消試験において，通常の方法で行った場合と，用紙の左端に印を付けてから行った場合では，左端を確認してから行ったほうが，用紙の左方向への探索が可能となる（**図3**）.

　　このように，左空間への注意が不足している場合は，左空間からの情報を増やす工夫を考える.

3）具体的な方法

（1）右空間からの情報の減少

　　右側が壁となるように壁のそばに位置するか，右側に衝立を置いた状態で動作課題を行う.

　　平行棒内での立ち上がり練習で，「両足に体重をかけるようにお辞儀をしましょう」と立ち上がり動作を促しても，右側の物や人が気になり，指示に応答して動作を行うことができない場合は，患者の右側に衝立を置き，右空間からの情報を制限すると，前方を向いて立ち上がることができる（**図4**）.

　　歩行練習においても，リハビリテーション室で右側にあるものが気になって立ち止まる場合は，廊下の右壁よりを歩くことで，前方を向いて進むことができる. また，レンズの右半分を紙で覆った眼鏡を使用することで，右空間からの情報を減らし，左空間に注意を向けやすくする方法も報告[4]されている.

⚡気をつけよう！

右側のものが気になって左側が不注意になることと，左側に注意を向けられず左側が不注意になることは，同じようであるが機序が異なることに注意しよう.

💡ここがポイント！

右側からの刺激への過剰反応を防ぐと動作を行う際の注意の容量が増加し，動作を実施しやすくする.

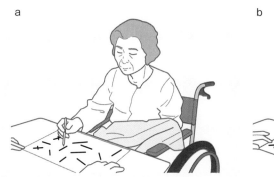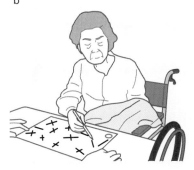

a　　　　　　　　　　　　b

図3　左半側空間無視の線分抹消試験
a：通常の方法，b：用紙の左端を確認してから行う方法.

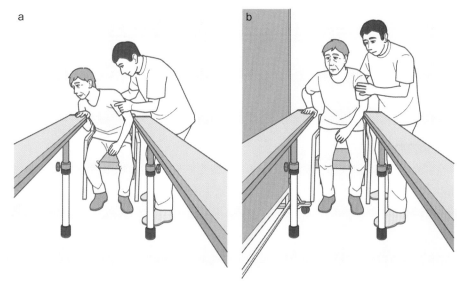

a　　　　　　　　　　　　b

図4　右側からの刺激を減少させた立ち上がり練習
a：右側が気になり，立ち上がることに注意を向けることができない.
b：右側に衝立を置いて右空間からの情報を減少させ，立ち上がることへ注意の容量を増加させる.

ここがポイント！
半側空間無視では，対象の提示位置と対象を動かす方向の両方に影響されるため，認識しやすい位置で移動距離を少なくした状態から開始する．

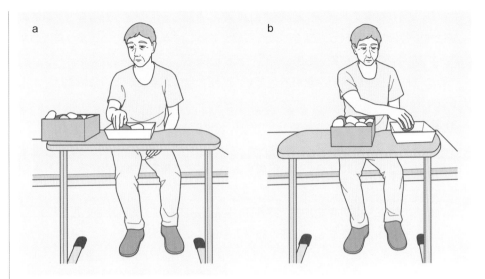

図5　提示空間に配慮したお手玉移動練習
a：患者の右空間にかごを置き，右のかごから左のかごにお手玉を移動する．
b：移動が可能であれば，徐々にかごの位置を左へ移動し，左空間への注意を促す．

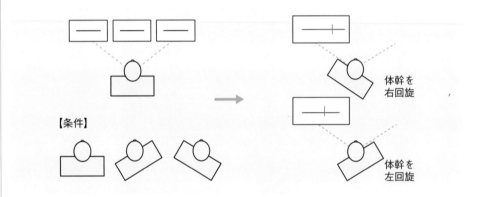

体幹を
右回旋

体幹を
左回旋

【条件】

図6　頭部と体幹の位置関係を変化させた線分二等分試験

(2) 右から左方向への注意の促し

　右のかごから左のかごへお手玉入れを行い，右側から左側へ注意を促す．最初はかごを患者の認識しやすい正面の位置にして行い，可能であれば徐々に患者の左空間へと位置を移動して左への注意を促す（**図5**）．かごの提示位置だけでなく，かご同士の距離も徐々に離していく．かごを見つけにくい場合は，「かごはもう少し左ですよ」と左前方から伝えることで，言語的な指示と左からの聴覚的な刺激を利用して動作練習を行うことができる．

3．体幹の左右回旋と空間認識の変化

1）体幹の左回旋

　左半側空間無視に対し，頭部と体幹の位置関係を変化させた状態での線分二等分試験の成績を比較した報告[5]では，頭部に対して体幹を左回旋させたときのほうが，体幹を右回旋させたときよりも線分二等分の右偏位が減少した（**図6**）．頭部に対する体幹の左回旋とは，頭部を固定して考えた場合であり，この状態について体幹を固定して考えてみると，頭部を右に回旋していることになる．そのため，無視している左側に頭部を回旋（右に体幹を回旋）させると，無視の症状が改善しないばかりか，悪化する可能性がある．このような場合は，体幹を左に回旋させた状態をつくり，動作練習を行う．

ここがポイント！
左半側空間無視では，頭部ではなく体幹を左に回旋させたほうが，左空間に注意を向けやすくなることがある．

体幹を左に回旋すると，なぜ左側空間の無視が減少するのか？
▶ Step up 参照．

試してみよう
頭部に対して体幹を左に回旋し，まっすぐ前方を指差してみよう．頭部を基準として考えた場合と体幹を基準として考えた場合では，指差す方向が異なることを確認しよう．

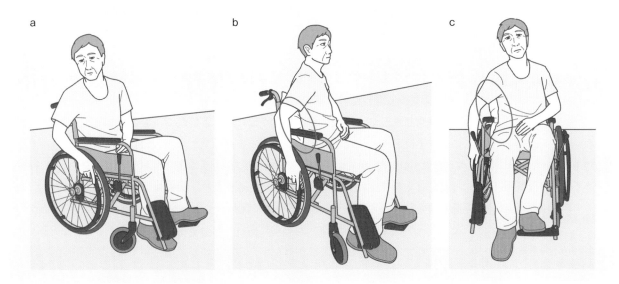

図7　体幹を左に回旋した車椅子駆動
a：右前方を向き，車椅子をうまく駆動することができない．
b，c：右側の腰背部にクッションを入れて体幹を左に回旋すると，正面を向きやすくなり，車椅子の駆動が可能となる．

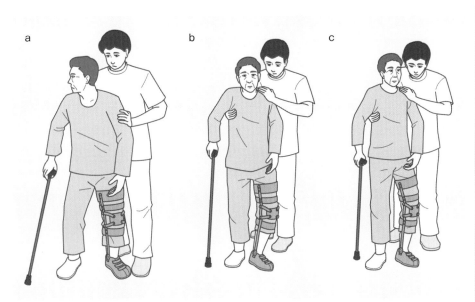

図8　体幹の左回旋を伴う歩行練習
a：通常の方法では右を向いて歩いてしまう．
b：左肩を引き，体幹を左回旋させると，正面を向くことができる．
c：ときどき自ら頭部をさらに左回旋することもある．

2) 具体的な方法

　体幹の左回旋により左空間に注意を向けやすくなる場合は，動作を行う際に，体幹を左回旋するように工夫する．

　左半側空間無視患者が車椅子を駆動する場合，通常の座り方では右前方を向き，なかなか前へ進むことができない．このような場合は，右腰背部にクッションを入れ，体幹をやや左前方に向けると，頭部が正面を向き，駆動しやすくなる（図7）．

　食事の場面では，体幹が左回旋するようにセッティングすると，トレイの左側にある食器を見つけやすくなる．

　左半側空間無視に対する歩行練習の場合，「まっすぐ前を向いて歩きましょう」という指示では，右を向いて歩きやすい（図8a）．そこで，左肩をやや後方に引くようにし，体幹を左回旋させて歩行すると，正面を向いて歩行できるようになる（図8b）．自ら頭部を左回旋してさらに左空間に注意を向けることもある（図8c）．

👆**試してみよう**
通常の介助で歩行する場合と体幹を左に回旋させて歩行する場合では，視空間の認知にどのような違いが生じるのか試してみよう．

LECTURE
7

💡**ここがポイント！**
体幹を左回旋した歩行練習により変な癖がつくのでは？と心配する声を聞くことがある．歩行中の無視症状が減少してからでも歩容の改善は可能である．歩行練習の各段階で何を優先して介入するかを考えることが重要である．

体幹は，動作を妨げるほど大きく回旋しなくても効果があるため，立位保持練習や歩行練習に取り入れる．

4．無視症状の出現時期

1）知覚型，遂行型の症状の違い

半側空間無視が，対象を認識しようとしたときに起こるものを知覚型，認識した後に動作を行おうとしたときに起こるものを遂行型とよぶ．知覚型は，最初から左空間の欠けた状態で対象を認識し，その空間のなかで動作を行おうとするため，動作時に不安を訴えることは少ない．これに対し遂行型は，最初は認識していた空間の対象が動作開始後に消えたように感じるため，混乱しやすい．食事の際に，「自分のおかずがなくなった」と怒り出すなど，目の前にあったおかずが，突然消えてしまったと感じる．

知覚型では，左空間に手がかりを与えるとよいが，遂行型では，動作を行いながら左空間に注意を向けるよう促す必要がある．

2）具体的な方法

知覚型の歩行練習では，床に引かれた線を利用して空間への注意を促す．左半側空間無視の場合，歩行を開始する前に，右足で線を踏むように立ってもらい（図9a），可能な場合は，身体の中央に線が来るように指示し（図9b），さらに左足で線を踏むよう促し，無視する空間の程度を確認する．左足で線を踏んで立つことができる場合は，「左足で線を踏むようにして歩きましょう」と促す．

遂行型の歩行練習では，立位保持では左足で線を踏むことができても，歩行すると線を見つけることができず左空間を見落とす．右手に棒を持ち，棒で線をなぞりながら歩行するなど，歩行中に線（左側）に注意を向けやすくする（図9c）．「線を見ながら歩きましょう」よりも，「この棒で線をなぞりながら歩きましょう」と指示したほうが線に注意を向けやすい．最初は患者の右側に線が来るように位置し，次に身体の中央，左足，左足よりもさらに左側へと，線の位置を少しずつ左方向へ移動させて左空間への注意を促す．

■ ここがポイント！
半側空間無視では，対象を認識しようとしたときに無視の症状が起こる知覚型と，認識した後で動作を行おうとしたときに無視の症状が起こる遂行型がある．

■ MEMO
知覚型と遂行型を区別する検査の一つに逆転模写課題がある．
▶ Step up 参照．

■ ここがポイント！
線をなぞりながら歩く動作（図9c）は，「○○しながら△△する」という二重課題である．最初に二重課題への対応能力を確認するため，左半側空間無視の影響が少ない右空間で行い，徐々に左空間への注意を促していく．

■ ここがポイント！
知覚型，遂行型はそれぞれ以下の順番で歩行練習を行い，徐々に左空間への注意を促す．
●知覚型
①右足で線を踏むように指示する（図9a），②身体の中央に線が来るように指示する（図9b），③左足で線を踏むように指示する．
●遂行型
右手に棒を持ち，①右側にある線を棒でなぞるように指示する，②身体の中央にある線を棒でなぞるように指示する，③左側にある線を棒でなぞるように指示する（図9a）．

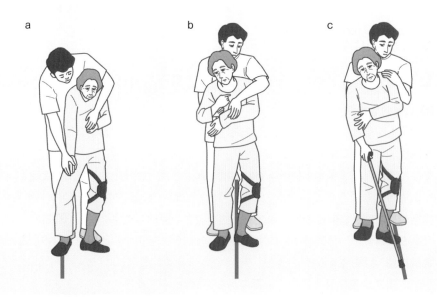

図9　知覚型と遂行型の歩行練習
a：右足で線を踏むように指示する（知覚型）．
b：身体の中央に線が来るように指示する（知覚型）．
c：右手に棒を持ち，左側にある線を棒でなぞりながら歩行する（遂行型）．

LECTURE
7

5．覚醒度の影響

1）覚醒度の向上

　網様体賦活系は，覚醒度を維持するために重要な役割を担っており，覚醒度が維持されることで，さまざまな脳の活動が行われている．覚醒度が低下した左半側空間無視では，無視の症状が強くなりやすく，覚醒度の向上により無視の症状の改善が期待できる．体性感覚情報は，頭頂葉だけでなく，網様体を介して視床の非特殊核に送られた後，大脳の皮質全体に投射されて脳の活動の向上に関与するため，網様体の活動が高まると大脳皮質全体の機能が高まり，覚醒状態が向上する．

　覚醒度の低下した左半側空間無視に対し，平行棒内での歩行練習の前後に線分二等分試験と線分抹消試験を行った研究[6]では，線分二等分試験には差がみられないものの，線分抹消試験では歩行練習の直後に抹消数が増加し，左方向への探索が増加した（**図10**）．このように，覚醒度が低下している場合には，座位で刺激を与えて左方向への注意を促すよりも，立位や歩行など，刺激量の多いダイナミックな運動により覚醒度を向上させたうえで，無視側の空間への注意を促す．

2）具体的な方法

　覚醒度の低下した左半側空間無視では，患者の左側から呼びかけながら左側に手を差し出しても気がつかないことが多い（**図11a**）．しかし，右側から呼びかけながら右側に手を差し出すと，差し出した手に気がつき，手を握ることができる（**図11b**）．このときに手を患者の正面に差し出すと気がつかず，覚醒度がさらに低下する（**図11c**）．そこで，覚醒度を向上させるために，立位練習を行う（**図12**）．このような患者では，重度の運動麻痺を合併していることが多いため，平行棒内で長下肢装具を使

> **ここがポイント！**
> 半側空間無視では，覚醒度が低下すると，無視の症状が強くなりやすい．

網様体賦活系の概略
▶ Lecture 3・図1参照.

視床の非特殊核
▶ Lecture 3・図2参照.

LECTURE
7

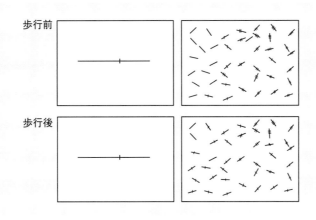

図10　歩行前後の線分二等分試験と線分抹消試験の成績

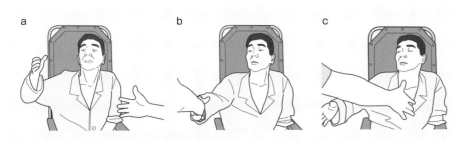

図11　覚醒度の低下した左半側空間無視
a：患者の左側から呼びかけながら左側に手を差し出すと気がつかない.
b：患者の右側から呼びかけながら右側に手を差し出すと気がつく.
c：患者の右側から呼びかけながら中央に手を差し出すと気がつかない.

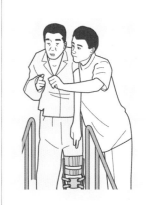

図12　平行棒内の立位練習

調べてみよう
立位よりも座位のほうが左への反応が良くなる理由を考えてみよう.

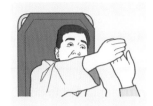

図13 立位練習後の反応
　　　（左半側空間無視）

ここがポイント！
課題の難易度により，無視の状態は変化する.

不注意の勾配
▶ Lecture 6・図 7 参照.

注意の4つの構成要素に対する容量の割り当てをイメージしたモデル
▶ Lecture 4・図 4 参照.

MEMO
脳資源
ヒトが行動するときに，刺激の知覚・認知，刺激への対応の計画，実行に必要な器官への命令といった一連の心的活動が行われ，これには脳内の神経細胞のはたらきが関与している. 神経細胞のはたらきには限界があり，その限界の中で，心的活動が行われる. この限られた脳神経細胞のはたらきを脳資源とよぶ.

MEMO
心的資源
脳が同時に処理できる最大量のこと.

調べてみよう
左空間へ注意を向ける際の難易度の異なる動作課題の練習方法について，例をあげてみよう.

用して立位保持練習を行う.「立っていてください」「前を向いてください」などの指示では興味を示しにくいため，輪移動や玉入れなどを取り入れ，随意的な動作を促し覚醒度の向上を図る. 覚醒度の向上に伴い，目標の位置を徐々に右から左方向に移動させ，左への注意喚起を促す.

　このような立位練習により覚醒度が向上すると，練習後の座位において，左からの呼びかけに対して容易に反応し，さらに左方向へ動かしたセラピストの指をつかむことも可能となる（図13）. 覚醒度の低い左半側空間無視に対しては，覚醒度の向上を優先したほうが無視空間への反応が改善する. 一方，このような患者は急性期に多く，重度の運動麻痺や心肺持久力が低下している場合が多い. そのため，立位や歩行など，負荷の強い運動を行っていることを認識し，バイタルサインの変化や転倒の危険性などに十分配慮する.

6. 課題の難易度

1）課題の難易度の調節

　無視側の空間へ注意を促す練習では，課題の難易度を調節することが大切である. 左半側空間無視では，左に行くほど無視が生じやすいという不注意の勾配が広がっており，無視の程度に応じて刺激を与える空間に配慮する. ヒトの活動は限られた脳資源のなかで行われているため，左方向に注意を向けながら動作を行う二重課題をするときには，動作課題の難易度が高すぎると，そちらに脳資源を多量に使用し，左方向に注意を向けるための心的資源が不足する. 刺激の提示位置と動作課題の難易度を考慮し，患者に応じて設定する.

2）具体的な方法

　左空間への注意を促す練習として，ペグボードを使用する方法がある（図14）. この練習では，難易度を以下の3つの視点で考える.
①ペグボードの設置位置は，右空間から徐々に左空間へ移動させる.
②ペグの移動は左から右へ行い（図14a），反応が良好な場合は右から左へ移動する（図14b）.
③ペグの移動は近い距離から開始し，徐々に間隔を離していく（図14c）.
　車椅子座位で練習する場合は，座位姿勢を保持しやすいため，ペグの移動に集中しやすい. 立位で行う場合は，立位保持能力が不十分な患者では，立位を保持することに注意を向けなければならないため，ペグの移動への注意の容量が減少する. 何を目的とした練習なのかを考え，その反応を引き出しやすい環境を考慮する.

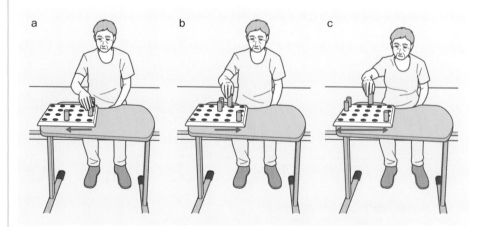

図14 ペグの移動方向，移動距離に配慮した左空間への注意を促す練習
a：左から右へ移動する. 　b：右から左へ移動する. 　c：移動距離を長くする.

7. 症例提示

1) 症例の概要

　70歳，女性，脳梗塞．MRIにて右中大脳動脈領域の広範囲に梗塞巣をみとめ，17病日での意識レベルはGCS 15点，JCS 1．身体機能は，運動麻痺はBrunnstrom stageでは上下肢Ⅱ（わずかな随意運動），手指Ⅰ（弛緩性麻痺），SIASでは上肢0-0，下肢0-0-0，感覚は上下肢，手指ともに重度鈍麻，筋緊張はやや低下していた．

　車椅子座位では右を向いていることが多く，「こちらを向いてください」と左から指示すると左を向くことは可能であるが，指示を止めると再び右を向いた．

　線分抹消試験では用紙の左側にある14本の線分（左1/4）を見落とし，星印抹消試験では用紙の右側1/4にある星のみに印を付けたが，その位置でも3個を見落とした．

　端座位では右を向き，右上肢を治療ベッドにつき，体幹を右に倒して保持しようとするが，十分ではなく，左後方へバランスを崩した．

　立ち上がり動作では，右手で平行棒を把持し，体を引き上げて立ち上がろうとするが，左下肢の状態には関心がなく，立ち上がる瞬間に左膝が屈曲して倒れそうになり，左腋窩から介助が必要であった．立位時も右を向き，右上下肢を主に使用して保持しようとするが，左下肢へ荷重できず，膝屈曲を防ぐための介助が必要であった．

　歩行は長下肢装具と4点杖を用い，左下肢の振り出しは全介助である．右を向き，右側の人に話しかけ，右手で持つ4点杖が気になり，前進できなかった．前を向くように促すと，5m程度は前進するが，その後は右向きとなり，足を止めてしまった．

　この症例について，身体機能および半側空間無視をどのようにとらえ，どのようにアプローチするか，検討する．

2) リハビリテーションの実際

　本症例は，重度の運動麻痺により端座位が保持できず，立位や歩行にも介助が必要な左半側空間無視例であった．線分抹消試験では用紙の左側の14本（左1/4），星印抹消試験では全体の3/4を見落とし，印を付けることができた右側においても3個見落としていたことから，難易度が高い課題では左半側空間無視の症状が著しくなり，さらに非空間性注意の影響も受けやすくなったと考えられる．

　脳の活動は限られた脳資源で行われ，運動能力が良好な左半側空間無視では，歩行を自動化して左空間へ注意を向けられるが，重度の運動麻痺を伴う場合，歩行に対して脳資源を多く使用するため，左空間へ注意を向けにくくなる．そのため，難易度を低くし，左空間へ注意を向けながら行える動作課題を考える．

- ●端座位でのお手玉入れ：端座位姿勢を保持しやすいように環境を調整し，左空間への注意を喚起したお手玉入れを行う．具体的には左殿部にクッションを入れて左後方を高くし，右前方への重心移動を促す（図15）．これにより，治療ベッドから右上肢を離しても端座位が保持でき，右手でお手玉入れが可能となる．かごの位置は無視の程度に応じ，右から左方向に移動させる．

- ●立位での輪移動練習：高さを上げた治療ベッドに寄りかからせ，左下肢は膝伸展装具で固定する．これにより，右上肢を使用せずに立位が保持でき，輪移動練習が可能となる（図16）．輪入れ台の位置は，認識しやすい右側から開始し，無視の程度に応じて徐々に左方向へ移動させる．

- ●歩行練習：右側に壁が位置するようにして右側からの刺激を減らす．持続性の注意が不十分であるため，短めの距離での反復から開始する．

　介入を継続した結果，端座位でのお手玉入れは，かごを患者の左前方に置いても探索可能となり，左殿部のクッションを外しても端座位を保持してお手玉入れができる

LECTURE
7

JCS（Japan Coma Scale）
▶ Lecture 3・表2参照.

SIAS（Stroke Impairment Assessment Set；脳卒中機能評価法）

非空間性注意
▶ Lecture 6参照.

MEMO
歩行の自動化
歩行は本来，無意識で行うことができるようにプログラムが計画されている動作であるが，脳卒中発症後には，運動麻痺のために病前とは異なるプログラムを計画する必要がある．新しいプログラムでの歩行を繰り返すことで足の出し方などを意識せずに歩行できるようになってくる．

ここがポイント！
姿勢保持に対する努力性を減少させることで、無視空間への注意を促しやすくなる。視覚性認知に注意を向けやすくした状態で認識しやすい空間から認識しにくい空間へと徐々に難易度を変えていく。

ここがポイント！
半側空間無視に対するリハビリテーションは、無視の症状を消失させることが目的ではない。治療や日常生活場面において、半側空間無視により困難となっている動作をスムーズに行えるように、症状の改善を図ることが最大の目的である。半側空間無視の出現の有無に固執せず、症状の変化により動作がスムーズになったのかを確認することが重要である。

MEMO
本講義では、左半側空間無視の無視側の空間へ注意を促す方法について、先行研究をふまえた具体的な介入のポイントを記述した。本講義で述べた介入方法は一例である。介入の効果は患者によってさまざまであり、同じ患者でも時期によって異なる反応を示す。いろいろな方法を試しながら、各症例の時期に応じて、最も効果的な方法を模索することが大切である。

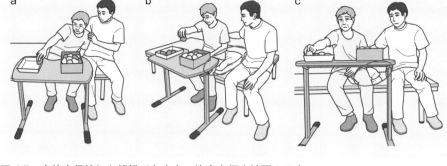

図15　座位を保持した状態で左方向へ注意を促す練習の工夫
a：治療ベッドから手を離すと、左後方へ倒れてしまう。
b、c：左殿部後方にクッションを入れることで座位姿勢をとりやすくなり、右上肢を使用した動作が可能となる。

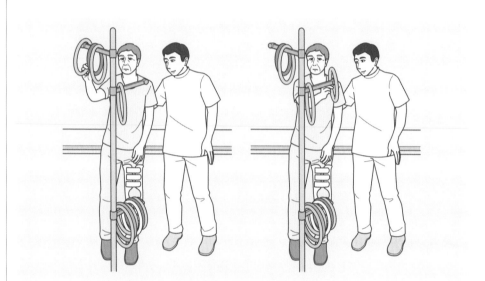

図16　立位を保持した状態で左方向へ注意を促す練習の工夫
左下肢に装具を使用し、治療ベッドに寄りかかることで立位保持の負担が減少し、右上肢を使用した動作が可能となる。

ようになった。立位での輪移動練習においても左へ探索可能となり、輪入れ台を患者の左前方に位置して練習することができた。また、左下肢への支持力が増加し、治療ベッドに寄りかからずに立位保持が可能となり、歩行においては、5 m 前方の椅子を目標に開始したが、20 m 前方の椅子まで注意を持続できるようになった。麻痺側下肢の支持性はわずかに向上したが、長下肢装具は必要であり、振り出しは全介助のままであった。

■引用文献

1) Mark VW, Kooistra CA, Heilman KM：Hemispatial neglect affected by non-neglected stimuli. Neurology 1988；38（8）：1207-11.
2) Heilman KM, Bowers D, et al.：Directional hypokinesia：prolonged reaction times for leftward movements in patients with right hemisphere lesions and neglect. Neurology 1985；35（6）：855-9.
3) Riddoch MJ, Humphreys GW：The effect of cueing on unilateral neglect. Neuropsychologia 1983；21（6）：589-99.
4) Beis JM, André JM, et al.：Eye patching in unilateral spatial neglect：efficacy of two methods. Arch Phys Med Rehabil 1999；80（1）：71-6.
5) 杉本　諭、網本　和、三好邦達：体幹左回旋により見かけ上の右無視（左偏位）を示した左半側無視の1例—線分2等分での検討．失語症研究 1995；15（2）：209-14.
6) 杉本　諭：半側空間無視．吉尾雅春責任編集：理学療法 MOOK1　脳損傷の理学療法1．第2版．三輪書店；2005. p.112-21.

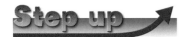

1.　逆転模写課題

　左半側空間無視には，対象を認識する際に左側を見落とす知覚型と，動作時に左側を見落とす遂行型がある．この両者を区別するための課題として逆転模写課題がある．

　逆転模写課題とは，提示された絵を見て，イメージ下で左右をひっくり返して描いてもらう課題である．図1[1]は，トラックの先頭が右を向いている絵であるが，これをそのまま模写する順方向模写と逆転模写を比較する．

　知覚型は，順方向模写ではトラックの後方（実際に描いた絵の左側）を描き落とすが（図1a)[1]，逆転模写でもトラックの後方（実際に描いた絵の右側）を描き落とす（図1b)[1]．遂行型は，順方向模写ではトラックの後方（実際に描いた絵の左側）を描き落とすが（図1a)[1]，逆転模写ではトラックの前方（実際に描いた絵の左側）を描き落とす（図1b)[1]．このように，順方向模写と逆転模写の違いを確認することで，知覚型と遂行型を見分けることができる．

　実際には，両方の特徴が混在することも多く，明確に二分できない．模写課題の結果だけでなく，臨床での動作時の反応もふまえ，どちらの要素が強いのかを確認し，介入方法を検討する．

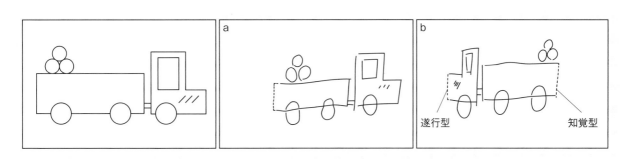

図1　逆転模写課題（知覚型と遂行型の見分け方）
（網本 和ほか：総合リハ 1991：19〈6〉：631-5[1] をもとに作成）
a：順方向模写．知覚型も遂行型もトラックの後方（無視部分＝点線）を描き落とす．
b：逆転模写．知覚型はトラックの後方を描き落とし，遂行型はトラックの前方を描き落とす．

2.　左半側空間無視に対する左視野遮断の有効性

　左半側空間無視は左空間を無視する症状であるため，無視側の空間である左視野を遮断することは意味がないように思える．しかし，左空間が見えていないのではなく，視覚情報を脳内で認識する過程で処理できていないのであれば，左視野の遮断により反応が変化すると考えられる．そこで，左半側空間無視に対し，右視野の遮断，左視野の遮断，遮断なしの3つの条件で検査した結果，右視野の遮断や遮断なしの条件よりも，左視野を遮断した条件で最も見落としが減少した（図2)[2]．

　Bisiach は，左半側空間無視の症例に対し，左側に違いのある2つの絵を見せてもその違いがわからなかったが，好みの絵を選んでもらうと，左側の欠損していない絵を選んだことを報告している[3]．このことからも，左視野の情報が脳に伝わっていることが考えられる．

　では，なぜ左視野の遮断のほうが無視が減少したのだろうか．脳には処理できる資源に限界がある．遮断なしでは多くの情報が脳に取り込まれ，処理能力を超えてしまう．半側の視野を遮断することで情報量が少なくなり，処理しやすくなるが，右視野の遮断では難易度が高すぎるため，処理できない．左視野の遮断では，見やすい位置（右側）に処理できるだけの情報を与えたことで，処理が可能になったと考えられる．この症例は，右への過剰な注意よりも左への注意不足がみられるタイプであった．患者の無視の特性に応じたアプローチを行うことが重要である．

3.　体幹を左に回旋すると，なぜ左側空間の無視が減少するのか？

　左半側空間無視の患者において，頭部に対して体幹を左回旋すると左空間の無視が減少し，右に回旋すると左空間の無視が増加することが報告されている[4]．頭部と体幹の位置関係の変化が，なぜ無視に影響するのだろうか．

　頭部と体幹が正面を向いているときは，後頸部筋の緊張の程度は左右対称であり，最も安定した状態となってい

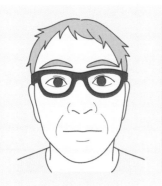

いえぬをよつらよれた(え)へろにり(?)ねはたひつれち(え)いえぬをよ(?)らよれろ
ろにりえらうねなつへり(え)いへつなたわ(?)るえかた(え)ろにり(?)らうねな(?)な
よたねつむひなれえろにりれなねぬるへわつへえよたたよたねつむひなれえ
ちわれなのなつぬろえにか(?)ちを(え)にわれそへお(?)ひちわれなのな(?)ぬろね
りかえろち(?)に(え)ぬよ(?)ねむわ(え)(?)へちたね(え)りはろ(?)りかえろち(?)に(?)ぬ

え　　　　つ

a

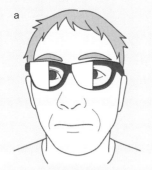

いえぬをよつらよれた(え)へろにり(?)ねはたひ(?)れち(え)い(え)ぬをよ(?)らよれろ
ろにりえらうねなつへり(え)いへつなたわ(?)るえかたえろにりえら(?)ねなつな
よたねつむひなれ(え)ろにりれなねぬるへわ(?)へ(え)よたたよたね(?)むひなれ(え)
ちわれなのなつぬろえにか(?)ちを(え)にわれそへお(?)ひちわれなのな(?)ぬろね
りかえろち(?)に(え)ぬよ(?)ねむわ(え)(?)へちたね(え)りはろ(?)りか(え)ろち(?)に(え)ぬ

え　　　　つ

b

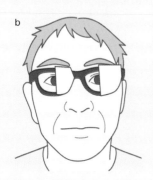

いえぬをよつらよれた(え)へろにり(?)ねはたひ(?)れち(え)い(え)ぬをよ(?)らよれろ
ろにりえらうねなつへりえいへつなたわ(?)る(え)かたえろにり(え)らうねな(?)な
よたね(?)むひなれ(え)ろにりれなねぬるへわ(?)へ(え)よたたよたね(?)むひなれ(?)
ちわれなのな(?)ぬろ(え)にか(?)ちを(え)にわれそへお(?)ひちわれなのな(?)ぬろね
りかえろち(?)に(え)ぬよ(?)ねむわ(え)(?)へちたね(え)りはろ(?)りか(え)ろち(?)に(え)ぬ

え　　　　つ

図2　左半側空間無視に対する左右の視野遮断による比較
（Sugimoto S, Fujino Y：Prog Rehabil Med 2017；2：20170012[2]）をもとに作成）
a：右視野の遮断.　　b：左視野の遮断（最も見落としが減少）.

る．体幹を左に回旋させると左の後頸部筋が伸張され，筋緊張は非対称となる．この状態から頭部を左に回旋すると，筋緊張は再び対称的な状態に戻る．これとは反対に，体幹を右に回旋させた場合は，頭部を右に回旋することで筋緊張は安定した状態となる．後頸部筋の筋緊張を対称的な状態に保とうとする場合には，体幹を回旋させた方向に頭部を回旋しようとし，その方向へ注意を向けやすくなる．一方，後頸部筋の対称性に影響されない場合には，常に頭部を中心とした位置で空間を認識しようとすることが考えられる．

　この報告では，初回の検査では体幹の回旋により無視量が変化したが，1か月後に再検査したときには，体幹の回旋の有無にかかわらず，同じような反応を示した．このように，体幹の回旋の影響は患者によって異なり，同じ患者であっても時期により変化する．そのため，体幹の左回旋は，左半側の無視を減少させる可能性のある手段の一つとして考え，患者ごとに適応性を検討する．

■引用文献

1）網本 和，伏田清子ほか：半側空間無視の生起過程に関する検討─知覚型と遂行型の分析．総合リハ 1991；19（6）：631-5.
2）Sugimoto S, Fujino Y：Neglected-field eye patching improves visual inattention in hemispatial neglect：a case study.　Prog Rehabil Med 2017；2：20170012.
3）Bisiach E, Rusconi ML：Break-down of perceptual awareness in unilateral neglect. Cortex 1990；26（4）：643-9.
4）杉本 諭，網本 和，三好邦達：体幹左回旋により見かけ上の右無視（左偏位）を示した左半側無視の1例─線分2等分での検討．失語症研究 1995；15（2）：209-14.

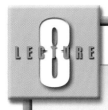

言語機能のとらえ方
失語症，運動障害性構音障害

到達目標

- 言語モダリティについて理解する．
- 言語障害の種類とメカニズムを理解する．
- 失語症のタイプと言語症状を理解する．
- 運動障害性構音障害のタイプと発話の特徴について理解する．
- 言語障害の評価と介入の概要を理解する．
- 言語障害のタイプによるコミュニケーションのとり方について理解する．

この講義を理解するために

この講義では，最初に言語モダリティとコミュニケーションの過程を理解します．次に，コミュニケーションの過程で生じる言語障害の種類とそのメカニズムについて学習します．特に言語機能の障害で起きる失語症について，そのタイプや言語症状，評価，介入方法について学びます．また，失語症と鑑別が必要な発声発話の障害で起きる運動障害性構音障害の言語症状，評価，介入方法についても確認します．そして，それぞれの言語障害に適したコミュニケーションのとり方について学びます．

この講義の前に，以下の項目を学習しておきましょう．

- □ 言語障害を引き起こす脳血管疾患について学習しておく．
- □ 大脳の部位と言語野について復習しておく（Lecture 2 参照）．
- □ 言語のコミュニケーションと非言語のコミュニケーションの違いについて理解しておく．

講義を終えて確認すること

- □ 言語モダリティについて理解できた．
- □ 言語障害の種類とメカニズムが理解できた．
- □ 失語症のタイプとその言語症状が理解できた．
- □ 言語障害の評価と介入の概要が理解できた．
- □ 言語障害のタイプによるコミュニケーションのとり方について理解できた．

1. 言語モダリティ

言語モダリティ（言語様式）には聞く，話す，読む，書くの4つがある（図1）．「聞く」と「読む」は入力のモダリティであり，「話す」と「書く」は出力のモダリティである．また，「聞く」と「話す」は音声言語であり，「読む」と「書く」は文字言語である．

聞いて理解することを聴覚的理解，読んで理解することを読解，意味内容（メッセージ）を音声で表すことを発話，文字で表すことを書字という．この4つのモダリティの経路は，意味内容（メッセージ）と各言語記号をつないでいる．

さらに，聞いた音声をそのまま繰り返して話すことを復唱，見た文字をそのまま書くことを写字，音声をそのまま文字に変換することを書き取り，文字をそのまま音声に変換することを音読という．これらすべてが言語モダリティである．

2. 言語障害の種類とメカニズム

コミュニケーションには，話し手と聞き手が存在する．図2[1)]は，「ことばの鎖」とよばれ，話し手から聞き手にメッセージ（意味内容）が伝達される過程を示している．

話し手は，聞き手に伝えたいことを考えてまとめ，言語学的形式（言語記号）に置き換える．これは大脳で行われ，言語学的段階である．言語学的形式に置き換えられたものは，運動神経を経て，発声発語器官に伝わり，音声となる．以上は生理学的段階である．音声は音波となり空気中を伝わり，聞き手の聴覚器官に到達する．ここまでを音響学的段階という．さらに，聞き手の聴覚器官から感覚神経を経て大脳に到達する．この段階は生理学的段階である．その後，音波は分析され，言語学的形式に変換され，大脳に到達してメッセージを理解する言語学的段階に至る．

聞き手に伝えている間に，話し手は自分自身の声を注意深く聞き，作り出そうとした音声と作り出した音声を絶えず比較して調整している（フィードバックの環）．

言語学的段階で起きる言語障害は，失語症，高次脳機能障害，言語発達障害があげられる．生理学的段階で起きる言語障害は，構音障害（機能的構音障害，器質的構音

MEMO
モダリティ（modality）
様式，様態．

気をつけよう！
復唱，音読，書き取りの際，健常者はもちろん意味内容（メッセージ）を理解しているが，失語症患者では意味内容を理解せずに復唱や音読をしていることがある．

MEMO
言語の二重分節性
文は意味を担う最小の単位である語（厳密には形態素）に分解でき，さらに語は音素に分解できる．この性質を二重分節性という．音素は限られているが，その音素を組み合わせることで限りなく語を作ることができる（例：猫（ねこ）は4つの音素（/n//e//k//o/）に分解できる）．

LECTURE
8

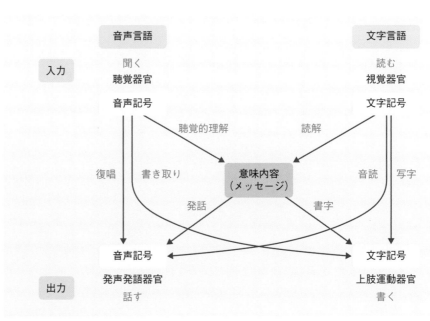

図1　言語モダリティ

障害，運動障害性構音障害），音声障害，吃音・流暢性障害，聴覚障害である.

　本講義では，言語学的段階で起きる失語症に焦点を当てて学習する．また，生理学的段階で起きる運動障害性構音障害についても，失語症との鑑別の観点から説明する.

1）失語症

失語症（aphasia）

　言語の獲得後に（後天的に），脳損傷に由来する言語の喪失または障害された状態[2]であり，聞く，話す，読む，書くの言語モダリティの障害として現れる言語機能の障害である．意識障害，構音障害，精神疾患，認知症などによる言語障害ではない．また，失語症のみであれば，知的機能や他の高次脳機能の問題はないと考える.

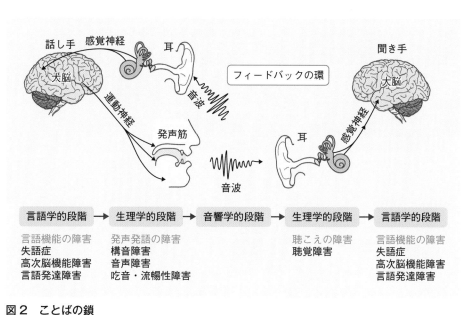

図2　ことばの鎖
（Denes PB, Pinson EN 著，切替一郎ほか監訳：話しことばの科学―その物理学と生物学．東京大学出版会；1966. p.4[1] をもとに作成）

ここがポイント！
語音認知障害では復唱はできないが，語の意味理解障害では復唱はできる.

LECTURE 8

表1　失語症の主な言語症状

言語モダリティ			失語症の言語症状
聞く	語音認知障害		聴力は保たれているが，語音の認知が困難な状態
	語の意味理解障害		語音認知はできているが，語（単語）と意味が結びつかない状態
	文の理解障害		文を理解することが困難な状態
話す	流暢性の障害		発話の滑らかさの障害
	発語失行		発声発語器官に麻痺や筋力低下がないにもかかわらず，構音やプロソディの障害のある発話　構音運動のプログラミングが困難とされ，誤り音や誤り方に一貫性がない
	喚語障害	喚語困難	目標語の想起が困難な状態
		迂言	目標語の想起はできないが，形態や用途など語の周辺の説明で伝えようとするため回りくどい発話となる
		錯語	目標語とは異なる語の発話　語性錯語　例：りんご→みかん　りんご→いぬ　音韻性錯語　例：つくえ→くつえ
		新造語	実在しない語の発話
		ジャルゴン	意味をなさない発話
	再帰性発話（常同言語）		何かを話す際に繰り返し同じ語が出てくる
	反響言語（エコラリア）		意味理解を伴わないオウム返しの発話
	復唱障害		復唱が困難な状態
	統語障害		文法的に正しい発話が困難な状態
読む	読解の障害		文字の理解（単語，文）が困難な状態
	音読の障害		文字の音読が困難な状態
書く	自発書字の障害		語を想起して書字することが困難な状態
	書き取りの障害		聞いて書き取ることが困難な状態

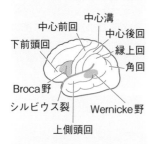
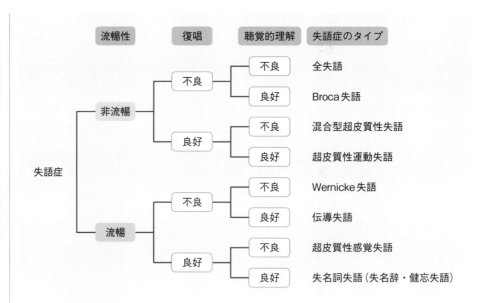

図3　失語症の古典的分類
（Benson DF, Ardilia A 著，中村裕子監訳：臨床失語症学．西村書店；2006．p.109[3]）

　失語症の特徴として，意図的な発話は困難であるが，意識しない場面ではスムーズに発話ができることがある．これを意図性と自動性の乖離とよび，これは発話以外でもみられる．言語モダリティごとの失語症の主な症状（言語症状）を**表1**に示す．言語症状以外に，失語症では計算の障害をみとめることがある．

　失語症のタイプ分類はいくつかあるが，日本では，ボストン学派の古典的分類が一般的に用いられる．この分類では，発話の流暢性，復唱，聴覚的理解の言語症状から，失語症を8つのタイプに分けている（**図3**）[3]．

　失語症における非流暢な発話とは，①発話量が少なく，②努力性を伴う構音・プロソディの障害をみとめ，③文法的形態は貧困となって語や短い句のみがみとめられるが，④少ない発語は情報のある言葉のみから構成される傾向にあることをいう[4]．一方，流暢性は，この反対の傾向をみとめる傾向にあることをいう．流暢性は，自発話や会話で判定する．

　また，**図3**[3]の「良好」とは，機能が完全に保たれていることではなく，相対的に良好ということである．例えば，Broca失語では発話が著しく障害されるが，聴覚的理解は比較的良好である．

　非流暢タイプには，全失語，Broca失語，混合型超皮質性失語，超皮質性運動失語の4つがある．流暢タイプは，Wernicke失語，伝導失語，超皮質性感覚失語，失名詞失語（失名辞失語，健忘失語ともいう）の4つがある．言語野を**図4**に，それぞれの言語症状および責任病巣を**表2**に示す．

2）運動障害性構音障害

　神経・筋系の病変に基づく構音器官（発声発語器官）の運動障害を原因とする構音障害である[5]．音声や構音（発音）など，発声・発話の障害であり，言語機能は保たれ，病変部位とその症状によって7つに分類される．それぞれのタイプと病巣，発話の特徴を**表3**に示す．

3. 言語障害の評価と介入方法

1）評価と介入の流れ

　言語障害の評価と介入の流れを**図6**に示す．

LECTURE
8

表2 失語症のタイプとその症状

	言語症状	責任病巣	随伴しやすい症状
全失語	● 聞く，話す，読む，書くのすべての言語モダリティが重度に障害される ● 復唱も重度に障害される ● 再帰性発話（常同言語），残語がみられる	前頭-側頭-頭頂葉の広範な領域 シルビウス裂周辺言語野をすべて含む	
Broca 失語	● 自発話は努力性で，発話量は少なく，句の長さは短い ● 音の歪みがみとめられ，プロソディの障害がある ● 発語失行を伴うことが多い ● 喚語困難，発話開始困難，統語障害をみとめる ● 聴覚的理解は比較的良好である	左下前頭回後部領域の Broca 野（三角部と弁蓋部）および中心前回下部	右片麻痺 口部顔面失行 観念運動失行
混合型超皮質性失語	● 自発話と聴覚的理解が障害されるが，復唱のみが保たれている	Broca 野の前上方領域と Wernicke 野後下方領域の複合的な領域	
超皮質性運動失語	● 自発話が著しく少なく，発話開始困難や保続をみとめる ● 発語失行はみとめない ● 聴覚的理解と復唱は比較的保たれている	Broca 野の前方から上方の部分（中・下前頭回前方から上前頭回にかかる部位）	発動性や意欲の低下
Wernicke 失語	● 自発話が流暢で発話量も多く，プロソディも保たれているが，発話の内容は空疎で，発話量に比べ情報量が少ない ● 語性錯語や音韻性錯語，新造語がみられ，重度になるとジャルゴン失語となる ● 聴覚的理解が困難である	左上側頭回後部の Wernicke 野を中心とする領域	多幸的 病態失認の傾向 観念失行 視野障害（右上四分盲，右同名半盲）
伝導失語	● 発話は流暢であるが，音韻の探索や音韻性錯語が多く，接近行為（音の誤りに気づき，自己修正〈発話〉を繰り返しながら少しずつ目標語に近づいていく行為）が特徴的である ● 聴覚的理解は比較的良好であるが，復唱障害が目立つ	左頭頂葉の縁上回と皮質下の島および Broca 野と Wernicke 野を連絡する連合線維の弓状束	感覚障害 半盲や四分盲 観念運動失行 口部顔面失行
超皮質性感覚失語	● 聴覚的理解が困難であるが，文レベルの復唱が可能である ● 復唱はできても意味理解を伴わない ● 相手の問いかけをそのまま繰り返す反響言語（エコラリア）や補完現象（検査者が文やことわざ・慣用句を途中まで言うと，残りの部分を補って発話する反応〈例：検査者が「犬も歩けば」と言うと，「棒に当たる」と自動的に発話する〉）が特徴的である ● 語性錯語や音韻性錯語をみとめる	頭頂葉角回後部および側頭葉 Wernicke 領域後下部	
失名詞失語 （失名辞失語，健忘失語）	● 発話は流暢で，統語（文の構造，文法）に問題はなく，聴覚的理解も良好であるが，喚語困難が重度で，語が想起できないため遠回りな表現（迂言）や指示代名詞（あの，それなど）が多くみとめられる	左頭頂葉の角回中側頭回，下側頭回や前頭葉でも出現	

　医師，歯科医師から処方箋を受け，最初にカルテや関連職種から，家族構成や職業歴，教育歴などの基本的情報，病歴や既往歴，画像所見などの医学的情報などを収集する．収集した情報に基づき，インテーク面接（初回面接）を行う．患者やその家族とのインテーク面接では，基本的情報の確認や，主訴や希望（ホープ），現在の状況についての情報を得る．そして，スクリーニング検査を行い，言語障害の有無について大まかに把握する．同時に，そのときの行動を観察する．

　スクリーニング検査の結果から，その患者の言語障害を明らかにするための総合的検査（鑑別診断検査）を行う．さらに評価が必要な側面については，特定検査（掘り下げ検査）を実施する．また，言語障害以外で必要な関連検査（高次脳機能検査など）についても適宜実施する．

　スクリーニング検査と行動観察および総合的検査などの結果をまとめ，言語病理学的診断（**図7**）[6]を行い，介入適応の判断および予後予測を行う．

　その後，訓練，指導，支援の方針決定および目標設定をし，具体的にプログラムを立案し，実施する．

気をつけよう！
ここでいう構音器官とは発声発語器官をいう（図5）．

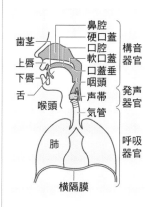

図5 発声発語器官

表3 運動障害性構音障害のタイプとその症状

	発話の特徴	責任病巣	主な疾患
痙性構音障害	発話の短い途切れ，発話速度の低下，開鼻声，嗄声，音の歪みなど	両側上位運動ニューロン	脳血管障害
一側性上位運動ニューロン性構音障害	発話速度の低下，嗄声，構音の歪みなど	一側性上位運動ニューロン	脳血管障害
弛緩性構音障害	嗄声，開鼻声，構音の歪みなど	下位運動ニューロン 神経筋接合部 筋	ギラン-バレー (Guillain-Barré) 症候群 重症筋無力症 筋ジストロフィー
失調性構音障害	声の過剰な大きさの変動，発話速度の変化，構音の歪みなど	小脳系	脊髄小脳変性症 脳血管障害（小脳・脳幹部）
運動低下性構音障害	声量低下，加速現象，音の繰り返しなど	錐体外路	パーキンソン (Parkinson) 病
運動過多性構音障害	声の大きさや高さの変化，構音の歪みなど	錐体外路	ハンチントン (Huntington) 病
混合性構音障害	上記2つ以上のタイプが混在	上記2つ以上の部位	筋萎縮性側索硬化症

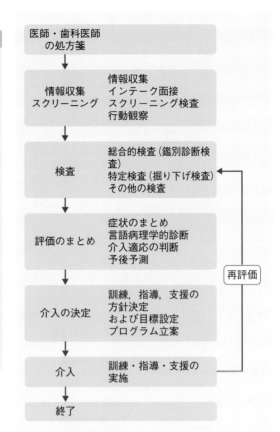

図6 言語障害の評価・介入の流れ

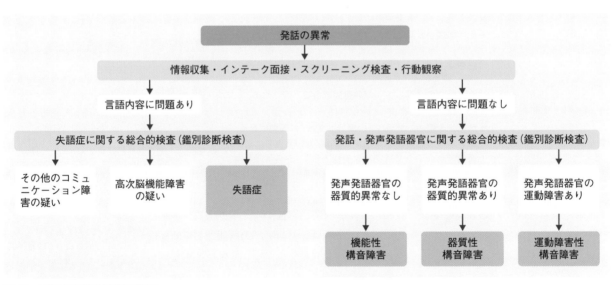

図7 言語病理学的診断の過程
（白坂康俊：言語聴覚士のための運動障害性構音障害学．医歯薬出版；2001．p.123[6) をもとに作成）

MEMO
言語障害スクリーニングテスト
（Screening Test for Aphasia and Dysarthria：STAD）
失語症だけでなく，構音障害やその他の高次脳機能障害も簡易的にスクリーニングできる．

実施後，ある程度の期間をおいて，再評価し，方針やプログラムを見直す．

2）失語症

（1）評価

　現在，日本で広く用いられている標準化された失語症の総合的検査（鑑別診断検査）には，標準失語症検査（SLTA；**図8**），WAB失語症検査日本語版，老研版失語症鑑別診断検査（D.D.2000）がある．これらの検査は，聞く，話す，読む，書くのすべての言語モダリティを含み，音節，単語，文，談話についての評価項目を含んでい

表4　失語症に関する主な検査

	検査名	内容
総合的検査（鑑別診断検査）	標準失語症検査（Standard Language Test of Aphasia：SLTA）	聴く，話す，読む，書く，計算の5領域の26下位項目から成る
	WAB（Western Aphasia Battery）失語症検査日本語版	自発話（流暢性），話し言葉の理解，復唱，呼称，読み，書字，行為，構成行為・視空間行為・計算の8領域38項目から成る 失語症指数（AQ），動作性指数（PQ），大脳皮質指数（CQ）が算出できる 数値から失語症のタイプ，重症度を判断できる
	老研版失語症鑑別診断検査（D.D.2000）	聞く過程，読む過程，話す過程，書く過程，数と計算の5領域の42下位項目から成る
	重度失語症検査	導入部，非言語基礎課題，非言語記号課題，言語課題の4パートから成る
特定検査（掘り下げ検査）	失語症語彙検査（Test of Lexical Processing in Aphasia：TLPA）	語彙判断検査，名詞・動詞検査，類義語判断検査，意味カテゴリー別名詞検査の10下位検査から成る
	SALA（Sophia Analysis of Language in Aphasia）失語症検査	聴覚的理解，視覚的理解，産生，復唱，音読，書き取りの40の下位検査から成る 文の理解・産生も含んでいる
	新版失語症構文検査	構文の理解（聴覚的理解，読解）と産生について評価する 構文の理解レベルを4段階，産生レベルを5段階で評価する
	トークンテスト（Token Test：TT）	2種類の形（丸と四角），2種類の大きさ（大と小），5種類の色（赤，青，黄，白，黒）から成る20枚のトークンを用いて口頭指示に従う
	実用コミュニケーション能力検査（Communica-tion ADL Test：CADL）	日常生活で必要な34のコミュニケーション活動を模擬的に行う コミュニケーションレベルを5段階（全面的援助，大半援助，一部援助，実用的，自立）で評価する

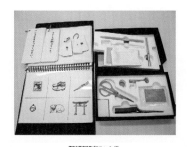

図8　標準失語症検査（SLTA）

る．失語症の有無，重症度，失語症のタイプを診断するうえで有用な情報となる（**表4**）．重度の失語症の総合的検査としては，重度失語症検査[7]がある．

　総合的検査では十分に評価できなかった項目，あるいはさらに深く評価が必要な場合は，特定検査（掘り下げ検査）として，**表4**にあげた検査を実施する．日常生活のコミュニケーションの評価では，実用コミュニケーション能力検査（CADL）がある．

　失語症の患者は，高次脳機能障害や運動障害性構音障害を合併していることがあるため，それらの評価も実施する．ただし，特に高次脳機能の評価にあたっては，言語障害の影響をなくすため，言語モダリティを用いない検査を使用する．例えば，知的機能の評価ではレーヴン色彩マトリックス検査（RCPM；**図9**）やコース立方体組み合わせテスト，記銘力の評価ではベントン視覚記銘検査を用いるなどの配慮が必要である．

(2) 介入方法

　失語症の治療は，言語機能へのアプローチと日常生活におけるコミュニケーション能力へのアプローチに大別される（**表5**）．言語機能へのアプローチとして，刺激法，遮断除去法，機能再編成法，認知神経心理学的アプローチがある．実用的なコミュニケーション能力へのアプローチとして，語用論的アプローチ，拡大・代替コミュニケーション（AAC）がある．

　その他，構文訓練，発語失行の訓練などがある．これらの訓練は1対1の個別訓練であるが，患者間での交流をとおして会話のスキルの向上や心理的立ち直りを目指し

レーヴン色彩マトリックス検査（Raven's Colored Progressive Matrices：RCPM）
コース（Kohs）立方体組み合わせテスト
ベントン視覚記銘検査（Benton Visual Retention Test：BVRT）

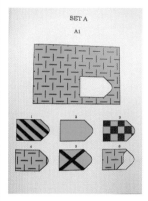

図9　レーヴン色彩マトリックス検査（RCPM）

LECTURE
8

🐾 **MEMO**

PACE（Promoting Aphasics'
Communicative Effective-
ness）
相手に絵カードが見えないように
して，その内容をあらゆるコミュニ
ケーション手段を用いて，相手に
伝達しあう方法で，交互に行う．

拡大・代替コミュニケーション
（Augmentative and Alterna-
tive Communication：AAC）

LECTURE 8

表5　失語症の主な訓練

主な訓練法		概要
言語機能への アプローチ	刺激法（Schull）	感覚刺激を用いて繰り返し刺激する．具体的には以下の原則を用いる ①強力な聴覚刺激を使用する ②脳に確実に届く適切な刺激を与える ③感覚刺激を反復して与える ④刺激ごとに反応を引き出す ⑤反応することを強制するのではなく，引き出す ⑥強制するより，刺激する
	遮断除去法（Weigl）	障害されていない，あるいは良好な言語モダリティを刺激することで障害された言語モダリティの促通を図る 例：呼称は困難だが，音読が良好な場合，音読を行うことで呼称を改善する
	機能再編成法（Luria）	残存する機能を再編成して失われた機能を補う 例：仮名文字訓練のキーワード法
	認知神経心理学的アプローチ	健常者の情報処理モデルを用いて，失語症の障害のメカニズムを特定し，その機能に的を絞って訓練する 例：よく用いられる情報処理モデルに，単語処理のロゴジェン・モデルがある
コミュニケーション能力へのアプローチ	語用論的アプローチ	PACE，情景画や4コマ漫画の説明，会話の訓練などがある
	拡大・代替コミュニケーション（AAC）	ジェスチャーや表情などのノーテク，描画，写真，コミュニケーションノートなどのローテク，アプリケーションの機能などのハイテクなど，さまざまな方法を用いて，コミュニケーションを図る

てグループ訓練も適宜行われる．

　また，病期によって治療の重点が異なる．急性期では，コミュニケーション手段の確立とその手段を家族や関連職種に伝えることがポイントとなる．急性期および回復期では，言語機能にはたらきかける訓練が中心となる．維持期（生活期）においては，実用的なコミュニケーション能力へのアプローチや，家庭や社会で受け入れられるような環境調整が重要となる．家庭や職場への復帰に向けては，家族，上司や同僚などに対して，失語症についての理解やコミュニケーションのとり方を指導する．

3）運動障害性構音障害

（1）評価

　総合的検査には，標準ディサースリア検査（AMSD），標準失語症検査補助テスト（SLTA-ST），運動障害性（麻痺性）構音障害 dysarthria の検査用-第1次案がある．AMSD は標準化されており，結果がプロフィール図（巻末資料・図1参照）として示される[8]．この検査は，一般的情報の収集，発話の検査と発声発語器官検査から成り，運動障害性構音障害の有無，発語失行との鑑別（表6），運動障害性構音障害のタイプ分類や重症度について明らかにする．その他の検査の概要を表7に示す．

（2）介入方法

　訓練には，呼吸訓練，発声訓練，鼻咽腔閉鎖機能訓練，発声発語器官運動訓練，構音訓練，プロソディ訓練がある．

4．言語障害に対するコミュニケーションの工夫

1）失語症

　失語症は4つの言語モダリティーのうちのどれか，あるいは複数に問題があるため，コミュニケーションでは，大きく理解と表出に分けて考えるとよい．理解と表出

表6　発語失行と運動障害性構音障害の違い

	発語失行	運動障害性構音障害
発声発語器官の運動障害	－	＋
障害される発話の側面	呼吸　－ 発声　－ 共鳴　－ 構音　＋ プロソディ＋	呼吸　＋ 発声　＋ 共鳴　＋ 構音　＋ プロソディ＋
発話開始の困難	＋	－
構音の探索行動	＋	－
構音の誤りの一貫性	±	＋

表7　運動障害性構音障害に関する検査

	検査名	概要
総合的検査（鑑別診断検査）	標準ディサースリア検査（Assessment of Motor Speech for Dysarthria：AMSD）	一般的情報の収集，発話の検査（発話明瞭度，発話の自然度，発話特徴，発話速度），発声発語器官検査（呼吸機能，発声機能，鼻咽腔閉鎖機能，口腔構音機能など）から成る
特定検査（掘り下げ検査）	標準失語症検査補助テスト（Supplementary Tests for Standard Language Test of Aphasia：SLTA-ST）―発声発語器官の機能および構音の検査	症状のまとめ，発声発語器官の機能，交互運動，構音検査から成る 口部顔面失行の検査を含む
	運動障害性（麻痺性）構音障害dysarthria の検査用―第1次案	構音・プロソディ検査，構音器官の検査，発話特徴抽出検査の3部で構成されている
	GRBAS（Grade, Rough, Breathy, Asthenic, Strained）尺度	嗄声度（G），粗糙性（R），気息性（B），無力性（A），努力性（S）について，声質を聴覚的に0～3の4段階で評価する
	発話特徴抽出検査	声質，声の高さ・大きさ，話す速さ，話し方，共鳴・構音，全体評価の6つの領域について聴覚的に評価する
	構音検査	単音節，単語，単文，長文について呼称や復唱や音読を行い，発音の誤り（置換，歪み，省略，付加など）について聴覚的に評価する

においては，以下の点に配慮する．

(1)「理解」に対する配慮

● 単語，あるいは短い文にする．

● 抽象的な言葉ではなく，具体的な言葉を用いる（わかりやすい語に言い換える）．

● ゆっくり話す．

● 文字を併用する．

● 状況の手がかりを使用する（例：実物，写真，絵を見せる，表情やジェスチャーをつけて話すなど）．

(2)「表出」に対する配慮

a. 発話が可能な場合

● 段階的に質問する．最初にWHを用いた質問「（何ですか，どこですか，誰ですかなど）で応答がない場合は，選言質問（○○ですか，それとも△△ですか）に変更するか選択肢を提示する．それでも応答が十分でない場合は，「はい，いいえ」で答えられる質問（○○ですか）に変更する．

b. 発話が困難な場合

● 文字の一部を書いてもらうか絵を描いてもらう．

● 実物や写真，地図，カレンダー，絵などを指差してもらう．

● ジェスチャーで示してもらう．

● コミュニケーションボードやコミュニケーションノートなどを利用する（図10[9]，11[10]）．

● 50音表の指差しは，失語症では難易度が高く役に立たない．

(3) その他の注意点

失語症では，正確に理解できているか，言いたいことを正しく表出できているかを確認することが重要である．失語症の患者は，聴覚的理解に問題があり，すべてを正

試してみよう

2人組みになって，一人が失語症者役となり，紙に伝達したい内容を書いて机に伏せておく．もう一人は，質問をして紙に何が書いてあるかを当てる．ただし，失語症者役は「はい，いいえ」しか応答できないなど，制限をして行う．いかに質問していくかが鍵となる．

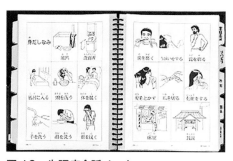

図 10　失語症会話ノート
(下垣由美子ほか編著：失語症会話ノート．エスコアール；1998[9])

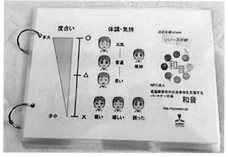

図 11　会話支援のためのリソース手帳
(和音：会話支援のためのリソース手帳．パソコン工房ゆずりは；2017[10])

確に聞き取れていないことがある．また，言いたいことが違う言葉（錯語）になることもあるため，表出した内容を再度，確認する．確認の際には「はい，いいえ」で応答できる質問にする．

　会話は落ち着いた雰囲気で行えるように心がけ，お互いの表情がわかる位置で，視線の高さを合わせる．言葉の理解や表出が難しい場合にも，子ども扱いしないように留意する．表出までに時間がかかっても先回りしないでしばらく待つこと，理解するまでに時間がかかっても話題を急に変えないことが大切である．

　上述した失語症のタイプや重症度によって，理解や表出に差があるため，比較的良好に保たれている言語機能を用いてコミュニケーションを図る．

2) 運動障害性構音障害

　運動障害性構音障害は，言語モダリティのうち，話すことに問題はあるが，聞く，読む，書くは保たれているため，発話以外の表出の手段を確保する．機器を使わない手段としては，筆談，空書（くうしょ），文字盤，透明文字盤，コミュニケーションボード，ジェスチャーやうなずき，首振りなどの合図がある．機器を用いる場合，意思伝達装置や携帯用会話装置（VOCA（ヴォカ））などがある（**図 12**）．

携帯用会話装置（Voice Output Communication Aid：VOCA）

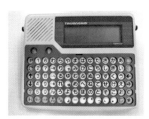

図 12　トーキングエイド

■引用文献

1) Denes PB, Pinson EN 著，切替一郎，藤村　靖監訳：話しことばの科学―その物理学と生物学．東京大学出版会；1966．p.4.
2) Benson DF 著，笹沼澄子，伊藤元信ほか共訳：失語・失読・失書．協同医書出版社；1983．p.6.
3) Benson DF, Ardilia A 著，中村裕子監訳：臨床失語症学．西村書店；2006．p.109.
4) 菅野倫子：言語症状．藤田郁代，立石雅子，菅野倫子編：標準言語聴覚障害学．失語症学．第 3 版．医学書院；2021．p.43.
5) 柴田貞雄：運動障害性構音障害とは．廣瀬　肇，柴田貞雄，白坂康俊：言語聴覚士のための運動障害性構音障害学．医歯薬出版；2001．p.4.
6) 白坂康俊：検査・診断・評価の流れ．廣瀬　肇，柴田貞雄，白坂康俊：言語聴覚士のための運動障害性構音障害学．医歯薬出版；2001．p.123.
7) 竹内愛子編：重度失語症検査．協同医書出版社；1997.
8) 西尾正輝：標準ディサースリア検査（AMSD）．新装版．インテルナ出版；2004.
9) 下垣由美子，奥平奈保子ほか編著：失語症会話ノート．エスコアール；1998.
10) 和音：会話支援のためのリソース手帳．パソコン工房ゆずりは；2017.

■参考文献

1) 言語障害者の参加を支援するパートナーの会 和音：改訂 失語症の人と話そう―失語症の理解と豊かなコミュニケーションのために．中央法規出版；2008.

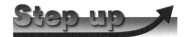

1. その他の言語機能の分類

失語症のその他の分類と，1つの言語モダリティのみの障害（純粋型）について説明する．

1) 失語症のその他の分類

(1) 皮質下性失語 (subcortical aphasia)

被殻や視床などの皮質下に限局した病変による失語症をいう．皮質下病変とは，大脳基底核（尾状核，被殻，淡蒼球），視床および内包などの白質病変を指す．古典的分類と異なり，病変部位に対応した分類である．特徴として，復唱は良好であるが，声量の低下，呼称障害，保続などの症状がみとめられる．

(2) 交叉性失語 (crossed aphasia)

右利きで，右半球損傷で生じた失語症である．ジャルゴン失書や，助詞や助動詞を選択的に省略する失文法がみとめられる．

(3) 原発性進行性失語 (primary progressive aphasia：PPA)

知的機能，記憶，認知，行動，性格上の変化を示さず，徐々に失語症の症状が進行するものをいう．失文法と努力型発話を特徴とする非流暢/失文法型，意味記憶自体が障害される意味型，音韻性の誤りと文や句の復唱障害をみとめるロゴペニック型の3つのタイプに分類される．非流暢/失文法型は前頭側頭葉変性症の進行性非流暢性失語，意味型は意味性認知症に対応している．

原発性進行性失語の診断基準と3型の臨床的な診断基準を表1，2[1,2]に示す．

2) 純粋型

話す，聞く，読む，書くの言語モダリティのうち，1つのみが障害された失語症である．

(1) 純粋語唖（純粋発語失行）(pure word dumbness)

聞く，読む，書くことには障害がなく，話すことだけの障害で，運動障害性構音障害によらないものをいう．音の歪み，置換，付加，省略などがみられ，発話速度が低下し短調な発話となる．アフェミア (aphemia)，アナルトリー (anarthria)，失構音などともよばれる．

(2) 純粋語聾 (pure word deafness)

音は聞こえるが，語音の認知が困難になる障害である．環境音の認知は可能であり，文字言語は保たれている．また，口の動きを見ることで理解の助けとなる．

(3) 純粋失読 (pure alexia)

読むことの障害である．軽度の喚語困難や漢字の書字障害，右同名半盲，色名呼称障害を合併することが多い．自分で書いた文を読むことができないが，いったん音読できれば意味は正しく理解できる．また，文字をなぞると読める．運動覚促通効果（読めない文字の字画を

表1　原発性進行性失語 (PPA) の診断基準

必須要件：1～3の基準を満たさなければならない
1. 言語の症状が最も顕著である
2. 言語の症状が主訴であり，日常生活に影響を及ぼしている
3. 初発症状および初期の最も顕著な症状が失語症である

除外項目：1～4の基準が否定されなければならない
1. 他の変性疾患や医学的な疾患によるものとして説明しうる
2. 精神科的疾患で説明しうる認知障害である
3. 初期から明らかなエピソード記憶障害，視覚性記憶障害，視知覚障害がみられる
4. 初期から明らかな行動異常がみられる

(Gorno-Tempini ML, et al.：Neurology 2011；76〈11〉：1006-14[1]，大槻美佳：高次脳機能研究 2015；35〈3〉：297-303[2]）

表2　原発性進行性失語 (PPA) の各タイプの臨床的な診断基準の概要

	非流暢/失文法型	意味型	ロゴペニック型
中核症状	以下のうち1つを満たす 1. 失文法的な発話 2. 発語失行（＝失構音）	以下の両者を満たす 1. 呼称障害 2. 単語の理解障害	以下の両者を満たす 1. 自発話と呼称で喚語困難 2. 文や句の復唱障害
その他の症状	以下のうち2つを満たす 1. 複雑な文理解の障害 2. 単語の理解は保存 3. 対象の知識は保存	以下のうち3つを満たす 1. 対象の知識の障害 2. 表層性失読・失書 3. 復唱能力の保存 4. 発話は保存	以下のうち3つを満たす 1. 自発話や呼称における音韻性錯語の出現 2. 単語理解・対象知識の保存 3. 発話は保存 4. 文法障害なし

(Gorno-Tempini ML, et al.：Neurology 2011；76〈11〉：1006-14[1]，大槻美佳：高次脳機能研究 2015；35〈3〉：297-303[2] をもとに作成)

LECTURE
8

指でなぞると運動感覚を経由して読むことができる現象．なぞり読みともいう）をみとめる．

（4）純粋失書 (pure agraphia)

　書くことだけの障害である．字形を想起できない，あるいは文字の選択および配列が障害される．病巣により，漢字の障害と仮名の障害の程度が異なる．

2. 単語の情報処理モデル（ロゴジェン・モデル）

　失語症における語彙障害（単語の理解〈聞く，読む〉や表出〈話す，書く〉の障害）の臨床において，認知神経心理学の情報処理モデルによるアプローチが用いられている．単語レベルの情報処理過程を示すモデルで，特定の情報処理を行う機能単位と，処理された情報の連絡路（矢印）から成るロゴジェン・モデルを図1[3,4]に示す．これは，失語症の語彙障害を分析し，介入を行う際に有効である．例えば，呼称が困難である場合，「物→物体認知→意味システム→音韻出力辞書→音韻出力バッファ→発話」に至るいずれかで問題が生じていると考えられる．仮に，聴覚的理解が良好であるとすると，「音声→聴覚的分析→聴覚入力辞書→意味システム」までは保たれている．また，復唱も良好とすると，「音声→聴覚的分析→聴覚入力辞書→音韻出力辞書→音韻出力バッファ→発話」も保たれている．以上により，意味システムから音韻出力辞書へのアクセスに問題があると推定できる．

　このように，言語の問題がどのレベルで生じているのかを推定し，その部分の訓練を実施することで，言語機能の改善につなげることができる．詳細は，各段階における特定検査（掘り下げ検査）(SALA失語症検査や失語症語彙検査など；講義・**表4**参照）を実施し，その成績や誤り方を分析することで推定する．

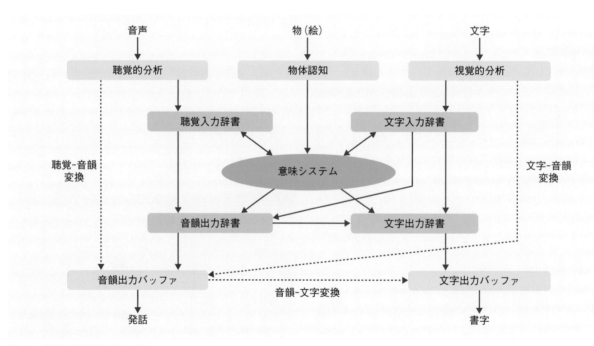

図1　単語の情報処理モデル
(Patterson K, Schewell C：The Cognitive Neuropsychology of Language. Lawrence Erlbaum Association；1987. p.273-94[3]．阿部晶子，小森規代：標準言語聴覚障害学．言語聴覚療法 評価・診断学．医学書院；2020．p.101[4]）

■引用文献

1) Gorno-Tempini ML, Hillis AE, et al.：Classification of primary progressive aphasia and its variants. Neurology 2011；76 (11)：1006-14.

2) 大槻美佳：進行性非流暢性失語の症候と経過．高次脳機能研究 2015；35 (3)：297-303.

3) Patterson K, Shewell C：Speak and spell：Dissociation and word-class effects. In：Coltheart M, Sartori G, Job R, eds.：The Cognitive Neuropsychology of Language. Lawrence Erlbaum Association；1987. p.273-94.

4) 阿部晶子，小森規代：第4章 各領域の評価・診断の実際 1言語・認知系 1成人．藤田郁代監，深浦純一，植田 恵編：標準言語聴覚障害学．言語聴覚療法 評価・診断学．医学書院；2020．p.101.

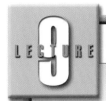

記憶のとらえ方
記憶障害

到達目標

- 記憶の概念と分類について理解する.
- 記憶障害の主な病変部位と症状の特徴を理解する.
- 記憶障害のある患者とのコミュニケーションの留意点を理解する.
- 記憶の評価法とリハビリテーションの基本的技法について理解する.

この講義を理解するために

　記憶障害は，高次脳機能障害のなかでも最も患者数の多い障害です．この講義では，最初に記憶とは何か，特に記憶の分類（さまざまな角度から定義された○○記憶という用語）について整理し，理解します．次に記憶障害を引き起こす病変部位と特徴的な症状を学びます．また，記憶障害がある患者に評価や訓練を行う際のコミュニケーションの取り方の留意点についても理解しておきましょう．最後に記憶障害の評価に用いる代表的な検査法を学び，機能訓練，代償的な方法など，さまざまな介入法について具体的に学習します．

　この講義の前に，以下の項目を学習しておきましょう．

　　□ 大脳の解剖（血管支配を含む）について，図を用いて学習しておきましょう．

　　□ 心理学で学んだ記憶についての基本的な知識を整理しておきましょう．

　　□ 記憶と関連の強い注意およびワーキングメモリの機能について学習しておきましょう（Lecture 4，5，15参照）．

講義を終えて確認すること

　　□ 記憶の概念と分類が理解できた．

　　□ 記憶障害の主な病変部位と症状の特徴が理解できた．

　　□ 記憶障害のある患者とのコミュニケーションの留意点が理解できた．

　　□ 記憶の評価法とリハビリテーションの基本的技法について理解できた．

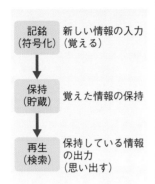

記銘
（符号化）　新しい情報の入力
（覚える）

↓

保持
（貯蔵）　覚えた情報の保持

↓

再生
（検索）　保持している情報
の出力
（思い出す）

図1　記憶の3過程

短期記憶（short-term memory）
長期記憶（long-term memory）

📝 MEMO
リハーサル（rehearsal）
長期記憶，短期記憶を増強する過程で，物の名前など新たに提示された情報を忘れないように自分で何度でも繰り返すこと．

⚡気をつけよう！
介護保険の主治医意見書に「短期記憶　問題なし・あり」という項目がある．認知症の記憶障害の症状で，「つい先ほどのことを忘れて何度も同じ話をする」ことがあるかを問われているのだが，これは本来の意味での短期記憶ではなく，近時記憶（エピソード記憶）を指しているので注意が必要である．

LECTURE 9

エピソード記憶（episodic memory）
意味記憶（semantic memory）
手続き記憶（procedural memory）

📝 MEMO
プライミング
心理実験などにおいて，先行する経験がその後の経験に影響を与える事象をいう．例えば，記憶障害のある患者に，「かえる，かもめ，かたな」という文字を見せて覚えてもらう．30分後には，再認も再生もできない．しかし，「かの付く言葉をあげてください」という語想起課題を行うと，他の語よりもこの3語が出てきやすくなるという事象である．

1．記憶の概念

記憶とは，過去に経験したことや学んだことを保持し，必要なときにそれを取り出し利用する一連の過程を指す．いつ，どこで，何をしたかという過去の経験や学んだ知識，身につけた動作や手技など，私たちの生活はすべて記憶によって支えられている．

2．記憶の過程と種類

1）記憶の過程
一般に，記憶は，記銘，保持，再生という3つの処理過程に分けられる（**図1**）．これらのプロセスの総体が記憶とよばれる．

2）記憶の分類
記憶には，さまざまな分類の方法がある．これらをまとめた概念図を**図2**に示す．

（1）記憶の処理過程による分類（心理学の分類）

短期記憶と長期記憶という分類は，心理学の実験から導き出されたものである．短期記憶は，保持時間が数十秒以内で，リハーサルを続けないと消失してしまう記憶であり，長期記憶は，短期記憶の処理が進み永続的に保持された記憶である．電話番号を見て復唱（リハーサル）しながら電話をかける場面で，電話が終わったら忘れてしまうような記憶が短期記憶であり，「大事な電話番号だから覚えておこう」と思って定着させると，それは長期記憶になる．

（2）保持している情報の種類による分類（長期記憶）

長期記憶は，その情報の質によって分類される．最初に，言語化できる記憶である陳述記憶（宣言的記憶）と言語化できない（しなくてもよい）記憶である非陳述記憶（非宣言的記憶）に大別される．

陳述記憶は，エピソード記憶と意味記憶の2つに分類される．エピソード記憶とは，「2021年に日本でオリンピックが開催された」「昨日，友人と映画を観た」というような出来事や体験の記憶である．意味記憶は，「信号機の赤色は止まれ」「スペインの首都はマドリード」など，知識の記憶である．

他方，非陳述記憶には，自転車の乗り方，キーボードの入力方法など，身体で覚えた技能に関する記憶である手続き記憶やプライミングがある．

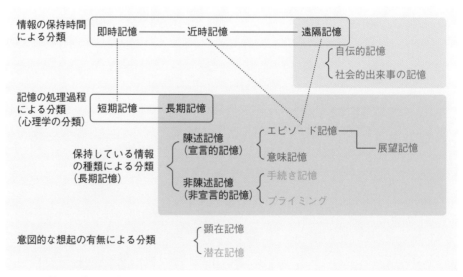

図2　記憶の分類の概念図

（3）情報の保持時間による分類

即時記憶，近時記憶，遠隔記憶という情報の保持時間による分類は，臨床でよく用いられる．即時記憶は，干渉（妨害となるような刺激）を挟まない数秒から数十秒の記憶（電話をかける間だけ電話番号を覚えておく），近時記憶は，数分〜数日程度の記憶（先ほどのこと，先週のこと），遠隔記憶は近時記憶よりさらに前の出来事の記憶である．なお，このうち即時記憶は短期記憶に該当し，近時記憶と遠隔記憶は長期記憶の中のエピソード記憶に該当する．

（4）意図的な想起の有無による分類

意図的な想起，つまり自らの経験として思い出しているという実感があるか否かに着目した顕在記憶と潜在記憶という分け方もある．図2に色分けしたように，顕在記憶はエピソード記憶と同じく，思い出そうという意識をもってある経験を思い出す記憶，潜在記憶は手続き記憶と同じく，意識せず取り出して利用する記憶を指す．

（5）予定の記憶

展望記憶という概念もある．これは，エピソード記憶の一種といえるが，「午後6時になったら炊飯器のスイッチを入れる」というような，これから先（未来）にやることを覚えておいて適切なタイミングで思い出すという記憶である．

（6）ワーキングメモリ

ある作業を行う間だけ使用する事柄を覚えておくという記憶（情報の保持）だけでなく，情報処理と保持を同時に行うときに必要な機能である．数字の逆唱課題において，言われた数字列を頭にとどめておいて，それを逆の順序から思い出していくような作業をする際に使用される．

3. 記憶障害の原因と症状

記憶障害には，心因性のものもあるが，リハビリテーション場面で出会う患者で多くみられるのは，なんらかの脳損傷によって起こる記憶障害である．その大多数はエピソード記憶の障害であり，健忘ともよばれる．

エピソード記憶の障害を引き起こす代表的な病変部位として，側頭葉内側部，間脳，視床および前脳基底部があげられる．そしてこれらを結ぶように位置するPapez回路は，記憶にかかわる重要な部位とされている．以下に健忘を引き起こす代表的な3つの部位を取り上げ，典型的な症状を示す．

1）側頭葉内側部の病変による健忘

海馬，海馬傍回，扁桃体などが含まれる側頭葉内側部の損傷で起こる．代表的な原因疾患には，ヘルペス脳炎，一酸化炭素中毒などがあるが，アルツハイマー型認知症の初期にみられる記憶障害も，この部位の病変で起こる．前向性健忘，逆向性健忘がともに起こりうるが，前者のほうが中心である場合が多い．

2）間脳，視床の病変による健忘

視床，乳頭体などの損傷で起こる記憶障害である．ビタミンB_1の欠乏によるKorsakoff症候群やWernicke脳症，視床梗塞などによって起こる．前向性健忘，逆向性健忘ともに生じるが，逆向性健忘が著明な患者では数十年に及ぶこともある．

3）前脳基底部の病変による健忘

前脳基底部の定義については諸説あるが，Meynert基底核，前頭葉底面の後端にあるBrocaの対角帯核，中隔核などを指してよぶことが多い．このタイプの記憶障害は，前交通動脈の動脈瘤破裂によるくも膜下出血の後遺症として起こる．病識が欠如しており，作話が多いことが特徴である．また，再認は比較的良好で，断片的な内容は想起できるが，経験した時間の順序が不確実となるため，数年前の経験をつい先ほどのことのように話す．

即時記憶（immediate memory）
近時記憶（recent memory）
遠隔記憶（remote memory）

MEMO
自伝的記憶と社会的出来事の記憶
遠隔記憶は，自ら体験したことの自伝的記憶と事件や事故などのような社会的出来事の記憶に分けられる．

顕在記憶（explicit memory）
潜在記憶（implicit memory）

展望記憶（prospective memory）

ワーキングメモリ（working memory；作動記憶，作業記憶）
▶ Lecture 15 参照.

記憶障害（memory disorder）

LECTURE
9

健忘（amnesia）

💡 **ここがポイント！**
Papez回路
海馬体から始まり海馬体に戻る閉鎖性の回路である．「海馬体→脳弓→乳頭体→視床前核→帯状回後部→帯状束→海馬傍回→海馬体」を覚えておこう．
▶ Lecture 2・3 の Step up 参照.

アルツハイマー（Alzheimer）型認知症

MEMO
前向性健忘と逆向性健忘
脳損傷が生じた時点を起点として，それより前のことが思い出せないことを逆向性健忘，新しいことが覚えられないことを前向性健忘とよぶ（図3）.

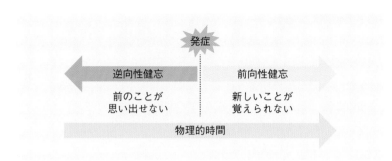

図3　前向性健忘と逆向性健忘

4. 記憶障害に対するコミュニケーションの工夫

1) 患者の特徴

　記憶障害以外の症状が目立たない患者の場合，短時間の会話では齟齬がみられない．しかし，しばらく話していると，少し前の会話の内容を繰り返したり，同じ質問をしたりすることが出てくる．そこでコミュニケーションの相手は患者に記憶の問題があることに気づく．

　また，何か約束をした場合，本人はその内容については了解できるので，その場では「わかりました」と答える．しかし，約束の内容を覚えていないだけでなく，約束をしたという事実まで忘れてしまうことがある．

　病識が欠如していて，「思い出せない」と訴えることもなく，あたかも事実のように話す場合もある（作話）．

2) コミュニケーションの留意点

(1) 患者の自覚を促す

　特に病識の乏しい患者の場合，記憶障害の症状を列挙したチェックリスト（置き忘れ，言われたことを覚えていないなどの有無について；リバーミード行動記憶検査〈RBMT〉にある EMC 日本版などを参照）に記入してもらい，自覚的な症状と客観的な評価結果をもとに話し合うなどして，忘れてしまうことやなかなか思い出せないことの自覚を促す．メモを活用することや，必要に応じて他者に助けを求めることの意義を認識してもらう．

(2) 失敗経験をさせない

　患者にできるだけ失敗経験をさせないよう，忘れることを前提に対応する．誤りなし学習は，記憶障害の訓練において基本的な技法であるが，コミュニケーションにも応用できる．

(3) 代替手段の活用を促す

　メモリーノートやスマートフォンなどの代替手段を導入しても，実際に活用できない場合，会話のなかでしばらく経っても，自発的にこれらを活用しないようであれば，声をかけて確認を促す．

(4) 支援体制を整える

　評価結果に基づいて，患者の担当スタッフや家族に，何ができて何が困難なのかを説明する．必要な援助については，具体的な方法を伝えるとともに，患者が自ら行えるように過剰な援助を行わないことを説明する．患者自身にも，困ったときには助けを求めるように伝える．

5. 記憶障害の評価

　記憶障害を評価する前に，記憶に影響を及ぼす意識障害，注意障害，意欲の低下の

MEMO

作話
本人は嘘をついているつもりはないが，事実ではないことを話す症状である．話の内容に合わせてありそうなことを話す誘発性発話と，自発的にその場にそぐわないありそうもないことを話す自発性作話に分けられる．

リバーミード行動記憶検査
（Rivermead Behavioural Memory Test：RBMT）

EMC（everyday memory checklist；日常記憶チェックリスト）

MEMO

誤りなし学習（errorless learning）
記憶障害の訓練の基本的な技法である．記憶障害患者では顕在記憶は障害されるが潜在記憶は残りやすい傾向にある．新たな学習において健常者の場合，自ら試行錯誤をすることでより記憶が定着するが，記憶障害患者は一度間違えると誤反応が潜在記憶として残り，修正が困難になる傾向がある．そのため，訓練では，あらかじめ正答を提示しておいたり，適切なヒントを早めに出したりするような工夫が大切である．

LECTURE
9

表1　主な記憶検査

言語性の記憶検査	● 三宅式記銘力検査，標準言語性対連合学習検査（Standard verbal paired-associate learning test：S-PA） ● AVLT（Auditory Verbal Learning Test）
視覚性の記憶検査	● ベントン視覚記銘検査（Benton Visual Retention Test：BVRT） ● レイの複雑図形検査（Rey-Osterrieth Complex Figure Test：ROCFT）
その他の記憶検査	● ウエクスラー記憶検査改訂版（Wechsler Memory Scale-Revised：WMS-R） ● リバーミード行動記憶検査（Rivermead Behavioural Memory Test：RBMT） ● 数唱，タッピングスパン ● 遠隔記憶の検査 　・自伝的記憶インタビュー 　・慶應版自伝的記憶検査

有無を確認する．記憶障害の評価は，多くの場合，机上の検査として実施する．検査には，言葉を覚える言語性の検査と，主に図形などを覚える視覚性の検査がある（**表1**）．

1）言語性の記憶検査

（1）三宅式記銘力検査，標準言語性対連合学習検査（S-PA）

言語性の記憶検査の代表的な方法としては，2つの対になった言葉を覚えさせる対連合学習がある．この方法を用いた三宅式記銘力検査は，有関係対語（煙草-マッチなど）10対，無関係対語（少年-たたみなど）10対に分かれており，それぞれを3回実施して，何語記銘できたかを評価する．簡便な検査法として広く用いられてきたが，使用する語彙の古さが成績に影響を与える可能性が指摘され，後継版として作成されたS-PAに移行しつつある．

（2）AVLT（Auditory Verbal Learning Test）

単語リストを複数回反復して覚える単語リスト学習として，国際的に広く用いられている．リストAの15語を聞かせて直後再生を行う学習を5回反復した後，干渉課題としてリストBの15語を直後再生させ，再度，リストAの再生と再認を行う．30分後に再びリストAの再生と再認を行う．日本語版として標準化されたものはないが，田中[1]による語のリストと方法が紹介されている．

2）視覚性の記憶検査

通常は一定の時間，図版を見せたり，模写をさせたりした後に，直後再生または遅延再生させる方法で行われる．

（1）ベントン視覚記銘検査（BVRT）

丸や三角などの複数の図形から構成される10枚の図版を用いた検査であり，提示時間や再生までの時間を変えた施行A〜Dの4つの施行方式と，形式Ⅰ〜Ⅲの3つの図版セットがある（**図4**）[2]．採点には，正確数（正しく再生できた図版の数；最高10点）と誤謬数（すべての図版における誤りの箇所数の合計）の2つの指標を用いる．

（2）レイの複雑図形検査（ROCFT）

さまざまな変法があるが，基本的には模写をして，直後再生や遅延再生を行う．この検査は，模写によって視空間機能（半側空間無視，構成障害など）も評価できる．図版はいくつかのバージョンが作成されているが，**図5**[3]の最初の図形が最も広く用いられている．採点にはTaylorの採点法[4]がよく用いられ，18のユニットに各2点ずつが与えられ，36点満点となっている（**図6**）[3,4]．

3）その他の記憶検査

（1）ウエクスラー記憶検査改訂版（WMS-R）

記憶の機能を総合的に評価することができ，国際的に使用されている記憶検査法である．構成する指標は，記憶の5つの側面から成る（**表2**）．各年齢層における標準

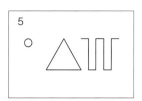
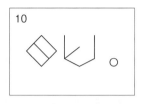

図4　ベントン視覚記銘検査（BVRT）の図版
（三京房ホームページ[2]）

MEMO
再生と再認
記憶検査の実施法には，記憶した内容を思い浮かべ，口述や筆記などで再現させる再生と，複数の候補のなかから見た（聞いた）ものを選択させる再認がある．これらには，提示された直後に実施する直後再生，直後再認と，しばらく時間が経ってから実施する遅延再生，遅延再認がある．特に，なんらかのヒントを与える場合は，手がかり再生，手がかり再認とよぶ．

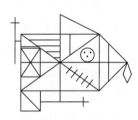

図5　レイの複雑図形検査（ROCFT）
（Lezak MD, et al.：Neuropsychological Assessment. 5th edition. Oxford University Press；2012. p.574[3]）

MEMO
ウエクスラー記憶検査改訂版（WMS-R）の指標（記憶の5つの側面）
①言語性記憶，②視覚性記憶，それらを統合した③一般的記憶，記憶体系の基盤をなす④注意/集中力，記憶の把持能力を検出する⑤遅延再生．

LECTURE
9

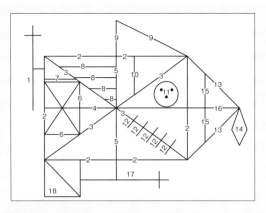

Details
1. 左上の角の十字，四角の外にある
2. 大きな四角
3. 対角の十字
4. 2の水平な中央線
5. 垂直な中央線
6. 2の左側に位置する小さな四角
7. 6の上にある小さな部分
8. 2の中の左上にある平行な4本の線
9. 2の右上にある三角形
10. 2の中にあり9の下にある短い垂直線
11. 2の中にあり3つの点がある線
12. 2の中にあり3を横切り，右下に位置する5本の平行な線
13. 2の右に隣接する三角形の二辺
14. 13に隣接する菱形
15. 13の三角形の中にあり，2の右側の垂直線と平行な垂直線
16. 13の中にあり，4の右側に続く水平線
17. 中央・下部に隣接する十字
18. 2に隣接し，左下にある正方形

Scoring
各18ユニットを独立させて考え，各ユニットの正確さおよび全体の配置の中での相対的な位置を評価する．各ユニットは次のように考えられる：

（ユニットの正確さ）	（位置）	
正答	場所が適切	2点
	場所が不適切	1点
歪む，または不完全だがそれとわかる	場所が適切	1点
	場所が不適切	0.5点
存在しない，またはそれとはわからない		0点

最高点　36点

図6　レイの複雑図形検査（ROCFT）の採点法
（Lezak MD, et al.：Neuropsychological Assessment. 5th edition. Oxford University Press；2012. p.574[3]，Taylor EM：Psychological Appraisal of Children with Cerebral Defects. Harvard University Press；1959[4]）

表2　ウエクスラー記憶検査改訂版（WMS-R）

指標	下位検査	
言語性記憶	論理的記憶I 言語性対連合I	｝直後再生
視覚性記憶	図形の記憶	直後再認
	視覚性対連合I 視覚性再生I	｝直後再生
一般的記憶	（言語性記憶指数＋視覚性記憶指数の合成得点から算出）	
注意/集中力	精神統制 数唱 視覚性記憶範囲	
遅延再生	論理的記憶II 視覚性対連合II 言語性対連合II 視覚性再生II	｝遅延再生

表3　リバーミード行動記憶検査（RBMT）

項目	下位検査	課題
1・2	姓名	顔写真を見せて，その人の姓名を記憶させ，遅延再生させる
3	持ち物	被検者の持ち物を借りて隠し，検査終了後に返却を要求させる
4	約束	20分後に鳴るように設定されたアラームが鳴ったとき，決められた質問をする（約束の記憶）
5	絵	絵カードの遅延再認
6a・b	物語	短い物語の直後再生と遅延再生
7	顔写真	顔写真の遅延再認
8a・b	道順	部屋の中に設定された道順を検査者がたどってみせ，直後と遅延後に被検者にたどらせる
9a・b	用件	8で道順をたどらせる途中に，ある用事を行わせる（直後，遅延）
10/11	見当識と日付	見当識の課題

値があり，障害の程度が解釈できる．

（2）リバーミード行動記憶検査（RBMT）

　日常生活を模した状況下において記憶を評価する検査であり，リハビリテーションの方略を考えるうえで有用な情報を得ることができる（表3）．展望記憶（約束の記憶）の課題も含まれている．

（3）数唱，タッピングスパン

　即時記憶の評価には，数唱（順唱，逆唱）や，検査者がある順序で紙の上の点にタッチするのを見てその順序どおり，あるいは逆の順序でタッチしていくタッピングスパンが用いられる．これらの検査は，注意やワーキングメモリの障害を評価する側

LECTURE
9

面が強い.

(4) 遠隔記憶の検査

逆向健忘の範囲をみる際には,その患者の経験したことに基づく遠隔記憶の検査が必要となる.標準化されたものはないが,Kopelman らの自伝的記憶インタビュー[5],慶應版自伝的記憶検査[6]が参考になる.患者の履歴や家族構成などについて,家族や近親者からあらかじめ情報を得ておき,それに基づいて質問をする方法である.

6. 記憶障害の介入方法

記憶障害の介入には,何度も声に出したり,書いたりする反復訓練がよく用いられるが,このような機能訓練には限界があり,病前と同様の記銘力を再獲得することは難しい.そのため,代償的な方法として,記憶障害をカバーするストラテジー(介入戦略)を新たに獲得することに主眼をおいた訓練を中心に行う.ストラテジーは,覚え方(学習の方法)を工夫する内的ストラテジーと代替手段を獲得する外的ストラテジーに分けられる.これらを患者の特徴に合わせ,組み合わせて導入する.また,人的・物的環境調整も必要である.

介入に際しては誤りなし学習の原則を取り入れ,あらかじめ正答を提示することや,適切なヒントを早めに出すなどの工夫が有用である.

1) 記憶の機能訓練

声に出して繰り返したり,何度も書いたりする反復訓練は,最も単純で導入しやすい代表的な記憶の機能訓練法である.この方法は,病院名,担当スタッフの名前などの限定された情報を覚える目的として有用な場合もあるが,般化は難しい.

反復訓練の代表的な方法として,誤りなし学習を取り入れた間隔伸張法がある.新しい事柄を学習したら,想起までの時間間隔を徐々に延ばしていく方法である.タブレットやスマートフォンなどを用いて行うこともできる.

2) 内的ストラテジー

(1) チャンク化とカテゴリー化

チャンク化とは,バラバラのものを覚える際に,いくつかのチャンク(かたまり)に区切って覚える方法である.特に,意味的に関連のある事柄を集めるカテゴリー化は,買い物や忘れ物の防止に役立つ.

(2) 視覚イメージ法

患者が自ら気づいた視覚的情報を使って覚える方法である.初めて会った人の名前を覚える際に,その人の見た目の特徴をつかんで結びつける.また,無関係な複数の言葉を覚える場合には,絵に置き換えて関連づけて覚える方法も有効である.

(3) PQRST 法

新聞記事のような,まとまった情報を効率よく覚える方法である.手順を**表4**に示す.内容を整理して理解し,異なった視点から反復して触れることにより,より深い処理がなされ定着しやすくなる.

3) 外的ストラテジー

メモ,カレンダー,手帳,携帯電話やスマートフォンのアラーム機能,IC レコーダーなどがある.

(1) メモリーノートとメモの取り方の学習

メモリーノートは,手帳などを用いて患者が自ら記録し,必要なときにそれを見返して使用するものである.特に,毎日のスケジュール管理に有用である.市販のものもあるが決まった様式はなく,それぞれの患者に合わせて工夫して作成する(**図7**).

「メモを取りましょう」と勧めるだけでは実用化は難しく,保たれやすい手続き記

MEMO

チャンク化とカテゴリー化の例
図書館で勉強してからプールに行く予定がある場合,勉強に必要なもの(筆記用具,テキスト,ノート)と,プールで必要なもの(水着,水泳帽子,タオル)に分けてリストアップする.

MEMO

視覚イメージ法の例
● 笑顔の素敵な江川(エガワ)さん.
● ハンバーガー,おばあさん,ブランコを覚える場合,おばあさんがブランコに乗ってハンバーガーを食べている姿を思い浮かべる.

PQRST(Preview, Question, Read, State, Test)法

MEMO

メモリーノートの例(図7)
リハビリテーションのスケジュールが決まったら,
①その場でメモリーノートに書き写し,声に出して説明してもらう.
②病室に戻ったら,ベッドサイドのカレンダーに書き写し,担当看護師に説明する.
③就寝前と起床時に,カレンダーとメモリーノートを確認する.
● 薬は,飲んだら○を付ける.
●「やることリスト」は,実施後にチェックを入れる.

ワーキングメモリを含む記憶障害患者にメモの活用を勧める介入のプロセス
▶ Lecture 15・Step up 参照.

LECTURE 9

表4 PQRST法の手続き例

プロセス	実施内容	備考
P：Preview 予習	与えられた文章（情報）にざっと目を通し，どんな内容かキーワードを拾う	● 患者が興味をもつ内容の文章から開始する ● 可能であれば書字の手続きを入れるとよい
Q：Question 質問	拾ったキーワードが答えとなるような質問を自ら考え出す	
R：Read 精読	作った質問の答えを探しながら再度，文章を熟読する	
S：State 要約	質問とその答えを中心に，本文の要約を作る	
T：Test 試験	文章の大まかな情報が記憶されているか再確認する	

図7 メモリーノートの例

20××年 5月16日 今日の予定	
7:00	起床
8:00	朝食　薬
9:00	診察
10:00	
11:00	OT
12:00	昼食　薬
13:00	ST
14:00	
15:00	（来客）小林さん
16:00	
17:00	入浴
18:00	夕食　薬
19:00	
20:00	
21:00	就寝　薬

←日付のチェック ←ノート持参 ←洗濯物 ←明日の予定チェック

【薬】飲んだら○をつける！

朝	白丸＊1	黄丸＊2	粉＊1
昼	粉＊1		
夕	白丸＊1	黄丸＊2	粉＊1
寝る前	ピンク＊1	眼薬＊1滴	

【今日やること】やったら✓をつける！

☐ 13:00 ST ノート忘れずに
☐ 15:00 小林さん来る
☐ 17:00までに洗濯物を出す

憶を活用してメモを取ってそれを活用するまでの一連のプロセスを習慣化できるように指導する．

最初は声をかけながら一緒に作業をし，徐々に声かけを減らしていく．メモがうまく活用できないときには，どこでつまずいているのか，上記のプロセスをチェックリストにまとめ，うまくできていない箇所を明らかにし，そこを補う手段を考える．

(2) 携帯電話，スマートフォンの活用

最近では携帯電話やスマートフォンを日常的に使用している人が多いので，導入する際は使い慣れた機種をそのまま用いる．

● アラーム機能の活用（図8a）：一日のスケジュールを時間ごとに入力し，アラームが鳴ったら画面を見てその行為を実行するという習慣をつける．最初はセラピストや家族が手伝いながら行い，徐々に本人が入力するように促す．

● 撮影機能の活用（図8b）：買い物リストの代わりに，冷蔵庫内の写真を撮って買い物に行くなど，手軽な記録装置として用いる．

4）環境調整

本人へのアプローチだけでなく，記憶障害があっても生活しやすいように，環境を整えることも大切である．患者の担当スタッフや家族は，患者の症状や訓練の内容，進捗状況の情報を共有し，一貫した対応をとる．入院患者では，道に迷わないようにサインや目印を掲示し，常に目にすることで自ら確認できるように促す．また，カレンダーやメモリーノートは，ベッドサイドの定位置に置く．

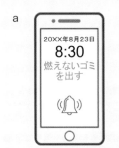

a

20××年8月23日
8:30
燃えないゴミを出す

アラームが鳴ったら画面を見て，その行動を実施する

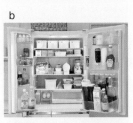

b

買い物に行く前に冷蔵庫の中を撮影することで，買い忘れや買いすぎを防ぐ

図8 スマートフォンの活用

■引用文献

1) 田中康文：記憶障害の神経心理学的検査法．後藤文男ほか編：Annual Review 神経．中外医学社；1998．p.50-8.
2) 三京房ホームページ．https://www.sankyobo.co.jp/abvrt.html
3) Lezak MD, Howieson DB, et al.：Neuropsychological Assessment. 5th edition. Oxford University Press；2012. p.574.
4) Taylor EM：Psychological Appraisal of Children with Cerebral Defects. Harvard University Press；1959.
5) Kopelman MD, Stanhope N, Kingsley D：Retrograde amnesia in patients with diencephalic, temporal lobe or frontal lesions. Neuropsychologia 1999；37（8）：939-58.
6) 吉益晴夫，加藤元一郎ほか：遠隔記憶の神経心理学的評価．失語症研究 1999；18（3）：205-14.

■参考文献

1) 伊藤元信，吉畑博代編：言語治療ハンドブック．医歯薬出版；2017.
2) Wilson R, Wilson BA, Bateman A 編，廣實真弓監訳：ワークブックで実践する脳損傷リハビリテーション．医歯薬出版；2018.

LECTURE
9

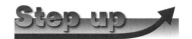

記憶と左右の大脳半球

1）記憶と左右大脳半球のはたらき

　記憶に関連する部位は左右の大脳半球に対称的に存在する．一般に，左大脳半球は言語性の記憶，右大脳半球は視覚性の記憶に関与するとされ，左半球損傷では言語化できる情報，右半球損傷では相貌や地誌的情報などの記銘が困難になる．

　記憶障害はエピソード記憶の障害がほとんどであり，研究もエピソード記憶に関するものが大半を占めるが，21世紀になって原発性進行性失語（primary progressive aphasia：PPA）の研究の蓄積から意味記憶に関する興味深い研究が報告されている．

2）意味性認知症研究からみる意味記憶

　原発性進行性失語は2011年に国際診断基準が確立された比較的新しい病態である（診断基準については，Lecture 8・Step up 参照）．一般の認知症と同様にアルツハイマー病や前頭側頭葉変性症などが原因であり，最終的には認知症に移行する例が多いが，最初の数年間の主症状は失語症によるコミュニケーション障害である．原発性進行性失語は症状の違いから非流暢/失文法型，意味型，ロゴペニック型の3タイプに分類される．このうち意味型は意味性認知症（semantic dementia：SD）ともよばれる（表1）．画像所見では，側頭葉を中心としたナイフエッジ型の萎縮が目立つことが特徴である（図1）．

　意味性認知症は，語義失語（言葉の意味がわからない）症状で気づかれることが多い．例えば，エビの絵を見て呼称できないだけでなく，「エビはどれですか？」と複数の絵の中から指差すように言われると，「エビとは何ですか？」と困惑する（二方向性の障害）．また，漢字表記の「海老」を「かいろう」と読むなどの表層性失読という特徴的な症状もみられる．しかし，家ではエビの刺身を美味しそうに食べる．疾患が進行すると，「こんな気持ちの悪いものは見たこともないし，食べられるはずはない！」と言うようになる．これは語義の障害ではなく，その事物に関する知識が失われる意味記憶障害に進行している状態である．

　意味記憶障害の症状は，一見失認と似ている．しかし，失認は特定のモダリティ（様式）を介した場合のみ起こる障害である．例えば，視覚性失認では，目で見ると何であるかわからないが，触ったり，説明を聞いたりすれば同定できる．失認が起こるメカニズムとして視覚や聴覚，触覚など，感覚様式別に事物の知識が存在する．Patterson ら[1]は多数の意味性認知症を対象とした研究から，これらの感覚様式別の知識とは独立したハブ（hub）として，意味記憶の中枢が左側頭葉の先端部（anterior temporal lobe：ATL）に存在することを主張した（図2）[1]．そして，意味性認知症の意味記憶障害はこのハブの問題であると説明している．

LECTURE
9

表1　原発性進行性失語（PPA）の3タイプの主たる症状と病変部位

		非流暢/失文法型	意味型 （意味性認知症）	ロゴペニック (logopenic) 型
主な原因疾患		前頭側頭葉変性症	前頭側頭葉変性症	アルツハイマー病
言語症状	発語失行または失文法	（＋）	（－）	（－）
	単語の呼称・理解障害（二方向性の障害）	（－）	（＋）	（－）
	対象の知識の障害	（－）	（＋）	（－）
	文の復唱障害	（－）	（－）	（＋）
	その他		表層性失読・失書	音韻性の誤り
進行により出現する症状		dysarthria 摂食嚥下障害 パーキンソニズム ジストニア	人格変化 脱抑制 常同行動	もの盗られ妄想 意欲・関心の低下 など

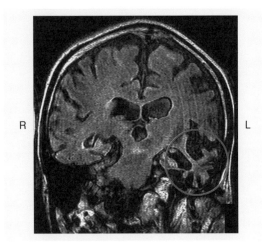

図 1　重度の意味性認知症患者の MRI 画像
全脳にわたりびまん性の萎縮がみられ，特に左側頭葉のナイフエッジ型の萎縮が目立つ.

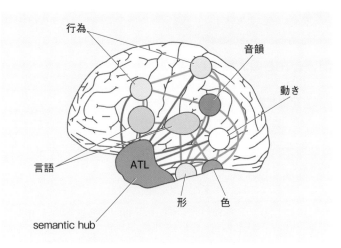

行為
音韻
動き
言語
ATL
形　色
semantic hub

図 2　感覚様式別の知識とは独立した意味表象（semantic hub）
（Patterson K, et al.：Nature Reviews Neuroscience 2007；8：976-87[1] をもとに作成）
ATL：anterior temporal lobe.

　では，意味記憶について，右大脳半球はどのようなはたらきをしているのか．右大脳半球優位の意味性認知症の報告は少なく，右大脳半球にもこのようなハブが存在するか否かについては十分明らかにされていない．右 ATL 病変で相貌や風景に関する意味記憶が損なわれやすいという報告はあり，言語化しにくい情報の処理は主として右大脳半球が行っていると考えられている.

3）記憶のメカニズム研究とリハビリテーション

　エピソード記憶と意味記憶の障害が独立して起こる事実があり，記憶の分類上も別々に扱われている．しかし，新たな知識（意味記憶）の学習には覚えた時・場所といったエピソード的な要素が含まれていたり，新たな状況を認識して体験（エピソード記憶）として定着させるには，すでにもっている知識が活用されていたりする．脳の機能は，局在論的考え方からネットワーク的考え方に移行しつつあるが，記憶に関しても共通するメカニズムが多々あると考えられる.

　これらの知見は，エピソード記憶障害を，もっている知識（意味記憶）で補塡したり，意味記憶障害を具体的な体験（エピソード記憶）と結びつけたりするリハビリテーションの技法につながる．両側損傷では，新規の学習が著しく困難となるが，片側のみの障害の場合，的確なストラテジーを選択してそれを用いた介入を行うことで生活上の問題を軽減できる可能性が高い．例えば，左半球損傷では，視覚イメージ法を積極的に使用したり，右半球損傷により顔を覚えられない場合には，顔以外の特徴を言語化して覚えたりするなど，さまざまな可能性が考えられる．セラピストが経験的に選択して行っている介入法を，これらの知見と結びつけて深く検討することは記憶障害のリハビリテーションの発展につながる.

■引用文献

1) Patterson K, Nestor PJ, Rogers TT：Where do you know what you know? The representation of semantic knowledge in the human brain. Nature Reviews Neuroscience 2007；8：976-87.

LECTURE
9

行為のとらえ方（1）
失行症

LECTURE 10

到達目標

- 失行症の概念を理解する.
- 失行症の症状を理解する.
- 失行症の評価方法を理解する.
- 失行症の評価結果を解釈する.
- 失行症への介入方法を考えることができる.

この講義を理解するために

　左頭頂葉の病変により失行症の症状を呈すると，ADL（日常生活動作）に支障をきたすことがあります．ADLを再獲得するためには，リハビリテーションを行う必要があります．失行症に対するリハビリテーションプログラムを立案するためには，患者それぞれの症状と重症度を解釈しなければなりません．また，左大脳半球の病変では失語症を生じることや，高齢者では認知症を合併していることも多いため，他の症状と鑑別できることも非常に重要です．最初に，失行症の概念，行為とは何かを理解し，失行症の症状がどういうものかを確認していきましょう．

　この講義の前に，以下の項目を学習しておきましょう．

　　□ 脳の解剖学的・生理学的な知識を学習しておく（特に頭頂葉，脳梁）.
　　□ 右大脳半球と左大脳半球の機能的特徴を学習しておく.
　　□ 失行症を呈する可能性のある疾患について学習しておく.

講義を終えて確認すること

　　□ 失行症の概念が理解できた.
　　□ 失行症の責任病巣が理解できた.
　　□ 観念失行，観念運動失行，肢節運動失行の症状を説明できる.
　　□ 失行症の検査が理解できた.
　　□ 失行症への介入方法を考えることができた.

MEMO

失行症において, 行為は具体的な意図をもった行動のことをいう.

MEMO

運動, 動作, 行為, 活動, 行動の定義

失行症で対象となるのは, 通常「行為」である. この講義では, セラピストがよく用いる「運動」「動作」「行為」「活動」「行動」という言葉の意味を以下のように整理する.

● 運動:物体が時間の経過につれて空間的位置を変えること.

● 動作:何かを行おうとして身体を動かすこと. 1つ1つの身体の動き.

● 行為:行動のなかで単なる運動や動作ではなく, 具体的な意図をもった行動.

● 活動:活発に動いたりはたらいたりすること. 目的をもって動きやはたらきをすること.

● 行動:何かをしようとして身体を動かすこと. 無意識に行われることも含む.

LECTURE 10

調べてみよう

自動性と意図性の乖離

自動性が高いと動作や行為は保たれやすく, 意図性が高いものは障害されやすい. さまざまな高次脳機能障害でみられる. 言語では特に乖離しやすく, 挨拶などの自動性が高いものは発話しやすく, 理解しやすい. 一方, 検査場面における, 「はさみを取ってから鉛筆を触ってください」などの系列指示は理解しづらく, 「この絵の説明をしてください」などは発話しづらい.

MEMO

Liepmann[1] は, 単一物品の操作の誤りを観念運動失行としたが, 現在は, 観念失行に分類されることが多い.

観念失行 (ideational apraxia)

1. 失行症の概念

　失行症とは, 運動障害, 言語障害, 課題の意図を理解することの障害, 認知障害, 意欲の障害がないにもかかわらず, 指示された運動や道具使用など, 目的とする行為が行えない状態をいう. Liepmann[1] は, 失行症を「運動可能であるにもかかわらず, 合目的な運動が行えない状態」と定義した. また, 山鳥[2] は, 「運動執行器官に麻痺, 筋緊張異常, 失調, 不随意運動などの異常がなく, 運動を遂行する能力が保たれていると考えられ, かつ命令は理解されているのに, 刺激に応じて運動を正しく遂行することができない状態である. 刺激は聴覚性言語命令, 視覚性模倣命令を主とするが, 場合によっては触覚性刺激であってもよいし, あるいはそれらの複合であってもよい. また運動とは選択の可能な運動レパートリーが存在するタイプの運動とする」としている.

　失行症では, 日常生活よりも検査場面, 実際の道具使用よりもパントマイムで症状が明らかとなる場合が多い.

2. 行為の分類

　失行症では, 行為の性質によって, 症状の出現や重症度に差がみられることが多い. 評価の際に用いられる主な行為の分類を以下に示す.

1) 自動詞的行為と他動詞的行為

● 自動詞的行為:動作や作用において, 直接影響される対象をもたない行為 (例:走る, Vサインをする, お辞儀をする, 道具を使う真似をする).

● 他動詞的行為:動作や作用において, 他にはたらきかける行為. 何かを作り出す意味をもつ行為 (例:箸で食事をする, のこぎりで木を切る).

2) 伝達のための行為と使用するための行為

● 伝達のための行為:笑う, 怒る, お辞儀をする, 道具を使う真似をする.

● 使用するための行為:単一物品動作 (例:箸を使う), 系列動作 (例:お茶を入れる).

3) 自動性が高い行為と意図性が高い行為

● 自動性が高い行為:習慣化された動作や慣れた動作 (例:乗り慣れた自転車に乗る. 大工がのこぎりを使う, 友達にバイバイをする).

● 意図性が高い行為:初めて行う動作や慣れない動作 (例:初めて自転車に乗る, 初めてのこぎりを使う, 検査で指示されてバイバイをする).

3. 失行症の定義

　失行の分類については, 多くの研究者により議論されているところである. 複数物品を用いる, いわゆる系列動作の障害のみを観念失行とする分類や, 単一物品と複数物品のいずれにおいても観念失行とする分類, 系列動作は失行ではないとするなど, 見解が一致していない (表1). この講義では, 古典的失行といわれる観念失行, 観念運動失行, 肢節運動失行についての基本的な概念を記述する.

1) 観念失行

　使用すべき道具の認知は保たれており, 運動遂行能力にも問題がないのに, 道具の操作に失敗する状態である. 使用目的の行為ができない. 使用の不器用さ (運動拙劣症) によるのではなく, 使用に際しての困惑や, 誤りによる障害である. 山鳥[3] は,

表1　研究者による物品使用に対する誤りの分類

	Liepmann	Morlaàs	De Renzi	Heilman	山鳥
複数物品の使用	観念失行	観念失行	観念失行	観念失行	使用失行
単一物品の使用	観念運動失行			概念失行	
道具使用の身振り		観念運動失行	観念運動失行	観念運動失行	パントマイム失行

📖 **調べてみよう**

研究者によって物品使用に対する誤りの分類が異なる（**表1**）. それぞれ調べておこう.

観念失行を使用失行とよび, 単一物品の操作でも複数物品の操作でも生じるとしている.

　ホッチキスを爪切りのように使用する（錯行為）, くしで歯を磨こうとする（錯行為）, 行為をなかなか開始できない（開始の遅延）, 使用の際に困惑するなどの症状がみられる. また, 複数物品を使用する系列動作では, お茶を入れる際に, 急須に茶葉を入れずに湯を注いだり, 茶筒に湯を注ごうとしたりする.

2）観念運動失行

　病前にはできていた習慣的行為が, 言語命令や模倣命令に応じて遂行することができなくなる状態である. 上肢での身振り, 手振り, おいでおいでやバイバイなどの「伝達」目的の行為が障害される. また, 道具使用のパントマイムが障害される. その際, 身体の一部を道具のように使用する現象（BPO）がみられることがある. こうした誤反応は, 実際に道具を使用する, または模倣をすることにより軽減する. 観念運動失行は, 実際の場面では軽度にとどまり, 日常生活は障害されないことも多い.

3）肢節運動失行

　ボタンをとめる, 手袋をはめるなどの動作がぎこちなくなる. 自発動作, 模倣動作, 道具使用のいずれにおいても拙劣さをみとめ, 手指の分離した運動, タイミング, 力加減などが不適切となる. 麻痺や感覚障害との関連が否定できないため, 拙劣症ともよばれる. 左右どちらの病変でも対側一側の手指に出現する.

4. 失行症の責任病巣

1）Liepmann による失行症の責任病巣　　（図1）[1]

　観念失行は, 左大脳半球の角回を含む頭頂葉後方の病巣により両側性に出現する. 観念運動失行は, 観念失行の病巣よりも前方の左大脳半球下頭頂小葉縁上回とされる. 肢節運動失行は, 左右いずれの大脳半球損傷（病巣）でも起こり, 患肢と反対側の中心溝を挟んだ運動野と感覚野を含む中心回領域で生じる.

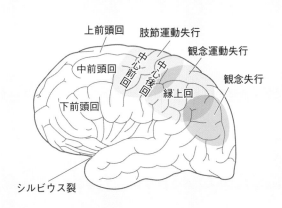

図1　Liepmann による失行の責任病巣
（Liepmann H：Ergb Gesamte Med 1920：1：516-43[1]をもとに作成）

⚠️ **気をつけよう！**
使用失行
山鳥[3]は, 失行を3つに分類したうえで, それらの症状から観念失行を使用失行とよび, 観念運動失行をパントマイム失行とよんでいる.

観念運動失行
（ideomotor apraxia）

📝 **MEMO**
BPO（body parts as object）の例
示指を歯ブラシのように使用する, 握ったこぶしでハンマーを表現する, 指をブラシのように表現する.

📝 **MEMO**
肢節運動失行
（limb-kinetic apraxia）
Liepmann[1] が示した3つの古典的失行のうちの一つ. 左右のどちらの大脳半球によっても生じ, その症状が運動の拙劣化であるため, 失行から切り離して考えられるようになってきている.

LECTURE
10

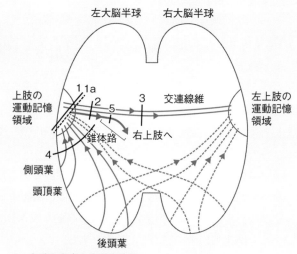

1：右手の麻痺と左手の失行
1a：右手の肢節運動失行と左手の失行の場合もある
2：右手の麻痺と左手の失行
3：左手だけの失行
4：両手の観念失行
5：右手の麻痺

図2 Liepmann の水平図式
（Liepmann H：Ergb Gesamte Med 1920；1：516-43[1]）

MEMO
Hugo Karl Liepmann（1863
～1925）は，ドイツの神経内科
医，精神科医で，Wernicke 失
語で知られる Carl Wernicke の
助手として働いていた．失行につ
いての研究を行い，失行症の第
一例を 1900 年に発表した．

2) Liepmann の水平図式 （図2）[1]

Liepmann が作成した図式で，どの部位が障害されると，どのような失行症が生じるかを示している．Liepmann は，左大脳半球頭頂葉に保存されている運動記憶が運動野から離断されるために失行症が生じると考え，この図式を用いて失行症が生じる過程を説明している．Liepmann は，左角回を含む頭頂葉後方病変で観念企図が障害されるために観念失行が生じ，それよりも前方の縁上回の病変で頭頂葉後方病変と運動記憶領域との連絡が絶たれることにより観念運動失行が生じるとした．

5. 観念失行と観念運動失行のメカニズム

失行症の分類と同様に，そのメカニズムについては多くの議論がある．

Ochipa ら[4]と Rothi ら[5]は，行為を産生系と概念系に分け，産生系の障害を観念運動失行とし，概念系の障害を観念失行とした．概念系は，道具の機能や行為についての知識を有し，道具-対象関係，道具-動作関係，道具使用の系列動作の知識の3つがある．これら3つを含む認知系に異常をみとめると観念失行が生じる[2-5]．また，産生系は，行為の知識や感覚運動の要素を有し，行為のプログラムや動作のコントロールを行う．産生系と概念系とはどのようなものか，2つの系の関係はどうなのかなど，明らかになっていないことも多い．

その他に論じられている観念失行のメカニズムとしては，以下のものがある．De Renzi ら[6]は，道具の使用方法の健忘であり，使用方法の意味記憶の障害であるとしている．Morlaàs[7]は，対象の使用方法がわからない使用の失認とした．山鳥[3]は道具-使用運動-使用対象間のミスマッチとし，田辺ら[8]は物品の意味記憶の障害や意味記憶によって惹起されるべき実際の使用運動が触発されない病態とした．

また，Liepmann[1]は，観念失行を行為や動作を目的に合うように考えて組み立てる，企図が障害されているとし，観念運動失行は「企図と運動の関係」が障害されているとした．

6. 臨床評価

1）標準高次動作性検査（SPTA）[9]

　日本高次脳機能障害学会が開発した標準化された検査である．大項目は13項目あり，各項目の動作を，物品のあり/なし，口頭命令/模倣と，指示条件ごとに評価する．誤り方を誤反応分類（表2）に従って整理することにより，質的な評価ができる．また，課題ができなかった場合は2点，課題の実施過程に問題はあるができた場合は1点，正常に実施できた場合は0点と，結果を点数化して量的に評価できる．

　検査項目は多いが，検査者の習熟度によっては1時間程度で行うことができる．

　観念失行，観念運動失行，肢節運動失行以外に，左手の失行，拮抗失行，道具の強迫的使用，使用行動についても検出できる．

2）WAB失語症検査日本語版[10]の「行為」

　口頭命令，模倣，物品使用の順に検査を行う．口頭命令でできたら3点，模倣でできたら2点，物品使用でできたら1点で採点する．検査項目は20項目で，上肢，顔面，道具使用，複雑な系列動作や両手の動作などが含まれており，スクリーニング検査や診断のために用いることができる．主に失語症の検査として用いられる．

3）生活場面の観察

　失行症は，習慣的な動作や普段使用している道具の使用が障害される．意図性が高いほど症状が出やすいため，検査場面でより顕著に現れることが多く，検査では困難だった動作が，実際の生活では障害されていないことがある．一方，検査項目内では見つけられなかった症状が，生活場面で観察されることもある．したがって，ADL（日常生活活動）や家事動作を観察し，実際に障害されている動作を評価し，問題となる要素的動作に対してアプローチする．

　食事動作については，箸をどのように把持しているか，用途は合っているか，左手は右手に持ったスプーンですくいやすいように食器を傾けているか，左右の手で道具の使い方や使いやすさに差はないか，手順が正しいかなどを評価する．整容動作，入浴動作，調理などの家事動作についても，普段使い慣れたもの，普段行っている場所や時間帯に評価することで，失語や認知症などとの鑑別が行いやすくなる[11,12]．

　例えば，失語症の患者は，言語理解が困難なために検査場面で何を指示されているかわからず，道具を使用できないが，認知症の患者は，新しい道具は使えないが普段使い慣れている道具であれば使用できる．失行症の患者でも検査場面や使い慣れない道具の使用で症状が出やすくなるが，その場合，あくまでも指示されたことを理解し，行おうとする（使おうとする）にもかかわらず，できない（使えない），試行錯誤

LECTURE
10

表2　標準高次動作性検査（SPTA）の誤反応分類

正反応（N：Normal Response）	正常な反応
錯行為（PP：Parapraxis）	狭義の錯行為や明らかに他の行為と理解される行為への置き換え
無定形反応（AM：Amorphous）	何をしているのかわからない反応，部分的行為も含む
保続（PS：Perseveration）	前の課題の動作が次の課題を行うとき課題内容と関係なく繰り返される
無反応（NR：No Response）	何も反応しない
拙劣（CL：Clumsy）	拙劣ではあるが課題の行為ができる
修正行為（CA：Coduite d'approche）	目的とする行為に対し試行錯誤がみとめられる
開始の遅延（ID：Initiatory Delay）	動作が始まるまでに，ためらいがみられ，遅れる
その他（O：Others）	上記に含まれない誤反応：BPO，Verbalization（言語化），半側空間無視（USN）など

するという症状を呈する.

7. 評価結果の解釈

1）行為の認知モデルに基づく解釈　（図3）[5]

　失行症では，行為の入力が口頭命令か，模倣か，道具使用かによって，症状が異なる．口頭命令によって行う際には，言葉の意味からそれが意味する動作へつなげる必要がある．また，模倣や道具使用により行う際には，視覚情報を用いて，それが意味する動作へ結びつける．一般的に，口頭命令よりも模倣や道具使用のほうが動作が行いやすい．Rothi らの行為の認知モデル[5] に基づく解釈では，どの認知過程が障害され，どの認知過程による代償が可能なのかを検討し，介入につなげる．聴覚的理解と模倣の障害が強い患者には，聴覚言語入力と聴覚・ジェスチャー入力は使用できないが，視覚・物体入力は使えると解釈し，実際の物品を見て，使用する練習を繰り返し行う．

2）視覚情報の処理経路に基づく解釈　（図4）[13]

　視覚情報の処理経路[13,14] には，背側経路と腹側経路がある．背側経路はさらに背

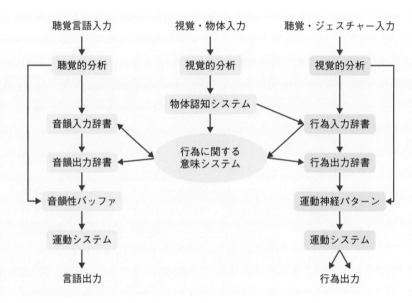

図3　行為の認知モデル
(Rothi LJ, et al.：Cognitive Neuropsychology 1991；8〈6〉：443-58[5])

MEMO
視覚情報の処理経路
右大脳半球の損傷では，街並失認や道順障害などの処理経路の解釈に用いられる.
▶ Step up, Lecture 6・図 5,
Lecture 12・図 2 参照.

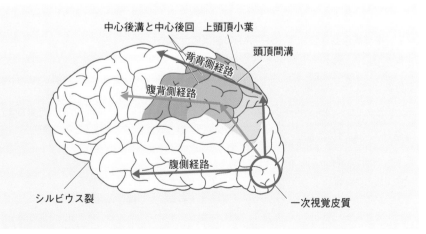

図4　視覚情報の処理経路
(Binkofski F, Buxbaum LJ：Brain Lang 2013；127〈2〉：222-9[13])

側-背側経路と腹側-背側経路に分けられる．背側-背側経路は，道具の操作に関する知識を保有し，主に到達運動にかかわり，腹側-背側経路は，道具の操作と機能に関する知識を保有し，主に把握運動にかかわる．腹側経路は，道具の機能に関する知識を保有し，主に道具の名称や意味的知識にかかわる．

失行症については，背側経路のなかでも特に腹側-背側経路との関連が大きいといわれる．腹側-背側経路の操作と機能に関する知識が障害された場合，代償手段として道具への到達運動を誘導し，操作を反復し練習する．または，操作と機能に関する知識を再学習するように直接的に練習を行う．

3) 誤反応の分類に基づく解釈

誤反応の分類にもいくつかある．以下は Rothi ら[5] による分類である．標準高次動作性検査（SPTA）で行う誤反応分類と異なる部分もある．患者がどのような誤り方をするかを分類して解釈し，誤り方によって介入方法を選択する．

● 内容的エラー：行うべき行為と異なる行為を行う（例：ホッチキスを爪切りのように使う），行うべき行為と関連しているが別の行為を行う（例：鉛筆を筆のように使う，トロンボーンをトランペットのように使う），保続も内容的エラーの一つといえる．

● 時間的エラー：開始の遅れ，順序性の誤り，タイミングやスピードの乱れ．

● 空間的エラー：道具と対象物品の位置関係を誤る（例：はさみを紙の上に当てる），手のフォームを誤る（例：箸を握る），道具にはたらきかけるフォームを誤る（例：ドライバーを回す際に手首のほうを回す）．

8. 介入方法

失行症に有効な介入方法のエビデンスは確立していない．これまでの症例報告の多くは，個々に有効な入力経路を利用しながら誤反応を修正していくものである．いずれの感覚モダリティを利用する場合でも，誤りなし学習は有効とされる．

1) 視覚性の身振りの入力

道具や対象物品の写真，道具の使用方法の写真，系列動作の順序を示す写真などを利用して，行為を学習する．セラピストの行為を模倣しながら学習する方法も有効である．

2) 体性感覚の入力

道具の形や材質などの情報を手から伝え，さらに正しい把持の仕方や道具の動かし方を，セラピストが患者の手をとり，一緒に動作を行いながら誘導し，修正していく．

3) 言語入力

道具の握り方や動かし方，動作ステップ，関節運動の方向などを言語化して学習する．言語教示は患者の言語機能に適した明確なものでなければならない．基本的には詳細な指示から徐々にキーワードのみとし教示を減らしていく．

4) 誤反応の特性に応じたアプローチ [10]

Rothi ら[5] による誤反応の分類や，標準高次動作性検査（SPTA）による誤反応分類を用いながら，誤反応の特性を把握する．種村ら[12] は誤反応を以下のように分類し，それぞれに適した介入方法を選択している．誤反応に応じて，言語や体性感覚を用いたり，環境調整したりする方法が整理されている．

● 道具の使い方を誤る→道具の名称や使い方を教示する．

● 道具の選択を誤る→道具の数を減らす．

● 道具の動かし方を誤る→手や腕の動かし方を誘導する．

● 道具を持つ位置を誤る→正しい位置に誘導する．

誤反応（エラー）の分類によるアプローチ方法
▶「8. 介入方法」参照．

MEMO
感覚モダリティ（modality）
視覚，聴覚，触覚，運動覚などの感覚様式をいう．
▶ Lecture 12 参照．

MEMO
誤りなし学習
（errorless learning）
誤りや失敗をさせない学習方法で，育児や新人教育の現場でも利用される．高次脳機能障害のリハビリテーションでは，記憶をはじめ行為の学習などに有効とされる．

MEMO
かなづちで木に釘を打つ場合，左手での釘の持ち方，木への当て方，右手でのかなづちの持ち方，かなづちの動かし方，釘への当て方，打つ強さなどを細かく教える．

LECTURE
10

- 腕や手のフォームを誤る→道具に対して正しい手の形を作る.
- 道具と対象物品の関係を誤る→誤り方に応じて修正する.

5) 環境調整

環境調整は,患者の症状によって異なるため,ADLで観察された障害に対して,それぞれに合った環境に調整する.

対象とする物品や道具の数を減らす,簡略化する,置く場所や置き方を決めるなどの工夫をする.例えば,食事の際には手づかみで食べられるおにぎりやサンドイッチにする,歯ブラシは毎回同じ場所に同じ向きに置く,入院中も使い慣れた物品を使用できるように本人のひげ剃りやブラシを家族に依頼する,リモコンをシンプルなものに変更するなど,患者に合った環境に整える.現在は,さまざまな家電製品があるため,自動点灯照明,自動掃除機ロボット,自動洗剤投入洗濯機などの利用も検討する.

■引用文献

1) Liepmann H：Apraxie. Ergeb ges Med 1920；1：516-43.
2) 山鳥 重：失行の神経機構. 脳神経 1996；48：991-8.
3) 山鳥 重：観念失行—使用失行のメカニズム. 神経研究の進歩 1994；38（4）：540-6.
4) Ochipa C, Rothi LJ, Heilman KM：Conceptual apraxia in Alzheimer's diseas. Brain 1992；115（Pt 4）：1061-71.
5) Rothi LJ, Ochipa C, Heilman KM：A cognitive neuropsychological model of limb praxis. Cognitive Neuropsychology 1991；8（6）：443-58.
6) De Renzi E, Lucchelli F：Ideational apraxia. Brain 1988；111（Pt 5）：1173-85.
7) Morlaàs J：Contribution à l'étude de l'apraxie. Legend；1928.
8) 田辺敬貴,中川賀嗣：失行. 鳥居方策編：精神科 MOOK No.29. 金原出版；1993. p.130-45.
9) 日本高次脳機能障害学会：標準高次動作性検査Standard Performance Test for Apraxia（SPTA）. 2003.
10) WAB失語症検査作製委員会：WAB失語症検査 日本語版. 医学書院；1986.
11) 種村留美：質的研究の有用性—質的に観察することから学ぶ. 作業療法 2001；20（6）：544-7.
12) 種村留美：失行症のリハビリテーション—エラー特性に応じた介入. 神経心理学 2012；28（3）：182-8.
13) Binkofski F, Buxbaum LJ：Two action systems in the human brain. Brain Lang 2013；127（2）：222-9.
14) Rizzolatti G, Destro MF：Mirror neurons. Scholarpedia 2008；3（1）：2055.

■参考文献

1) 毛利史子,能登真一ほか：非日常慣用物品の使用が可能となった観念失行の一例. 作業療法 2001；20（2）：154-62.
2) 近藤正樹：Liepmann から始まる失行. 高次脳機能研究 2017；37（3）：253-9.
3) 鎌倉矩子,本多留美：運動/動作の高次障害. 高次脳機能障害の作業療法. 三輪書店；2010. p.311-58.
4) 林 克樹,淵 雅子：観念失行の評価と訓練. 作業療法ジャーナル 1994；28（8）：594-602.

ここがポイント!

失行症の訓練プログラム立案の際には,評価とその解釈がきわめて重要となる.単に「道具が使えない」という評価をするのではなく,道具の用途を理解し,道具を正しく選択できているのか,道具を把持できているのか,把持の仕方,道具の当て方,道具の動かし方,手順は,それぞれ理解できているのかなどを詳細に調べ,その原因を探る.そして,どのモダリティを用いて練習をするのか,段階づけはどうするのかなどを考えながらプログラムを立案していく.

ここがポイント!

失行症は,その定義やメカニズムに関してさまざまに議論されており,物品の認知の障害によるものは,正確には失行症ではないが,その範疇にとらえられることもある.重要な点は,行為の障害がどのような課題で生じるのかなどを詳細に評価し,結果から,物品の認知障害によるものなのか,動作の意味記憶の障害なのか,行為の組み立ての障害なのかを十分に検討して解釈することである.それにより,障害に焦点を当てて,介入プログラムの立案につなげることができる.

LECTURE 10

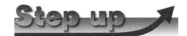

1．その他の失行

　観念失行，観念運動失行，肢節運動失行以外にも，失行とよばれる行為の障害がある．それらは同様に，行うべき運動機能が保たれ，どのような行為を行うべきかわかっているにもかかわらず，求められている行為を行えないものであるが，機序や病巣についてはさまざまであり，十分に解明されていない部分もある．以下，それぞれの症状やこれまで報告されている病巣を理解し，運動麻痺や感覚障害，その他の高次脳機能障害と鑑別できるようにする．

1）着衣失行（着衣障害）

　身体と衣服の関係による空間的認知の障害により，着衣ができなくなる状態をいう．衣服の前後や裏表，上下がわからなくなり，着衣を誤ったりする．一方，他人に服を着せることはできる．純粋型の報告はきわめてまれである．半側身体失認，半側空間無視による着衣障害であることが多いため，これらと鑑別する．

　病巣は，右頭頂葉である．

2）開眼失行

　開眼という行為を理解しているが，閉眼した状態から随意的に開眼できない状態をいう．転倒しそうになると開眼することができるなど，意図的な動作と自動的な動作での乖離がある．

　病巣は，錐体外路系の障害によるもの，両側前頭側頭葉の障害によるものなどの説がある．

3）閉眼失行

　反射的瞬目や瞬目は保たれるが，指示に従って閉眼することができない状態をいう．

　病巣は，左大脳半球，右大脳半球，両側性病変など諸説ある．

4）口腔顔面失行

　口頭命令や模倣動作で，口笛を吹く，咳をする，舌を鳴らす，ウインクをするなどの意図的動作が困難になる状態である．自動的動作は障害されないため，かぜをひいた際には咳をする，口の周りにパンくずがついた際には舌でなめる，瞬きをするなどの動作は可能である．

　病巣は，左縁上回前部から左中心後回下部に至る領域などの報告がある．

5）運動開始困難

　1つの動作から他の動作に移ろうとしたときや対象物をつかむように指示したときなどに，上肢が間欠的に突然動かなくなる現象をいう．何かを把持した途端に急に動きが止まってしまうような状態である．

　病巣は，補足運動野を含む前頭葉内側面といわれる．

LECTURE
10

6）運動維持困難

　閉眼，開口，挺舌などの動作を1つあるいは2つ以上同時に行い，それを維持することが困難になる状態である．検査のために意図的に挺舌をし続けたり，一定の方向に眼球を向け続けたりすることが困難になる．また，一定の時間，麻痺側上肢を空間に保持するような練習もできない．

　病巣は，右前頭葉といわれる．

7）歩行失行

　下肢の麻痺や感覚障害がないにもかかわらず，歩行の際に正しく下肢を動かすことができない状態である．特に歩行開始が困難で，歩き始めてもすり足になったり，小刻みになったり，足底がのり付けされたように足を進められなくなったりする．きわめてまれであり，失行とはよばないともいわれており，多くは，発動性の低下や保続，観念運動失行，運動開始困難などによる．

　病巣は，補足運動野を中心とした前頭葉内側面といわれる．

8）運動無視

　運動麻痺がないか，あっても軽度であるにもかかわらず，病巣と反対側の上下肢の運動が減ってしまう現象をいう．

　病巣は，前頭葉，頭頂側頭葉，内包，基底核，視床，帯状束などさまざまな報告がある．また，右大脳半球の病変に多いといわれる．

9）構成失行（構成障害）

　平面的または三次元的な対象の構成要素的な認知が障害され，模写や物体の組み立てができなくなる状態をいう．左右大脳半球のいずれの損傷でも生じるが，損傷側により障害の現れ方が異なる．右大脳半球損傷では左半側空間無視を伴い，対象の左空間において，描画の見落としや組み立ての誤りがみられるが，右空間については対象の詳細な部分まで模写できる．左大脳半球損傷では空間全体に誤りがみられ，対象の模写では粗雑になり，複雑な立体の組み合わせができない．

　病巣は，頭頂葉に多いといわれている．

10）脳梁失行

　脳梁前部の損傷により，麻痺はないのに，左手一側の観念運動失行を生じる．左大脳半球の言語野と右大脳半球の運動野の離断により，言語命令による左半身の動作が行えない状態である．

11）その他

　前頭葉を含む脳梁の損傷では，右手の動作を左手が妨げ，まったく逆の行為を行ってしまう拮抗失行などを生じることがある．前頭葉を含む脳梁損傷に関する失行については，Lecture 11（遂行機能障害）・Step up を参照とする．

2. 視覚情報の処理経路

　視覚情報の処理経路[1,2]には背側経路と腹側経路があることが Rizzolatti らにより明らかにされた．背側経路はさらに背側-背側経路，腹側-背側経路に分けられる．

1）背側-背側経路

　"how system（「いかに？」経路）"とよばれる．主に到達運動にかかわり，道具の操作そのものに関係する．

2）腹側-背側経路

　"where system（「どこ？」経路）"とよばれる．主に把握・操作運動にかかわり，道具の操作をシミュレーションして握ることや，使いやすいように握ることに関係する．道具の操作に関する知識や，道具がもつ機能を推察する能力を有する．この経路は，特に失行症に関与するといわれる角回，縁上回を含み，障害されると空間性の錯行為，拙劣といった失行症の症状を生じる．

3）腹側経路

　"what system（「何？」経路）"とよばれる．物品の形態認知にかかわり，物品や道具の名称や機能に関する意味的な知識を有する．障害されると，失行症に関連する症状として，意味性の錯行為や視覚失認との合併などを生じる．

　さらに，Rizzolatti ら[1]は，1996 年にミラーニューロン（mirror neuron）を発見した．ミラーニューロンは，下頭頂葉，運動前野にあり，他者の動作を観察するときにも，観察した動作を模倣して自分が行うときにも，他者が自分と同じ行動をするときにも活動する．また，物体を対象とする動作で反応し，行為の意味の理解や意図の理解に関与しているとされる．ミラーニューロンについては明らかになっていない部分も多いが，失行症の症状の把握，他の高次脳機能障害との関連，麻痺肢の訓練への応用などの研究に取り上げられている．

■引用文献

1）Gallese V, Rizzolatti G, et al.：Action recognition in the premotor cortex. Brain 1996；119（2）：593-609.
2）Binkofski F, Buxbaum LJ：Two action systems in the human brain. Brain Lang 2013；127（2）：222-9.

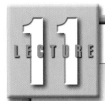

行為のとらえ方（2）
遂行機能障害

到達目標

- 遂行機能障害の概念を理解する．
- 遂行機能障害の症状を理解する．
- 遂行機能障害の評価方法を理解する．
- 遂行機能障害への介入方法を考えることができる．

この講義を理解するために

　前頭葉は「高次の脳」といわれ，解剖学的にも，前頭葉は側頭葉や後頭葉などと比べて発達は遅く，老化は早いといわれます．前頭葉を損傷すると運動麻痺を含めてさまざまな症状を呈し，高次脳機能障害としては，本能性把握反応，拮抗失行，他人の手徴候などの行為の抑制障害，失語症，記憶障害，情動の障害，そして遂行機能障害も関連しています．

　遂行機能障害は，前頭葉症状と同義に用いられることがありますが，前頭葉症状は脳の神経基盤を考えた用語であるのに対して，遂行機能障害は局在よりも認知行動的な障害を指す用語といえます．また，遂行機能は前頭葉以外の脳とも関連しているため，前頭葉のみの症状であるとはいえません．

　遂行機能が障害されると，日常生活や社会生活に支障が出ます．症状の性質上，頭部外傷や脳血管疾患が原因であることを周囲の人に理解されないことも多いため，患者はさらに社会生活を送りにくくなります．リハビリテーションでは，適切な評価をもとに，日常生活や社会生活を送りやすくするための対応を患者とともに考えることが重要になります．

　評価結果を解釈し，症状に適した介入を行うためには，遂行機能障害の概念や症状，そして遂行機能と特に関連が深い注意の機能とワーキングメモリについても理解しておく必要があります．

　この講義の前に，以下の項目を学習しておきましょう．

　　□ 前頭葉の解剖を復習しておく（Lecture 2 参照）．
　　□ 注意の構成要素と注意障害の臨床的評価方法を復習しておく（Lecture 4，5 参照）．
　　□ ワーキングメモリの概念と評価方法を学習しておく（Lecture 15 参照）．

講義を終えて確認すること

　　□ 遂行機能障害の概念が理解できた．
　　□ 遂行機能障害の症状が理解できた．
　　□ 遂行機能障害の評価方法が理解できた．
　　□ 遂行機能障害への介入方法を考えることができる．
　　□ 前頭葉症状について説明できる．

遂行機能障害
(executive dysfunction)

調べてみよう
前頭葉症状
前頭葉症状とは，脳の構造や神経基盤を意識した用語である．広義の前頭葉症状のなかに遂行機能障害を含むこともあるが，遂行機能障害は，前頭葉の損傷だけで生じるわけではない．鹿島らがまとめた前頭葉症状とその内容を表2[4]に示す．

1. 遂行機能とは

遂行機能とは，目標達成のために適切な活動を効果的に成し遂げるために必要な機能とされる．目標の設定，計画の立案，計画の実行，効果的な行動の4つの過程から成る[1,2]（**表1**）．設定する目標や解決していくべき問題は1つとは限らず，目標を達成していくための方法も複数あると想定されるため，それらのなかから適切なものを選択し，効率的に遂行する．

脳の機能としては，言語や行為，対象の認知，記憶などの高次脳機能を制御し，統合していく「より高次の機能」といえる．

2. 遂行機能障害の概念

遂行機能障害とは，失語，失行，失認，記憶障害などの明らかな障害がないにもかかわらず，言語や行為，対象の認知，記憶といった機能を統合し制御することができず，日常生活や社会生活に適応できなくなる状態を指す．症状や重症度はさまざまであるが，自ら目標を決め，それに向かって計画し，行動を開始し，同時進行で起こるさまざまな出来事を処理し，必要な場合には修正しながら持続的に行動することができない．Baddeley と Wilson[3] は，「個々の認知スキルそのものは正常であるが，その認知スキルを用いて行動を開始し，モニターし，そして行動を調整していくために情報を役立てていく能力の障害」と定義している．したがって，遂行機能障害は，より上位の認知行動的な機能の障害といえる．

3. 遂行機能障害のメカニズム

1）病巣

前頭葉のなかで，認知機能にかかわるのは前頭前野である．前頭前野は，背外側部（主に Brodmann 8・9・46野），眼窩部（Brodmann 10・11・12野；腹内側部を含む），

表1　遂行機能の4つの過程

目標の設定	動機と意図をもって先を予測しながら，ゴールを設定する
計画の立案	とるべき手順を考案・評価・選択する
計画の実行	方向性を維持しながら目標達成に必要な作業を開始し持続する．経過をみて，計画や方法を柔軟に修正する
効果的な行動	目標を常に念頭におきながら行為の到達度を推測し，より効率的な戦略を選択する

LECTURE
11

表2　前頭葉症状

概念やセットの転換障害	認知機能と思考の柔軟性の障害．新しい情報と以前の情報を頭にとどめて，適切な対象や判断を選択し，そのセットを保持しつつ，更新される情報に従って転換していくことが障害される
ステレオタイプの抑制の障害	ステレオタイプの抑制とは，一つの視点や考え方から，他の視点や考え方へ変換する能力をいう．ステレオタイプの抑制が障害されると，柔軟な思考が困難になり，一つの考え方に固執してしまうため，課題を実施する際に，試行錯誤しながら自らの行為を修正していくことが困難になる
複数の情報の組織化の障害	情報が複数となり，情報の組織化が必要とされるような場面で問題が生じる
流暢性の障害	流暢性とは，ある条件に合致する単語などを自らの方略によって探索し，できるだけ多く表出する能力である．流暢性が障害されると，定められた条件内を自由に探索し，方略を見つけ出して，できるだけ多くの語や図形などを表出することができなくなる．同じ語の表出を避けるためにワーキングメモリも関連する
言語による行為の制御の障害	模倣的，反響的動作は行えるが，葛藤的な指示に従うことが困難となる．例えば，「検査者が手を上げたら，真似をして手を上げて」という指示には従えるが，「検査者が拳を上げたら，指を伸ばして手を上げて」という指示には従えない．ただし，言語的にはその指示を記憶しており，復唱することができる

（鹿島晴雄，加藤元一郎：神経研究の進歩 1993；37〈1〉：93-110[4]）をもとに作成）

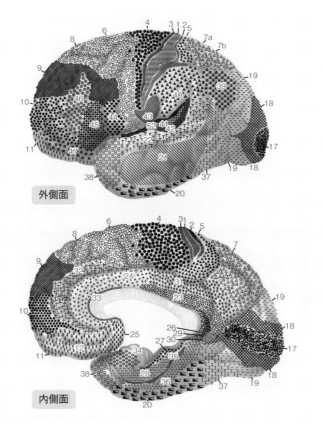

図1　Brodmann の脳地図
（松下正明ほか編：専門医のための精神科臨床リュミエール2. 精神疾患と脳画像. 中山書店；2008. 巻頭図[5]）

MEMO

Brodmann は, 大脳新皮質を52の領野に分けた（12, 48〜51は欠番）.

帯状回（Brodmann 24・32野および6・8・9・10野の内側面）の3つに分けられる（**図1**）[5]. 遂行機能障害は, 主として背外側部が関与するといわれる. 眼窩部・腹内側部, 帯状回は, 易刺激性, 脱抑制, 無感情, 無関心, 発動性の低下などの感情や情動に関連しており, 近接するこれらの部位を損傷することにより, 遂行機能障害の症状はさらに複雑で重篤になる. また, 前頭葉は他の脳領域と連合線維でつながっているため, 遂行機能障害は, 皮質下や頭頂葉, 大脳の後方領域などが関与することもある.

2）障害のメカニズム

遂行機能障害が生じるメカニズムは, さまざまに議論され, いまだ明らかになっていない. 新しい行動や思考様式が必要なときに作動する注意の制御システムの障害により適応的な反応をする能力が低下している状態であるという説, 課題を遂行する際に一時的にその内容を保持するワーキングメモリの障害によるという説, 前頭葉の調節・抑制機能が喪失し環境刺激に直接的に反応する状態であるという説などがある.

単一のメカニズムによる障害であるという見方には反論も多く, 前頭葉をさらに分類して検討する研究や, 前頭葉とその他の領域との関連を調べるなどの研究が行われている.

4. 症状

遂行機能障害は主に前頭前野背外側部に関連する症状であるが, 前頭前野のその他の領域や, 前頭葉以外の領域とも関連しているため, 症状は単一ではない. 行為の切り替えができない, 計画性がない, 決断力がない, 不注意, 落ち着きがない, 頑固, 情緒の不安定, 活動を起こさない, 無気力, 無関心, モチベーションが低いなどの行動的な問題をみとめる.

遂行機能の4つの過程（**表1**参照）に沿うと, 以下の症状がみられる.

MEMO

注意の制御システム
（supervisory attentional
system：SAS）
Shallice ら[6]は, 情報処理モデルを用いて, SAS こそが遂行機能であるとしている. 普段の行動では, 行動を開始するためにいくつかの定型化された行動や思考様式が活性化され, 最適なものが選択される. しかし, 慣れない状況に遭遇して, 新しい行動や思考様式が必要なときや, 新しい行動や思考様式の選択に失敗したときには SAS が作動する. 遂行機能障害とは, この SAS の作動が正常に行われない状態であるという説である.

調べてみよう

前頭前野の機能解剖
大脳の運動野, 感覚野に属さない連合野のうち, 前頭葉に位置する連合野が前頭前野である. 側頭連合野, 頭頂連合野などからの入力がある.

- 背外側部：行動の転換, 反応の抑制, プランニング, ワーキングメモリ, 遂行機能に関与する.
- 眼窩部：情動, 動機づけに関与する.
- 腹内側部：葛藤, 社会的行動に関与する.

LECTURE 11

①目標の設定：チャレンジすることや，能動的に行動することが難しくなる．

②計画の立案：目標が設定できても，計画を立てることができず，衝動的または場当たり的に行動して失敗する．

③計画の実行：計画したとおりに実行できない，または時間になったらやめるように指示されても終わることができない．

④効果的な行動：効率的に課題を行うことができず，時間がかかる．課題を試行錯誤することができず，手順の変更や計画の見直しが難しい．

　すべての過程で症状がみられるわけではなく，症状が出現する場面や重症度もさまざまである．

　遂行機能は，自ら計画して効率的に実行していく機能であるため，習慣化したADL（日常生活活動）では現れにくい．手順を考えることや，仕上がりまでの時間を予測して開始すること，以前よりもさらに良い結果を目指して工夫する必要がある場面，つまり家事動作や仕事の場面でみられることが多い．

ADL（activities of daily living；日常生活活動）

5. 臨床評価

　机上検査として，遂行機能の4つの過程に基づく機能の障害を評価する．検査は，前頭葉症状の評価として用いられるものが多い．注意障害やワーキングメモリの障害との関連が深いことから，それらの検査と重複するものもある．

　一方，無気力，無関心，モチベーションが低いなどの症状は，検査場面では現れないことも多いため，日常生活や家事動作，社会生活を評価する必要がある．

1) Wisconsin Card Sorting Test (WCST)

　概念やセットの転換障害をみる検査である．色，図形，数という3つのカテゴリー，各4種類のカード（図2）を，カテゴリーごとに分類していく課題である．日本では，原法よりも試行回数の少ない慶應版（KWCST）がよく用いられる．

2) Trail Making Test 日本版 (TMT-J)

　セットの転換障害，ワーキングメモリ，持続性注意をみる検査である．

　検査は Part A（TMT-A）と Part B（TMT-B）から成る．TMT-A では，1枚の用紙にばらばらに印字された1〜25までの数字を，1から順に線でつないでいく．TMT-B では，1枚の紙にばらばらに印字された1〜13までの数字と，「あ」から「し」までの平仮名を，数字と平仮名を交互に，順に線でつないでいく（1-あ-2-い）．それぞれ，所要時間と誤反応数を記録する．検査時間は15分程度である．

MEMO
セットの転換（set shifting）
ある概念や心の構え（セット）から他の概念や心の構えに移る機能．

気をつけよう！
Trail Making Test 日本版（TMT-J）
市販されている検査用紙で，年齢別の平均時間なども記載されている．用紙の向きやサイズが時間に強く影響を与えるため，原則として正式な検査用紙を使うことを推奨する．
▶ Lecture 4 参照．

LECTURE 11

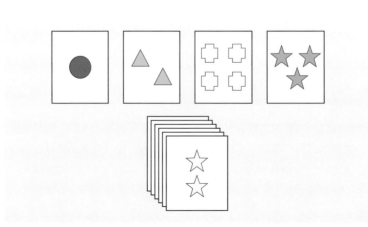

図2　Wisconsin Card Sorting Test (WCST) で表示されるカードの例

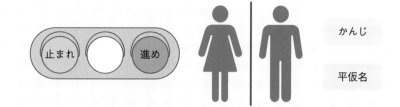

図3　Stroop テストの例
解答は「黄色→赤→青→緑→緑」となる.

図4　Stroop 効果の例

3) Stroop テスト

　選択性注意障害をみる検査である. 種々の方法があり, 一般的に用いられているのは, 色名の単語（赤, 青, 緑, 黄など）を, その単語の意味する色とは別な色で印刷し, 単語を読むのではなく, 印刷された色を呼称する課題である（**図3**）.

4) 流暢性検査

　流暢性をみる検査である. 語流暢性検査とデザイン流暢性検査がある. 語流暢性検査は, ある文字, 例えば「か」で始まる単語をできるだけ多く述べる. または, あるカテゴリー, 例えば「動物」をできるだけ多く述べる. デザイン流暢性検査は, あらかじめ描いた4つの点, もしくは9つの点を結んで, できるだけ多くの図形を描く. 想起できた単語数や図形数を評価する.

5) Vygotsky テスト
　　　　ヴィゴツキー

　概念やセットの転換障害をみる検査である. 色, 形, 大きさ, 高さの異なる22個の積み木を分類する. 被検者は積み木に書かれている意味をなさない4つの単語の概念を見つけて分類するように求められる. 概念形成の過程や保続などの誤りを評価する.

6) ハノイの塔

　3本の棒と中央に穴の開いた大きさの異なる5枚の円盤で構成され, 目標とする配置に円盤を移し替える課題である（**図5**）. 円盤は1回に1枚ずつしか動かせず, 小さい円盤の上に大きい円盤を置くことはできないというルールがある. 被検者はこのルールを守りながら, できるだけ少ない回数で円盤を目標の棒に移すことが求められる.

　プランニング, 計画の実行, フィードバックなどの要素が必要となる検査である.

7) 迷路課題

　プランニングと先を予測する能力をみる検査で, さまざまなタイプの課題がある. 出発点からスタートして, 鉛筆を紙から離さないでできるだけ早く正確にゴールへたどり着くことが求められる. 所要時間と誤りの数を測定する.

　プランニングだけではなく, 視空間認知の要素が大きい課題である.

8) 遂行機能障害症候群の行動評価（BADS）

　遂行機能障害の総合的評価バッテリーである. 6つの下位検査項目と質問紙（DEX：**表3**）[7]から構成されている. 各下位検査は0～4点で評価され, 総合得点は0～24点, 年齢補正された標準化得点を換算し, 障害区分が提示される.

（1）規則変換カード検査

　規則の変化に対する柔軟性をみる検査である. 裏返しのトランプを1枚ずつめくり, 指示されたルールに従って「はい」か「いいえ」で答える. 1つ目のルールはカードが赤なら「はい」, 黒なら「いいえ」と答える. 2つ目のルールはカードが直前のカードと同じ色なら「はい」, 違う色なら「いいえ」と答える.

（2）行為計画検査

　問題解決のために創意工夫する能力をみる検査である. 台, 水を入れてふたをした

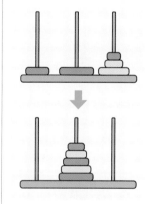

図5　ハノイの塔
ランダムに置かれた円盤を並べ替える.

表3　遂行機能障害の質問紙（DEX）

1. 単純にはっきり言われないと，他人の言いたいことの意味が理解できない
2. 考えずに行動し，頭に浮かんだ最初のことをやる
3. 実際には起こっていないできごとやその内容を，本当にあったかのように信じ，話をする
4. 先のことを考えたり，将来の計画を立てたりすることができない
5. ものごとに夢中になりすぎ，度を越してしまう
6. 過去のできごとがごちゃまぜになり，実際にはどういう順番で起きたかわからなくなる
7. 自分の問題点がどの程度なのかよくわからず，将来についても現実的でない
8. ものごとに対して無気力だったり，熱意がなかったりする
9. 人前で他人が困ることを言ったりやったりする
10. いったん何かをしたいと本当に思っていても，すぐに興味が薄れてしまう
11. 感情をうまくあらわすことができない
12. ごくささいなことに腹をたてる
13. 状況に応じてどう振る舞うべきかを気にかけない
14. 何かをやり始めたり，話し始めると，何度も繰り返して止められない
15. 落ち着きがなく，少しの間でもじっとしていられない
16. たとえすべきでないとわかっていることでも，ついやってしまう
17. 言うこととやることが違っている
18. 何かに集中することができず，すぐに気が散ってしまう
19. ものごとを決断できなかったり，何をしたいのか決められなかったりする
20. 自分の行動を他人がどう思っているのか気づかなかったり，関心がなかったりする

（鹿島晴雄監訳，三村 將ほか訳：BADS 遂行機能障害症候群の行動評価 日本版. 新興医学出版社；2003[7]）

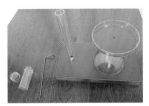

図6　BADSの行為計画検査

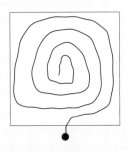

図7　鍵探し検査
広場全体を探すため，同じ場所を通らないように計画している．

ビーカー，コルクの入った管，フックつきの針金，プラスチックの容器とネジぶたを提示する（**図6**）．台，ビーカー，ビーカーのふた，管には触れずに，管の中のコルクを取り出すように指示する．コルクを取り出すには，針金のフックでビーカーのふたを開け，プラスチックの容器にネジぶたを取り付け，水をくんで管に注ぎ，浮いてきたコルクを取り出すという作業を行う必要がある．

(3) 鍵探し検査

目標達成に向けたふさわしい戦略を決定する能力をみる検査である．10 cm四方の正方形と，その下に黒い点が描かれた用紙を用いる．正方形を広場と見立て，広場の中で鍵をなくしたと仮定する．黒い点から歩き始め，鍵を見つけるためにどのように歩くかを問う（**図7**）．

(4) 時間判断検査

常識に基づいた判断と抽象的な思考力をみる検査である．行為に要する時間を見積もる課題として，「やかんの湯が沸騰するのにかかる時間」「カメラのセルフタイマーをセットして，シャッターが下りるまでの時間」「風船を膨らませるのにかかる時間」「犬の寿命」の4問を提示する．

(5) 動物園地図検査

ルールを遵守しながら作業を計画する能力をみる検査である．動物園の地図を描いた用紙を用いて，いくつかのルールに従って動物園内の6つの場所を訪れ，ペンでその道順を描く．ヒントを与えない条件と，訪れる場所の順序をヒントとして与える条件の2試行を行う．

(6) 修正6要素

複数課題に対する時間分配能力をみる検査である．絵の名前を書く課題，計算課題，口述課題の3種類の課題をそれぞれ2つずつ与える．10分間で6つの課題に少なくとも1回は手をつけるように指示する．同じ種類の課題に続けて取り組んではいけないというルールがある．10分間ですべての課題を行うことは不可能なためであり，効率よく時間を配分するように求める．指示されたとおりにルールを守り，行動を計画し，行うことができたかを評価する．

9）前頭葉機能検査（FAB） [8]

行動，行為の抑制課題を含む，いわゆる前頭葉機能のスクリーニング検査である．類似性の理解（概念化），語の流暢性（思考の柔軟性），運動系列（運動プログラミング），葛藤指示（干渉刺激に対する過敏性），Go/No-Go課題（抑制コントロール），把握行動（環境に対する被影響性）の課題から成る．

10）日常生活，家事動作，社会生活の評価

遂行機能障害は，症状によっては机上検査よりも家事や仕事などの応用的な場面で現れやすい．以下のような場面を参考に評価する．DEX（表3[7]参照）を参考に評価していくのもよい．

- 料理：手順はよいか，効率的に行えているか，普段の食材や道具がないときに柔軟に対応できるかなどをみる．
- 旅行日程の計画：複数の旅行会社の日程を比較することができるか，到着時間に合ったスケジュールを立てられるか，交通状況の遅延などの際に柔軟に対応できるかなどをみる．
- 買い物：夕飯に間に合うように買い物に行けるか，必要な食材をそろえられるか，ほしいものがなかったときに柔軟に対応できるかなどをみる．
- 仕事：取引先とスケジュール調整ができるか，仕事を効率的に行えるか，手順に誤りはないか，急な予定変更に対応できるかなどをみる．

6. 介入方法

遂行機能障害は，遂行機能の4つの過程（表1参照）における行動の制御に問題が生じている状態であるため，介入戦略のポイントは行動の制御を意識化し，学習し，内在化することである．

1）自己教示法

言語を用いて自己教示し（行為を行う前や最中に，目標や計画を声に出し），誤った思考の様式を変更させて，行動をコントロールする認知行動療法の一つである．

ハノイの塔を行う際，円盤を移す前に手順を声に出して言語化し，課題を行っている際にも手順を一つずつ言語化していくという方法[9]がある．はじめは声を出して言語化（外言語化）し，次第に頭の中で言いながら実行（内言語化）する．

2）問題解決訓練 [10]

遂行機能障害の患者は，課題を行う際，性急で，無意識に行動を選択するという特性がある．この行動特性を，問題を分析し，段階的に解決していくという手法に変更していく認知訓練である．

①問題の分析：与えられた情報と問題について，理解できるように質問をする．

②問題解決志向的活動：問題を解決するための方法をいくつかの工程に細分化し，それらを正しい順序で実行する．問題解決訓練は，問題解決行動の以下の側面を強化することを目的としている．

- problem orientation：簡単には解決できない問題であることを認識する．
- problem definition and formulation：問題の内容を理解し，主要な点を抽出する．
- generating alternatives：代替案をできるだけ多く考える．
- decision making：複数の代替案のなかから長所，短所，実現可能性をよく考えて決断する．
- solution verification：解決したかどうかを検証し，失敗したらそれに気づき，修正する．

③評価と判定：結果の確認を指示し，誤りがあれば指摘して修正を指示する．

LECTURE
11

表4 目標管理訓練の
ステップ

①課題に意識を向ける
②目標を選択する
③下位目標に分けてリスト
化する
④目標と下位目標を覚える
⑤実行する
⑥目標どおりに行えたか,
結果を評価する

📖 MEMO

レスポンスコスト (response cost)
望ましくない行動を減少させるためにトークン (本人にとって価値のある強化子と交換できる代理物)を減らしていく方法 (負の弱化).

就労を支援する機関と役割
▶ Lecture 1・Step up・図 1
参照.

📖 MEMO

ジョブコーチ
障害者の職場適応に課題がある場合に, ジョブコーチが職場に出向いて障害特性をふまえた支援を行う.
●配置型ジョブコーチ:地域障害者職業センターに配置される.
●訪問型ジョブコーチ:障害者の就労支援を行う社会福祉法人などに雇用される.
●企業在籍型ジョブコーチ:障害者を雇用する企業に雇用される.

3) 目標管理訓練

行動は, 目標または目標と下位目標のリストをもとに統制されていると考えられる. 遂行機能障害の患者は, 目標リストの構成とリストの利用が困難になっている. 目標管理訓練は, このような患者に対して, プランニングやゴール達成に関する戦略を教示し, 首尾一貫した目標志向的行為を維持させる手段として開発されたものである. 段階づけられたステップ (表4) に沿って行い, 最終的に目標が達成できるように訓練する. うまくいかなければ, 再び最初のステップから行う.

4) 行動療法

抑制性の障害や, 社会的ルール違反, 多動, 攻撃性などに対しては, 行動療法を用いることもある. 行動療法には, 強化と消去 (負の弱化) のいくつかの技法があり, そのなかでもレスポンスコスト[11] の有効性が報告されている.

5) 外的補助手段の活用

症状や混乱をきたしている場面に合わせて, 外的補助手段を利用する.
●付箋に課題を書いて貼り, 変更が生じたら並べ替える.
●作業時間の予測を補うために, タイマーやスマートフォンのリマインダー機能を利用する.
●複数人のスケジュール調整やリマインダー機能をもつオンラインスケジュール管理ツールを導入する.

その他に, あらかじめ作業や仕事の工程を簡略化したり, 少なくしたりすることも有効な場合がある.

6) 就労支援

必要に応じて, 職業前訓練を実施する, ジョブコーチ (職場適応援助者) 支援を導入する, 地域障害者職業センターなどを利用するなど, 就労を支援する.

■引用文献

1) Lezak MD：The problem of assessing executive functions. Int J Psychology 1982；17：281-97.
2) Lezak MD：Neuropsychological Assessment. 3rd edition. Oxford University Press；1995.
3) Baddeley A, Wilson B：Frontal amnesia and the dysexecutive syndrome. Brain Cogn 1988；7 (2)：212-30.
4) 鹿島晴雄, 加藤元一郎：前頭葉機能検査—障害の形式と評価法. 神経研究の進歩 1993；37 (1)：93-110.
5) 松下正明総編集, 福田正人責任編集：専門医のための精神科臨床リュミエール 2. 精神疾患と脳画像. 中山書店；2008. 巻頭図.
6) Shallice T, Burgess PW, et al.：The origins of utilization behaviour. Brain 1989；112 (Pt 6)：1587-98.
7) 鹿島晴雄監訳：BADS 遂行機能障害症候群の行動評価 日本版. 新興医学出版社；2003.
8) Dubois B, Slachevsky A, et al.：The FAB：a Frontal Assessment Battery at bedside. Neurology 2000；55 (11)：1621-6.
9) Cicerone KD, Wood JC：Planning disorder after closed head injury：a case study. Arch Phys Med Rehabil 1987；68 (2)：111-5.
10) von Cramon DY, Matthes-von Cramon G：Frontal lobe dysfunction in patients：therapeutical approaches. In：Wood RL, Fussey I：Cognitive Rehabilitation in Perspective. Taylor & Francis；1990. p.164-79.
11) Alderman N, Ward A：Behavioural treatment of the dysexecutive syndrome：Reduction of repetitive speech using response cost and cognitive overlearning. Neuropsychol Rehabil 1991；1 (1)：65-80.

■参考文献

1) 原 寛美：遂行機能障害に対する認知リハビリテーション. 高次脳機能研究 2012；32 (2)：185-93.
2) 種村 純：遂行機能の臨床. 高次脳機能研究 2008；28 (3)：312-9.
3) 鹿島晴雄：前頭葉症状の診かた. 高次脳機能研究 2009；29 (3)：321-7.
4) 鎌倉矩子, 本多留美：遂行機能の障害. 鎌倉矩子編著, 山根 寛, 二木淑子編：高次脳機能障害の作業療法. 三輪書店；2010. p.311-58.

LECTURE
11

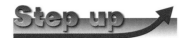

前頭葉損傷による行動・行為の抑制障害，異常行動

　前頭葉損傷時には，近接する帯状回や脳梁も損傷することがある．前部帯状回は，運動の動機と複雑な運動の協調に関与するとされている．また，補足運動野は，運動の開始と維持，抑制，学習された運動の実行に関与するといわれる．このため，前頭葉およびその周囲の帯状回，脳梁が損傷すると，解離性運動抑制障害や脳梁離断症候群（脳梁離断症状）といわれる行為の障害が生じる．

　解離性運動抑制障害とは，一側の補足運動野と脳梁が同時に損傷された際に，病変側の運動領野のはたらきが両側の補足運動野の制御を離れて自走し，病変と反対側の手が不随意に環境刺激に反応してしまう症状をいう．本能性把握反応，運動保続，拮抗失行，道具の強迫的使用，他人の手徴候はこれに含まれる．脳梁離断症候群とは，脳梁が部分的あるいは完全に離断されることによって生じる症候群で，左手の失行や左手の失書，右手の構成障害（主に急性期）などがこれに含まれる．前頭葉による抑制経路の破綻によって生じる障害として，拮抗失行や他人の手徴候，道具の強迫的使用などが含まれる（Lecture 2 参照）．

　解離性運動抑制障害と脳梁離断症候群の定義や分類，責任病巣についてはさまざまな議論があるが，以下，それらを含む前頭葉に関連した行動・行為の抑制障害，異常行動について解説する（表1）．

1）本能性把握反応

　手掌への静的な触覚刺激や，視覚刺激により誘発される把握運動である．非常同的で，刺激に合わせて手を適切な位置に合わせて握る．指示があれば握った手指を開いてつかんだものから手を放すことができるが，一度放しても再びつかもうとする．手すりやベッド柵のそばに来ると，必要がなくても手を伸ばしてつかんだりする．

　前頭葉内側面のうち，主に前部帯状回の損傷により反対側に生じるとされている．

　広範な中大脳動脈領域，特に右半球損傷時には，病巣と同側に把握反応がみられることがあり，同側性本能性把握反応とよばれる．

2）把握反射

　検査者が患者の手掌を遠位方向に圧迫しながらこすり，母指と示指の間から引き抜こうとすると，把握が誘発される．常同的であり，患者自身がその反射を抑制したり，握った手を開いたりすることはほとんどできない．

　補足運動野を中心とした前頭葉内側面の損傷により，主に反対側に生じる．

3）運動保続

　過去に行った単純な動作を反復してしまい，意図的に止められない状態である．鉛筆で何かを書いた後に歯ブラシを渡されると，歯ブラシを鉛筆のように使い，何かを書こうとしてしまう．

　病巣は，前頭葉内側面，また脳梁前部が関与しているともいわれる．

表1　前頭葉に関連した行動・行為の抑制障害，異常行動一覧

本態性把握反応	手掌への静的な触覚刺激や視覚刺激により誘発される把握運動．指示があれば握った手指を開いて手を離すことができる
把握反射	検査者が患者の手掌を遠位方向に圧迫しながらこすり，母指と示指の間から引き抜こうとすると把握が誘発される．握った手を開くことはほとんどできない
運動保続	過去に行った単純な動作を反復してしまい，意図的に止められない状態
拮抗失行	右手の意図的な動作に対して，左手が意志に従わず非協力的に動く現象
道具の強迫的使用	目の前に置かれた物品を，意志に反して右手が強迫的に使用してしまう状態
他人の手徴候	一方の手が，他人の手のように不随意に運動を起こす状態
使用行動	目の前に置かれた物品を使用してしまう行動．両手が協調的に物品を使用する状態
模倣行動	検査者の身振りや物品使用，書字，発言を，指示がないにもかかわらず模倣してしまう状態
環境依存症候群	日常生活場面や社会生活での環境への依存性が更新した状態．使用行動・模倣行動が含まれる．もしくは使用行動・模倣行動がより複雑に現れた状態

4) 拮抗失行

右手の意図的な動作に対して，左手が意志に従わず非協力的に，場合によっては右手の動作を遮るように動く現象である．右手で服を着ようとすると左手が脱がせてしまう，右手でドアを開けようとすると左手が閉めてしまうなどである．

前部帯状回を中心とした右前頭葉内側面，脳梁前方部が関与しているとされており，これらの損傷により左手の運動が解放された状態であるといわれる．

5) 道具の強迫的使用

目の前に置かれた物品を，意志に反して右手が強迫的に使用してしまう状態である．開始された行為は，左手による抑制が成功するまで続く．机上に置かれた鉛筆を右手で取り何かを書く，目の前に置かれたくしを右手でとり髪をとかすなどである．

病巣は，左前頭葉内側面で，左脳梁膝部を含むとされる．

機序としては，左前頭前野からの抑制機能の障害により，右手の行為が解放されて生じると考えられている．

6) 他人の手徴候

一方の手が，あたかも他人の手のように不随意に運動を起こす状態である．自分の意志で止めることができず，把握反射を伴うことが多い．拮抗失行と道具の強迫的使用はこれに含まれるとされることもあるが，他人の手徴候はまさぐるような無目的動作をすることが多い．

病巣は，前頭葉内側面の中大脳動脈領域との分水界領域で，脳梁膝部を含むとされる．

7) 使用行動

目の前に置かれた物品を使用してしまう行動のことである．道具の強迫的使用が右手のみにみられるのに対して，使用行動は両手が目の前に置かれた物品を使用してしまう．目の前に置かれた爪切りで爪を切り始めるなど，両手の動作は協調的である．また，強迫性はなく，命令による抑制が可能である．

病巣は，前頭葉内側面と脳梁であるが，補足運動野は保たれているとされる．両側の前頭前野からの抑制が解除された状態であるが，補足運動野が保たれているため，左右の脳が協調的に活動すると考えられている．

8) 模倣行動

検査者の身振りや物品使用，書字，発言を，模倣の指示がないにもかかわらず模倣してしまう状態である．検査者が「おいでおいで」の動作を行うと，それを真似ておいでおいでをする．

病巣は，前頭葉内側面および脳梁膝部とされる．

9) 環境依存症候群

日常生活場面や社会生活での環境への依存性が亢進した状態であり，使用行動と模倣行動がこれに含まれるとされる．一方，Lhermitte[1]は，使用行動や模倣行動が，より複雑に現れたものを環境依存症候群としており，他人の家の寝室に入った患者がすぐに服を脱ぎ，まるで自分の寝室にいるかのようにベッドシーツを整えて眠ろうとした例や，診察室で机上の血圧計を取り，医師の血圧を正確に計った例，舌圧子を取り，医師の口に持っていき喉の診察をした例などを記載している．

■引用文献

1) Lhermitte F：Human autonomy and the frontal lobes. Part Ⅱ：Patient behavior in complex and social situations：the "environmental dependency syndrome". Ann Neurol 1986；19 (4)：335-43.

■参考文献

1) 石合純夫：失行と関連症状，行為・動作・行動の障害．高次脳機能障害学．第3版．医歯薬出版；2002．p.63-109.
2) 森 悦朗：前頭前野病変による行為障害・行動障害．神経心理学 1996；12 (2)：106-13.
3) 平山惠造：前頭葉病変と行為障害．神経心理学 1993；9 (1)：2-12.
4) 大槻美佳：脳梁および近傍領域損傷による高次脳機能障害．Jpn J Neurosurg 2009；18 (3)：179-86.

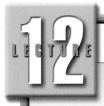

認知機能のとらえ方（1）
失認症

この講義を理解するために

　失認症を有する患者に対してリハビリテーションを実施していくうえでは，最初に失認症の概念について理解しておくことが重要となります．失認症は，さまざまな感覚モダリティ（感覚様式）のうち，どこが障害されるのかによって症状が異なります．このため，それぞれの感覚モダリティを理解し，それぞれの失認症に対する評価とその解釈を学びます．評価とその解釈を深めるためには，失認症患者に対するコミュニケーションの工夫が重要となります．失認症の症状は多彩で，なかには頻度の低い症状もあり，リハビリテーションは各症状に合わせた対応が必要となります．この講義では，失認症の主な症状と，リハビリテーションの概略について学びます．

　この講義の前に，以下の項目を学習しておきましょう．

　　□ 視覚，聴覚，体性感覚など各感覚の経路と機能局在について学習しておく．

　　□ 意識レベル，失語症について復習しておく（Lecture 3，8 参照）．

講義を終えて確認すること

LECTURE
12

失認症（agnosia）

失語症（aphasia）

MEMO
感覚モダリティ
感覚様式のこと．感覚には，視覚，聴覚，触覚，圧覚，痛覚，温度覚，振動覚，味覚，嗅覚などがある．

MEMO
- 感覚（sensation）：明るい，音がする，においがする，触れた，温かいなどの刺激によって生じる素朴な意識体験である．
- 認知（cognition）：これまでの経験に基づいた対象の認識であり，判断や意味づけを伴う．
- 知覚（perception）：感覚と認知の中間に属する意識作用で，感覚を処理できるように弁別する．

1. 失認症の概念

　失認症とは，ある1つの感覚を介して対象物を正しく認知することができない障害を指す．感覚には，視覚や聴覚，触覚など，さまざまなものがあり，このうちの1つの感覚から入力された情報だけでは対象を認識できない症状が失認症である．失認症は，意識清明で，認知症がなく，失語症がないことが前提である．失認症では，患者が失認としての症状を訴えることは少なく，行動や病巣から失認症の存在を疑う．失認症の説明の前に，感覚モダリティ（感覚様式）とその認知過程を解説する．

2. 感覚モダリティ

　失認症を理解するうえで，感覚モダリティの理解を深めることは重要である．感覚モダリティとは，それぞれの感覚器で感知する特有の経験の種類を指し，光，音，触覚，温度などのモダリティが含まれる．異なった受容器をとおして生じた感覚経験はそれぞれ質的に異なり，視覚による経験（絵を見る）は，聴覚による経験（鳴き声を聞く）とは異なる感覚経験となる．それぞれの感覚の経路と脳の機能局在を**図1**[1]に示す．

1）視覚

　感覚で最も情報量が多く重要なものが視覚である．視覚は，網膜の感光細胞で光刺激が電気信号に変換され，その信号が後頭葉の視覚野（視覚中枢）に送られることで生じる感覚である．

　視覚情報は，網膜，視神経，視交叉，外側膝状体，後頭葉の一次視覚野に投射される．その後，頭頂葉に向かう経路（背側視覚路）と側頭葉に向かう経路（腹側視覚路）

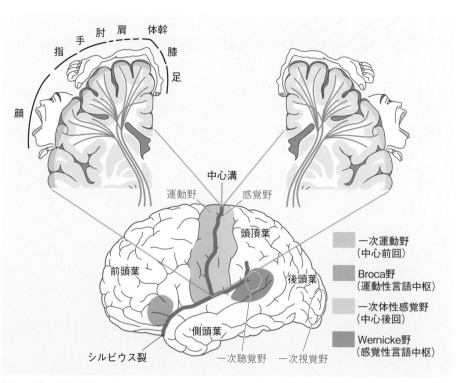

図1　脳の主な機能局在
（石川 朗，大畑光司編：15レクチャーシリーズ理学療法テキスト．神経障害理学療法学Ⅰ．第2版．中山書店；2020．p.24[1]をもとに作成）

表1　各段階における感覚モダリティの認知過程

段階	内容	課題
第1段階	与えられた感覚刺激を同定する	感覚モダリティに基づいた呼称，名称からの物品選択（ポインティング），物品の使用方法の説明
第2段階	意味的知識を明示する	カテゴリー分類，意味的連合
第3段階	感覚刺激を識別する十分な反応の有無を有する	正しく物品を用いるか

に分かれる．加えて，側頭葉では，すべてにおいて対象物の意味や名前についての処理が行われる．

2）聴覚

聴覚は，外耳，中耳，聴神経，聴覚皮質などの器官を使い，音の信号が神経活動情報に変換され，その信号が側頭葉の聴覚野（聴覚中枢）に送られることで生じる感覚である．側頭葉には，Wernicke野（感覚性言語中枢）も存在する．

聴覚情報は，聴覚神経，内側膝状体，側頭葉の一次聴覚野に投射される．

3）体性感覚（触覚，温度覚，痛覚）

体性感覚は，皮膚の機械的受容器，固有受容器，温度受容器などから，部位，強さ，持続時間の情報が，中心溝の後方に位置する感覚野に送られることにより生じる．運動野はその前方に位置し，感覚野，運動野ともに上から順に下肢，上肢，顔面の局在が並んでいる（**図1**）[1]．

体性感覚の情報は，脊髄から脳幹に伝えられ，脊髄視床路として，頭頂葉に投射される．視覚情報と同様に意味処理が行われる[2]．意味処理や蓄積は，言語に置き換えられる情報は左大脳半球，物品の画像，風景，人間の顔などの非言語情報は右大脳半球が主につかさどっている．

4）感覚モダリティの認知過程

物品の認知には3つの段階があり，それぞれの段階に対応する課題で評価される（**表1**）．第1段階は，与えられた感覚刺激の同定であり，ある感覚モダリティで受容された対象を形態として知覚することである．この段階を評価する課題は，その感覚モダリティに基づいた呼称，名称からの物品選択（ポインティング），提示された物品の使用方法の説明である．第2段階は，知覚した物品についての意味的知識を明示することである．この段階を明らかにする課題は，カテゴリー分類や意味的連合（同じ種類に分類する）などである．第3段階は，与えられた感覚刺激について，その刺激を識別するだけの十分な反応を有することである．課題は，正しく物品を用いるかをみる[2]．

以下に，失認症のなかで，視覚失認（相貌失認，街並失認），聴覚失認，触覚失認，身体失認，病態失認について，それぞれの症状や責任病巣を解説する．

3．視覚失認

1）視覚情報の処理経路

視覚情報は視覚中枢に投射された後，背側視覚路と腹側視覚路に分かれる．背側視覚路は，対象の位置や運動について処理する，別名「どこ？」「どのように？」経路である．腹側視覚路は，対象物の色や形を処理する，別名「何？」経路であり，その後，意味や名前についての情報処理へ移行する（**図2**）[3]．

2）視覚失認の概要

視覚失認は，視覚情報の処理経路のうちのどこか1つ，あるいは複数の経路が障害される結果，出現する．視覚失認は，要素的な感覚（光の強弱，対象の大小，運動の

MEMO
スプーンを認知する過程
- 第1段階：スプーンを見て呼称できる．スープを飲むときに使うものと説明できる．
- 第2段階：食事のときに使用する物品である．
- 第3段階：実際にすくってこぼさずに口まで運ぶことができる．

MEMO
脊髄視床路
(spinothalamic tract)
痛覚，温度覚，触覚，圧覚の情報を視床に伝達し，前脊髄視床路（触覚と圧覚に関与）と外側脊髄視床路（痛覚と温度覚に関与）の2つがある．

LECTURE
12

視覚失認（visual agnosia）

視覚情報の処理経路
▶ Lecture 6・図5，Lecture 10・図4，Step up 参照．

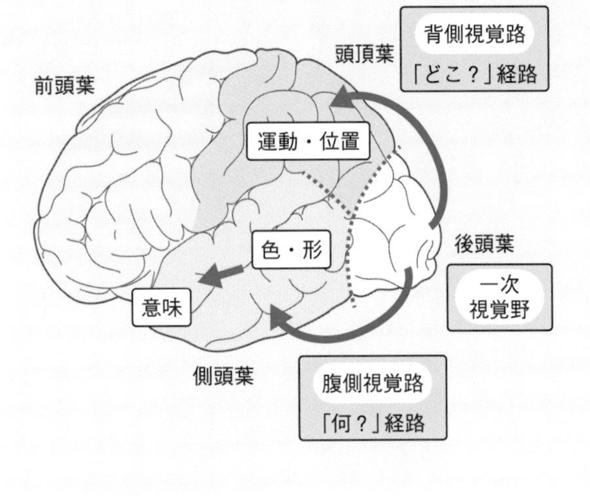

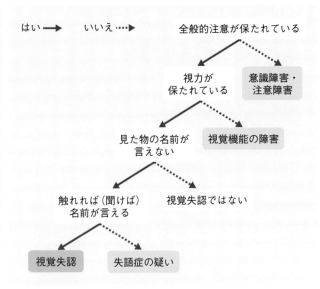

図2 視覚情報の処理経路
（網本 和編：PT・OT のための高次脳機能障害 ABC. 文光堂；2015. p.90[3]）

図3 視覚失認を判断するためのフローチャート
（斎藤尚宏，鈴木匡子：ブレインナーシング 2013；29〈2〉：118-20[4]）

表2 視覚失認の分類とそれぞれの特徴

分類	責任病巣疾患など	検査項目				
		呼称	使用方法（意味）の説明	マッチング	模写	異同分類
統覚型（知覚型）	両側後頭葉一酸化炭素中毒	×	×	×	×	×
連合型	側頭-後頭接合部下部両側損傷，後大脳動脈流域の梗塞	×	×	○	○	○
統合型	両側後頭葉下方水平性上半盲	×	×	△	△	○

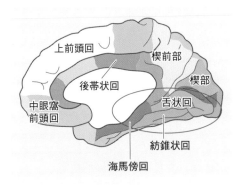

図4 視覚失認の責任病巣
（網本 和編：PT・OT のための高次脳機能障害 ABC. 文光堂；2015. p.94[3]）

MEMO

表象
知覚に基づいて意識に現れる外的対象の像（イメージ）．

MEMO

視覚失認では，視野検査は対座法で指の動き，視野計では光点の検出によって行われる．部分的欠損があっても測定可能である．視力検査は，通常のランドルト環などを用いて測定可能である．

LECTURE 12

方向など）が保たれているのに，その対象物がひとまとまりの表象として把握されない，または表象としては把握されているのに，それが過去において蓄えられている経験と結びつかないため，視覚的に提示された物品が何であるかわからない状態である．

　視覚失認を判断するためのフローチャートを図3[4]に示す．全般的注意が保たれ，視覚を用いない知能検査では大きな問題はなく，視野や視覚，光の強弱には明らかな異常がないにもかかわらず，物品の名前は言えないが，視覚以外の感覚モダリティを用いればその物品を呼称できることから視覚失認と判断できる．

3）視覚失認の分類と責任病巣 （表2，図4[3]）

　視覚失認の分類は，感覚モダリティの認知過程の障害により，統覚型（知覚型），連合型，統合型に分類される．

（1）統覚型（知覚型）

　形を知覚する段階の障害であるため，示された物品を見て名前が言えず，使用方法もわからず，また，形態の認知ができないため，模写，マッチング，異同（異なっているところ）分類が困難である（図5）[5]．

　両側後頭葉の障害で生じ，一般にびまん性で，ほとんどが一酸化炭素中毒などの報告が多い．

120

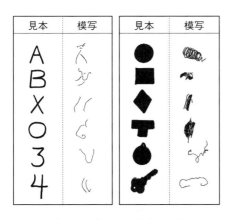
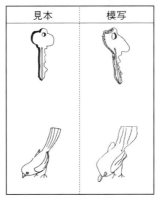
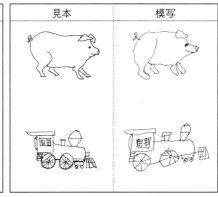

図5　統覚型（知覚型）視覚失認の模写
（Benson DF, Greenberg JP：Arch Neurol 1969；20 〈1〉：82-9[5]）

図6　連合型視覚失認の模写
（Rubens AB, Benson DF：Arch Neurol 1971；24〈4〉：305-16[6]）

表3　標準高次視知覚検査（VPTA）

1. 視知覚の基本機能
2. 物体・画像認知
3. 相貌認知
      熟知相貌
      未知相貌
4. 色彩認知
5. シンボル認知
6. 視空間の認知と操作
7. 地誌的見当識

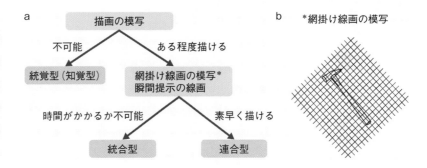

図7　視覚失認の統覚型（知覚型），統合型，連合型の区別
（a：太田久晶：高次脳機能研究 2010；30〈2〉：271-6[9]，b：目黒祐子ほか：臨床神経心理 2004；15：11-8[10]）をもとに作成）

（2）連合型

視覚野が言語野と視覚的記憶の中枢から隔絶された状態であり，形態の認知が可能であるため模写はできるが，それが何であるかを言えない（**図6**）[6]．

（3）統合型

模写と異同分類は可能であるが，対象の形態全体の把握が困難であるため，マッチングが低下し，模写に非常に時間がかかり，部分ごとに模写する様子がみとめられる．責任病巣は両側後頭葉下方で，水平性上半盲を伴うことが多い．両側後大脳動脈領域の梗塞，頭部外傷，変性疾患で生じる．

4）視覚失認の評価と経過

失認症全般の総合的なスクリーニグテストとして，標準高次視知覚検査（VPTA）が，日本高次脳機能障害学会により標準化されている．VPTA は，視知覚の基本機能，物体・画像認知，相貌認知，色彩認知，シンボル認知，視空間の認知と操作，地誌的見当識の項目から成る[7]（**表3**）．視覚失認の統合型と連合型を区別する評価として，網掛け線画の模写と手本の瞬間提示による模写を比較する方法がある[8]．刺激の提示条件の影響を受けにくいのが連合型であり，網掛けや瞬間提示では，著しく低下するのが統合型とされる．視覚失認の統覚型（知覚型），連合型，統合型を区別するフローチャートと網掛け線画の模写の見本を**図7**[9,10]に示す．

視覚失認の長期経過を観察すると，統合型，連合型でも日常物品の認知はかなり改善されることがあり，この場合，物品の色，質感，奥行き，細部情報などを手がかりとして利用していると考えられている．一方，視覚失認を呈した一酸化炭素中毒例の約40年後の再評価において，視力や視野は保たれ，ありふれた物品や線画なら同定

MEMO
水平性上半盲
上半分の視野が見えない視野欠損．

標準高次視知覚検査（Visual Perception Test for Agnosia：VPTA）

LECTURE
12

できるようになったが，その同定方法は，絵の一部だけわかってそこから全体を推定するというもので，複雑なものは困難であったという報告[11]や外傷性脳損傷例の10年後の経過では有意な改善はなく，視覚失認が残存していたとの報告[12]もある．

5) 視覚失認のリハビリテーション

視覚失認のリハビリテーションでは，保たれているモダリティや言語を使用する方法や環境調整などが推奨されている．統覚型（知覚型）視覚失認は，視知覚の基本機能が障害され，模写が困難または不十分であるため，対象の固有の情報を患者に教え，視覚認知自体の練習から開始する．その後，視覚弁別探索と知覚的属性（色や形など），機能的属性（使い方など）などの意味的な情報を誤りなしで学習する方法を組み合わせることで改善したという報告がある[2,8]．

一方，連合型視覚失認は，視覚弁別探索が可能であるが，視覚イメージへのアクセスが障害される．このため，言語で学習した情報だけで物体を認知することが困難である．日常生活に必要な物品を用いて，比較的入力されやすい言語を使い，意味記憶を活性化した後に模写による出力をすることで視覚イメージにアクセスしやすくなり，描画能力や呼称成績が向上することが報告されている[13]．

6) 相貌失認

よく知っている人の顔（相貌）を，見ただけでは誰であるかわからないが，声を聞くと誰であるかわかるという障害である．未知の相貌では，2枚の写真に写っている人物の異同弁別ができなくなることがある．

相貌失認の検査では，家族や友人の認知ができるか，病前はよく知っていた俳優やスポーツ選手が写真でわかるかを検査する．未知の相貌に関しては，異同弁別，マッチング課題を行う．

責任病巣は，両側後頭側頭葉腹側部（舌状回，紡錘状回を含む）とされている．

リハビリテーションでは，熟知した相貌の写真を用いて，顔の特徴を正しく選び，識別する練習において，年齢や性別，表情などの区別は可能となったが，その顔が誰であるかという認識は改善しなかった[14]．このため，代償手段を獲得することが重要で，顔全体，体型，服装などの全体的な視覚情報や，声などの聴覚情報から人物を同定する指導が行われる．

7) 街並失認

視覚失認が風景や建物に選択的に生じた状態である．よく知っている場所の風景や建物，屋内の部分を見てもどこかわからない．このため，状況によっては屋外や屋内で道に迷う．しかし，それが建物であることや道であることはわかり，場所に特徴的な騒音などを聞けば（聴覚を介すると）どこかわかるという障害である．

責任病巣は，右海馬傍回の後部とされている．

リハビリテーションは，言語的手段の活用が中心となる．狭い範囲では，曲がり角までの距離とそこからの方向を言語的に順番に記憶するだけで有効なことがある．広い範囲では，地図を用いた移動が有効となる．地図には交差点などのポイントとなる場所に，標識や目立つ看板などの指標や写真を示すといっそうわかりやすくなる．

4. 聴覚失認

視覚失認よりもまれな症状であるが，聴覚においても環境音，言語，音楽の各カテゴリーにおける認知障害がある．聴覚失認には，環境音失認，純粋語聾がある．

1) 環境音失認

聴覚に問題がないのに，よく知っている環境音を聞いても何の音であるのか認知できないが，話し言葉は理解できており，失語はない．責任病巣は，側頭葉（腹側回

MEMO
誤りなし学習
患者に間違いや試行錯誤をさせず，正しい反応を呈示して定着させる手法で，成功体験を多くする方法である．
▶ Lecture 9 参照．

相貌失認（prosopagnosia）

気をつけよう！
評価の注意点として，課題で用いる相貌の写真は，顔のみのアップとし，眼鏡や制服など，相貌以外からの想起を抑制する．

街並失認（landmark agnosia, agnosia for streets）

聴覚失認（auditory agnosia）

環境音失認（auditory agnosia for environmental sounds）

MEMO
環境音
電話や時計の音，自動車や電車などの乗り物の音，サイレン，風や雷などの自然現象の音，動物の鳴き声など．

LECTURE 12

表4　聴覚失認の分類とそれぞれの特徴

分類	責任病巣	特徴
環境音失認	側頭葉（腹側回路）	よく知っている環境音を聞いてもそれが何であるかわからない
純粋語聾	両側側頭葉	話し言葉を聞いても意味がわからず復唱もできない．文章の音読，理解，発語と書字による表出は可能

路）とされている（**表4**）.

2）純粋語聾

　環境音などの非言語音の理解は問題がないのに，話し言葉を聞いても意味がわからず復唱もできないが，文章の音読，理解，発語と書字による表出は保たれている．責任病巣は，両側側頭葉である（**表4**）.

3）聴覚失認の検査

　最初に聴力検査を行い，次に失語症検査を行う．環境音失認は，よく知っている環境音を録音し，何の音か当ててもらう．口頭で答える方法と，数種類（数枚）の絵を呈示してその中から該当する絵を選んでもらう方法がある．純粋語聾は，語音弁別検査や復唱検査など言語音の認知検査で顕著な低下を示すが，環境音の認知は保たれる．音は聞こえており，言語以外の音の認知も保たれている.

4）聴覚失認のリハビリテーション

　リハビリテーションは，最初に視覚による抹消試験や間違い探しなどで，視覚による注意を高める．話し手の口型や表情など，ジェスチャーがヒントになる場合が多いため，話し手がゆっくりと大きく口を動かして言葉を表出し，不十分でも聞き取れる音と合わせて口の動きを読み取ることで言葉を聞き分ける練習を実施する．単語から短文，長文と提示する文字数を増やす，提示する文字を高頻度語から低頻度語にする，発話速度を徐々に速くするなどで段階づけを行う.

5. 触覚失認

　体性感覚に障害がないのにもかかわらず，物品を触っても何であるかわからないという障害である．手に特徴的な症状である．触れたものの材料（金属，紙，布など）がわからない素材失認，触れたものの形がわからない形態失認，素材や形はわかるが物品名がわからない触覚性失認がある．責任病巣は対側の頭頂葉で，半球の優位性は明らかでない.

　リハビリテーションは，触覚情報を通じて（硬貨や消しゴム，洗濯ばさみなど），手中で握れる大きさの物品を特定する練習から始める．対象物の視覚情報と触覚情報を統合（マッチング）したり，二次元や三次元的なものへと広げていく.

6. 身体失認

　身体失認は身体空間に関する認知障害であり，方向性のある空間的注意障害とされる．半側空間無視とは別の疾患である．身体失認は，身体の両側に同様に生じる両側性の失認と，身体の片側（病巣の対側）のみに生じる片側性の失認に分けられる．両側性の失認として Gerstmann 症候群，片側性の失認として病態失認がある.

1）Gerstmann 症候群

　手指失認，左右失認，失算，失書の四徴候から成る．手指失認は，自分の手指の名称を言えないだけでなく，指示されても自分や他人の指を示すことができない．左右失認は，対象の左右がわからなくなり，間違える．失算は，1桁の足し算や引き算ができなくなる．責任病巣は，左角回とされている.

純粋語聾（pure word deafness）

🔍 MEMO

● **語音弁別検査**
音節のペア（例：ハ，タ）や，アクセントが同じで一部の音が異なる語のペア（例：カサ，カタ）が，同じ音かどうかを答える検査.

● **復唱検査**
音節，単語，文を模倣する検査.検査者は口元を隠し，読話の影響を排除する.

触覚失認（tactile agnosia）

身体失認（asomatognosia）

半側空間無視
▶ Lecture 6, 7 参照.

LECTURE
12

表 5 片麻痺に対する病態失認の評価スケール

1. 患者を仰臥位にして，左上肢を体側に置く
2. 検査者は患者の右手を指し示して，「この手で，反対側の手に触れてください」と指示する

評価スコア
　スコア 0：左手に正確に到達する
　スコア 1：左手に到達するが，躊躇や探索がみられる
　スコア 2：左手に到達する前に，探索を中断する
　スコア 3：左手に向かう動きがみられない

(Bisiach E, et al.：Neuropsychologia 1986；24〈4〉：471-82[15]）

病態失認（anosognosia）

MEMO
病態無関心（anosodiaphoria）
麻痺の存在を認めるが，その重大さに無関心な状態．足は動かないが，立てば歩けるなどと発言すること．

病態失認の評価
▶ Step up 参照．

2) 病態失認

　片麻痺があっても，無視または否認する症状である．右半球損傷による左片麻痺に対して生じる．自発的な訴えはなく，検査者の質問によって明らかになる．主に 1 か月以内の急性期に生じ，慢性期までみられることは少ない．麻痺の存在をみとめていないためリハビリテーションに対するモチベーションが低く，回復に支障をきたす．責任病巣は，右大脳半球の広範囲であり，併発する症状として，左半身の感覚障害，半側空間無視，半側身体失認がある．

　病態失認の評価スケールを**表 5**[15]に示す．この評価は，麻痺側上肢に限定した身体部位の評価であるが，特別な道具を必要とせず，ベッドサイドで行える．

　自己の身体空間の認識が障害され，自己中心座標と物体中心座標の混同が起こり，空間での方向認識（視覚情報をもとにした方向の認識困難，体性感覚を介した運動方向の認識困難）にエラーが生じているため，リハビリテーションでは，イメージ課題や地図の回転課題など，自己の空間および自己と外界との空間の統合（マッチング）が有効である．

■引用文献

1) 阿部浩明：脳の機能と構造 (2)．石川 朗総編集，大畑光司責任編集：15 レクチャーシリーズ理学療法テキスト．神経障害理学療法学 I．第 2 版．中山書店；2020．p.24.
2) Zihl J 著，平山和美訳：脳損傷による視覚障害のリハビリテーション．医学書院；2004．p.158-77.
3) 網本 和編：PT・OT のための高次脳機能障害 ABC．文光堂；2015．p.90，94.
4) 斎藤尚宏，鈴木匡子：失認．ブレインナーシング 2013；29 (2)：118-20.
5) Benson DF, Greenberg JP：Visual form agnosia. A specific defect in visual discrimination. Arch Neurol 1969；20 (1)：82-9.
6) Rubens AB, Benson DF：Associative visual agnosia. Arch Neurol 1971；24 (4)：305-16.
7) 日本高次脳機能障害学会編：標準高次視知覚検査（VPTA：Visual Perception Test for Agnosia）．2003.
8) 稲垣侑士，境 信哉ほか：意味記憶障害を伴った知覚型視覚性失認例に対するリハビリテーションの効果．高次脳機能研究 2011；31 (1)：8-18.
9) 太田久晶：視覚失認─3 つのタイプによる症状区分とそれぞれの責任領域について．高次脳機能研究 2010；30 (2)：271-6.
10) 目黒祐子，平山和美ほか：見えるけれど分からない─連合型視覚失認の一例．臨床神経心理 2004；15：11-8.
11) Sparr SA, Jay M, et al.：A historic case of visual agnosia revisited after 40 years. Brain 1991；114 (Pt 2)：789-800.
12) Kertesz A：Visual agnosia：the dual deficit of perception and recognition. Cortex 1979；15 (3)：403-19.
13) De Renzi E, Faglioni P, et al.：Apperceptive and associative forms of prosopagnosia. Cortex 1991；27 (2)：213-21.
14) 平山和美監訳：脳損傷による視覚障害のリハビリテーション．医学書院；2004．p.158-177.
15) Bisiach E, Vallar G, et al.：Unawareness of disease following lesions of the right hemisphere：anosognosia for hemiplegia and anosognosia for hemianopia. Neuropsychologia 1986；24 (4)：471-82.

■参考文献

1) 石合純夫：高次脳機能障害学．第 3 版．医歯薬出版；2022.

LECTURE
12

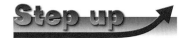

1. 病識の低下と自己認識

　病識の低下をもたらす責任病巣は，左右の頭頂葉および前頭葉である．右頭頂葉の損傷では，左半側空間無視などの障害に対する無視や無関心，左頭頂葉の損傷では，感覚性失語にみられる自分の障害に対する無関心がみられやすい．前頭葉の損傷では，障害の全体像を自覚することが困難となる自己認識（self-awareness）の障害が顕著となり，リハビリテーションを進めるうえで難渋する[1]．

　自己認識は，高次脳機能の階層構造のなかで，最も上位に位置する（図1）．自己認識の障害は，運動麻痺や失語に対する否認のような局所的な病識の低下と，自己の全体を把握するレベルでの病識の低下に分けられる．前頭前野は，皮質下組織との繊維連絡を通して自分の状況に関する感覚情報を受容している．このため，皮質下損傷を受けても病識の低下が起こる．例えば，車椅子で入院している患者が「明日，会社に行くのでリハビリを休みます」と自己の状況にそぐわない発言をする[2]．

2. 病識の低下に関する評価

1）病態失認の評価法

　片麻痺に対する病態失認の評価スケール（講義・表5参照）のほかに，Feinbergらによる評価法を表1[3,4]に示す．病態失認は，問診によってその存在が判明することが多く，評価には質問表を用いる．

2）Catherine Bergego Scale 日本語版（CBS-J）　（Lecture 6・表2参照）

　左半側空間無視の評価法として開発された日常生活の行動観察評価法であり，病態失認としても利用できる．検査者と患者の合計点の差が，患者の病態の認識の得点となる．

3）患者に関する能力評価尺度（Patient Competency Rating Scale：PCRS）　（表2）[5]

　30項目から成る患者の能力（ADL，認知，対人関係，情緒）に関する質問表である．それぞれの質問に対し，患者自身および家族（あるいはよく知る人）が，1点（できない）から5点（簡単にできる）の5段階で評価し，その数値の差を患者の障害認識の指標とする．患者は自分の能力を過大評価しやすい．

3. 病識の低下に対するリハビリテーション

　軽症例と重症例に分けて解説する．

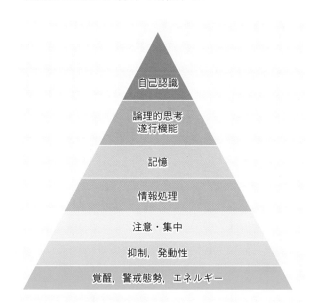

図 1　高次脳機能の階層構造

表 1　片麻痺に対する病態失認のスコア
（Feinbergらの病態失認評価法）

1. どこか力の弱いところはありますか？
2. 腕が原因で何か困っていませんか？
3. （腕が）正常だと感じますか？
4. （腕は）前と同じように使うことができますか？
5. 腕が使えなくなることに不安なことはありませんか？
6. あなたの腕の感覚は正常ですか？
7. あなたの主治医は腕に麻痺があると言っています．そう思いますか？
8. （左空間で検査者が左手を持ち上げてから落として）力が入らないようですが，そう思いますか？
9. （右空間で検査者が左手を持ち上げてから落として）力が入らないようですが，そう思いますか？
10. 右手を使って左手を持ち上げてください．左手に力が入らないと思いますか？

採点方法
　各質問に対する回答を3段階で評定して合計点を出す
　　0点：障害に気づいている
　　0.5点：障害の一部に気づいている
　　1点：障害にまったく気づかない or 否定する

（Feinberg TE, et al.：J Neurol Neurosurg Psychiatry 2000；68〈4〉：511-3[3]，浅沼 満：MB Medical Rehabilitation 2021；265：32-41[4]）

LECTURE 12

表2 患者に関する能力評価尺度（PCRS）

1. 自分の食事を用意することにどの程度問題がありますか	17. 自分がよく知っている人と議論することはできますか
2. 着替えをすることにどの程度問題がありますか	18. 他の人の批判を受け入れることはできますか
3. 歯磨きや化粧などの動作にどの程度問題がありますか	19. 泣いたり叫んだりすることをコントロールできますか
4. 食後の皿洗いにどの程度問題がありますか	20. 友人といるときに，適切に振る舞うことはできますか
5. 洗濯をすることにどの程度問題がありますか	21. 他の人へのやさしい気持ちを表現できますか
6. 家計の管理をすることにどの程度問題がありますか	22. 集団行動に参加することはできますか
7. 時間の約束を守ることにどの程度問題がありますか	23. 自分の行いや言動が他人に及ぼす影響を理解できますか
8. グループの中で会話を始めることにどの程度問題がありますか	24. 毎日の計画を立てるのにどの程度問題がありますか
9. 疲れていたり飽きたりしても仕事を続けることはできますか	25. 新しい指示を理解することに，どの程度問題がありますか
10. 昨日の夕食の内容を思い出すことはできますか	26. 自分の毎日の役割を果たすことはできますか
11. よく会う人の名前を思い出すことはできますか	27. 何か困ったことが起きたとき，自分の感情をコントロールできますか
12. 毎日の自分の予定を覚えることはできますか	28. 自分の気持ちを沈ませないでいることはできますか
13. 自分がしなければならないことを覚えることはできますか	29. 自分の気分が毎日の行動に影響しないようにすることはできますか
14. もし車の運転をしなければならないとしたら，どの程度問題がありますか	30. 笑うことをコントロールすることはできますか
15. 混乱したときに誰かの助けを借りることはできますか	
16. 予想していない変化に適応することはできますか	

（Prigatano GP, et al：Neuropsychological Rehabilitation after Brain Injury. Johns Hopkins University Press；1986. p.96-118[5]）

1）軽症例

自分の障害を否定することなく障害に対するリハビリテーションを受け入れることができる場合，教示方法としては，疾患と病状について，口頭や紙面を利用して説明を繰り返す．画像所見を用いた説明や，第三者の意見の提示，家族と本人の視点の相違を示すことも有効である．

体験学習とフィードバックでは，行動を起こす前に自分の完遂度を予測してもらい，実際の行動結果と比較する．フィードバックは，自らの誤りを直視し，修正してもらう．この過程で大切なことは自分の能力を予測することで，強みを明確にすることも重要である．強みを活かした指導によって成功体験を積み重ねることが自信につながり，自己効力感を育み，病識の低下の改善につながる．

2）重症例

病識を促すことに焦点を当てず，日常生活や作業活動

図2 片麻痺に対する病態失認のモデル
（Y shape モデル）
（渡邉 修：MB Medical Rehabilitation 2021；265：7-14[2]，Gracey F, et al.：Neuropsychol Rehabil 2009；19〈6〉：867-90[6]）

について，できることを徐々に増やし，成功体験を重ね，自信をつけてもらう．この際，成功しやすいように環境を調整し，具体的なゴールを患者とともに設定する．

Y shape モデルが示すように，現在の自分像と過去から描いてきた自分像とが解離しているという感覚を，各種の活動をとおして近づけ，新たな自己を形成し，社会参加に結びつけることが，病識の低下に対するアプローチとして重要である（図2）[2,6]．

■引用文献

1) 石合純夫：高次脳機能障害学．第3版．医歯薬出版；2022．p.111-48.
2) 渡邉 修：前頭葉損傷に起因する病識低下に対するリハビリテーションアプローチ．MB Medical Rehabilitation 2021；265：7-14.
3) Feinberg TE, Roane DM, Ali J：Illusory limb movements in anosognosia for hemiplegia. J Neurol Neurosurg Psychiatry 2000；68（4）：511-3.
4) 浅沼 満：身体失認に対する理学療法．MB Medical Rehabilitation 2021；265：32-41.
5) Prigatano GP, Fordyce DJ：Cognitive dysfunction and psychosocial adjustment after brain injury. In：Prigatano GP, et al. eds. Neuropsychological Rehabilitation after Brain Injury. Johns Hopkins University Press；1986. p.96-118.
6) Gracey F, Evans JJ, Donna Malley D：Capturing process and outcome in complex rehabilitation interventions：A "Y-shaped" model. Neuropsychol Rehabil 2009；19（6）：867-90.

13 認知機能のとらえ方 (2)
認知症

到達目標

- 認知症の原因疾患と発現メカニズム，中核症状と周辺症状について理解する．
- 認知症の評価方法とその解釈について理解する．
- 認知症に対するコミュニケーションの工夫を理解する．
- 認知症におけるリハビリテーションを理解する．

この講義を理解するために

　認知症患者にリハビリテーションを実施するうえで，原因となる疾患や発現メカニズムを理解しておくことは重要です．この講義では，疫学的な概要をふまえ，その原因疾患，発現メカニズムを理解した後，認知症の中核症状と周辺症状や認知症に対する評価とその解釈を学びます．認知症は，早期発見が重要となります．スクリーニング検査やその他の評価法とリハビリテーションについても学習します．

　また，認知症では，全般にわたり重要となる患者と治療者の関係づくりの基本であるコミュニケーションに問題が起こることも多くみられます．認知症に対する効果的なリハビリテーションを行うために，評価と解釈を進めるうえでのコミュニケーションの工夫についても学びます．

　この講義の前に，以下の項目を学習しておきましょう．

　　□ 加齢に伴う生理的健忘，せん妄，うつ病，統合失調症について学習しておく．
　　□ 認知症と併存しやすい疾患とそのリスク管理について学習しておく．

講義を終えて確認すること

　　□ 認知症の概念が理解できた．
　　□ 認知症の評価と解釈の方法が理解できた．
　　□ 認知症の評価と解釈を進めるためのコミュニケーションの工夫が理解できた．
　　□ 認知症におけるリハビリテーションの必要性が理解できた．

認知症（dementia, major neurocognitive disorder）

WHO（World Health Organization；世界保健機関）

国際疾病分類第 10 版（International Statistical Classification of Diseases and Related Health Problems, Tenth Revision：ICD-10）

精神疾患の分類と診断の手引き第 5 版（Diagnostic and Statistical Manual of Mental Disorders, Fifth Edition：DSM-5）

ADL（activities of daily living；日常生活活動）

手段的 ADL（instrumental activities of daily living：IADL）

📝 MEMO
● 幻覚：実際には存在しないものを見たり聞いたり感じたりする症状.
● 妄想：外的現実について間違った推理に基づく誤った判断ないし観念をいい，内容の修正が困難で，理論的な説明によって訂正できない.

アルツハイマー（Alzheimer）型認知症

📖 調べてみよう
指定難病
治療方法が確立しておらず，長期の療養を必要とすることで大きな経済的負担を強いる. 国が「難病の患者に対する医療等に関する法律」に定められる基準に基づいて医療費助成制度の対象としている疾患.

LECTURE
13

📝 MEMO
指定難病の例
● ハンチントン病
常染色体優性遺伝形式をとり，舞踏病運動を主体とする不随意運動と精神症状，認知症を主症状とする慢性進行性神経変性疾患.

1. 認知症とは

　認知症とは，正常に達した認知機能が後天的な脳の障害によって持続的に低下し，日常生活や社会生活に支障をきたすようになった状態をいう. WHO（世界保健機関）による「国際疾病分類第 10 版（ICD-10）」では，認知症は，通常，慢性あるいは進行性の脳疾患によって生じ，記憶，指向，見当識，理解，計算，学習，言語，判断など多数の高次脳機能障害から成る症候群と定義されている（**表1**）[1]. また，アメリカ精神医学会による「精神疾患の分類と診断の手引き第 5 版（DSM-5）」では，神経認知領域は，複雑性注意，遂行機能，学習および記憶，言語，知覚-運動，社会的認知の 6 領域のうち，1 つ以上の機能低下に加えて，それらが手段的 ADL（IADL）の自立を阻害することをあげている. DSM-5 では，神経認知障害群（neurocognitive disorders）という新たな用語が導入され，dementia の代わりに major neurocognitive disorder という用語が用いられ，軽度認知障害（mild neurocognitive disorder）が加えられた（**表2**）[2]. 日本では，この軽度認知障害は，一般に MCI（mild cognitive impairment）とよばれている.

　認知症発症の有病率は，年齢に相関している（**図1**）[3]. 認知症と区別する病態として，生理的健忘，せん妄，うつ病，統合失調症があげられる. これらの病態により幻覚や妄想，不穏などの認知症と似た症状が現れる場合があるが，認知症とは異なるので注意を必要とする（**表3**）.

2. 原因疾患

　認知症の原因疾患は，神経変性疾患，脳血管疾患（脳血管性認知症），その他の原因疾患に大きく分類される（**表4**）. 発症頻度は，アルツハイマー型認知症が最も高

表 1　国際疾病分類第 10 版（ICD-10）による認知症の診断基準の要約

G1. 以下の各項目を示す証拠が存在する
1）記憶力の低下：新しい事象に関する著しい記憶力の減退. 重症の例では，過去に学習した情報の想起も障害され，記憶力の低下は客観的に確保されるべきである
2）認知能力の低下：判断と思考に関する能力の低下や情報処理全般の悪化であり，従来の遂行能力水準からの低下を確認する
1），2）により，日常生活動作や遂行能力に支障をきたす
G2. 周囲に対する認識（すなわち，意識混濁がないこと）が，基準 G1 の症状をはっきりと証明するのに十分な期間，保たれていること. せん妄のエピソードが重なっている場合には認知症の診断は保留
G3. 次の 1 項目以上を認める 1）情緒易変性 2）易刺激性 3）無感情 4）社会的行動の粗雑化
G4. 基準 G1 の症状が明らかに 6 か月以上存在していて確定診断される

（融 道男，中根允文監訳：ICD-10 精神および行動の障害—臨床記述と診断ガイドライン. 新訂版. 医学書院；2005. p.53-79[1]）

表 2　精神疾患の分類と診断の手引き第 5 版（DSM-5）による認知症の診断基準

A. 1 つ以上の認知領域（複雑性注意，遂行機能，学習および記憶，言語，知覚-運動，社会的認知）において，以前の行為水準から有意な認知の低下があるという証拠が以下に基づいている
（1）本人，本人をよく知る情報提供者，または臨床家による，有意な認知機能の低下があったという懸念，および
（2）標準化された神経心理学的検査によって，それがなければ他の定量化された臨床的評価によって記録された，実質的な認知行為の障害
B. 毎日の活動において，認知欠損が自立を阻害する（すなわち，最低限，請求書を支払う，内服薬を管理するなどの，複雑な手段的日常生活動作に援助を必要とする）
C. その認知欠損は，せん妄の状況でのみ起こるものではない
D. その認知欠損は，他の精神疾患によってうまく説明されない（例：うつ病，統合失調症）

（日本精神神経学会監，高橋三郎，大野 裕監訳：DSM-5 精神疾患の分類と診断の手引き. 医学書院；2014. p.282-300[2]）

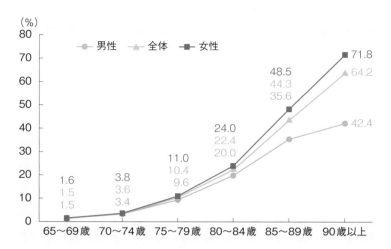

図 1　認知症の有病率
（朝田 隆〈研究代表〉：都市部における認知症有病率と認知症の生活機能障害への対応．厚生労働科学研究費補助金 認知症対策総合研究事業．総合研究報告書．2013[3]）

表 4　認知症の主な原因疾患

分類		原因疾患
1．神経変性疾患	アルツハイマー型認知症	
	非アルツハイマー型認知症	レビー小体型認知症，前頭側頭葉変性症，認知症を伴うパーキンソン（Parkinson）病，ハンチントン（Huntington）病など
2．脳血管疾患	血管性認知症（脳血管性認知症）	
3．その他の原因疾患	内分泌疾患，代謝性疾患，中毒性疾患	アルコール関連脳症，薬物中毒，肝性脳症，低酸素脳症など
	感染性疾患	クロイツフェルト・ヤコブ（Creutzfeldt-Jakob）病，髄膜炎など
	腫瘍性疾患	脳腫瘍（原発性，続発性）など
	外傷性疾患	慢性硬膜下血腫，頭部外傷後遺症など
	中枢免疫疾患	神経ベーチェット（Behçet）病，多発性硬化症など
	その他	サルコイドーシスなど

表 3　認知症と区別する病態

生理的健忘	● 通常，体験に対する部分的な物忘れであり，進行しないか，緩徐に進行し，病識が保たれている ● 日時の見当識は保たれ，日常生活へ支障をきたすことが少ない
せん妄	● なんらかの身体的な要因により，直接，間接に生じた急性の脳機能障害である ● 時間経過とともに重症度が変動する注意障害（まとまりのない会話や行動）や睡眠・覚醒リズムの障害（いわゆる昼夜逆転）を特徴とする
うつ病	● うつ病とうつ状態による偽性認知症は，動作・思考緩慢や集中困難を生じ，記憶力の低下や判断の障害が起こり，自覚症状として記銘力障害を訴え，認知症と間違われることがある ● 抗うつ薬が著効する
統合失調症	● 一般的に発症年齢が若く，多彩な認知機能障害を示すが，認知症ほど重篤ではない

MEMO
指定難病の例（つづき）
● クロイツフェルト・ヤコブ病
神経難病であるプリオン病の一つ．抑うつ，不安などの精神症状で始まり，進行性認知症，運動失調などを呈し，発症から1～2年で全身衰弱，呼吸不全，肺炎などを生じ死亡する．
● ベーチェット病
口腔粘膜のアフタ性潰瘍，外陰部潰瘍，皮膚症状，眼症状の4つの症状を主症状とする慢性再発性の全身性炎症性疾患．
● 多発性硬化症
中枢神経系の脱髄疾患の一つ．炎症によって髄鞘が壊れ，なかの電線がむき出しになる病気が脱髄疾患．この脱髄が斑状に中枢神経のあちこちにでき（脱髄斑という），神経症状の再発を繰り返す．
● サルコイドーシス
主に類上皮細胞やリンパ球などの集合でできた肉芽腫という結節がリンパ節，眼，肺，心臓など，全身の臓器にできる疾患．

血管性認知症（vascular dementia：VaD）
レビー小体型認知症（dementia with Lewy bodies：DLB）
BPSD（behavioral and psychological symptoms of dementia；認知症に伴う行動障害と心理症状）

く，次いで血管性認知症，レビー小体型認知症の順とされる[4]．

　客観的な記憶障害はあるが認知症とはいえない状態をMCI（軽度認知障害）という．MCIは，正常と認知症の中間状態で，物忘れがあるが，日常生活に支障がないとされる．正常な人では年間1～2％が認知症を発症するのに対し，MCIでは10～30％が発症するため，認知症の前駆状態と考えられている[4]．

3.　発現メカニズム

　認知症で発現する症状は，高次脳機能障害およびBPSD（認知症に伴う行動障害と心理症状）であるため，高次脳機能障害のメカニズムを理解する．また，BPSDは精神症状であるため，ドパミン系，セロトニン系などの伝達物質のはたらきと薬物の理解が必要である．ドパミンは，運動制御や意欲，報酬系に関与し，セロトニンは，睡眠や気分，情動行動に関与する．

　アルツハイマー型認知症は，病理学的には，神経原線維の変化（リン酸化タウ蛋白質の沈着）と老人斑（アミロイドβ蛋白質の沈着）が観察されるなどの特徴があるが，血管性認知症は，脳血管疾患の種類，病巣の部位や大きさによって大きく異なる．

LECTURE **13**

4. 症状

　認知症は，中核症状と周辺症状に分けられ（**図2**），**表5**[5]に示すような症状または障害と日常生活で観察される行動がある.

　認知症を有する高齢者では，顕著に下肢筋力が低下している．これは活動性の低下による二次的な筋力低下と骨格筋量の低下，運動単位の発火頻度の低下，主動筋−拮抗筋における共収縮の増加など加齢に伴う生理的変化，課題に対する最大努力の困難さ，大脳基底核および中脳の機能障害に起因する相反性抑制の障害によることが示唆されている[6].

　このような中核症状と周辺症状，運動機能障害によって，初期には家事，買い物，金銭管理，電話の使用などのIADLから障害され，次いでADLである起居・移動，食事，排泄，更衣，整容，入浴動作などが障害される.

5. 臨床評価

　中核症状，BPSD，運動機能障害，IADL，ADLを評価する．評価においては，鑑別のためのカットオフ値が設定されているが，あくまでも目安である．検査結果は，

覚えよう！
中核症状は，記憶障害，見当識障害，遂行機能障害，その他の高次脳機能障害などの認知機能障害である．周辺症状は，中核症状により引き起こされるBPSD（行動障害と心理症状）である．行動障害には，徘徊，不穏，攻撃性，逸脱行為などがあり，心理症状としては，幻覚，妄想，抑うつ，無気力，無関心，不安などがある.

ここがポイント！
認知症をきたす多くの疾患においてパーキンソニズムが出現するため，転倒の一因になる.

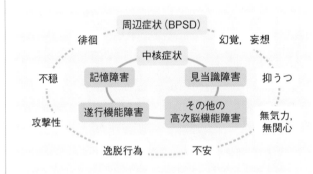

図2　認知症の中核症状と
　　　周辺症状
BPSD：認知症に伴う行動障害と心理症状.

表5　認知症に伴う症状または障害と日常生活で観察される行動

症状または障害			日常生活で観察される行動
中核症状	記憶障害		約束事や物の置き場所がわからなくなる 同じことを繰り返し話す
	見当識障害		時間やよく知っている場所がわからなくなる 人との関係がわからなくなる
	遂行機能障害		計画や段取りを立てて行動できない
	その他の高次脳機能障害		考えるスピードが遅くなる 以前使用できていた家電やATMなどの操作ができない
周辺症状（BPSD）	行動障害	徘徊	歩き回る
		不穏	落ち着きなくやたらと手足を動かす 場にそぐわない大声を出す
		攻撃性	近親者を罵ったり，言いがかりをつけたりする 介護者を引っかいたり，噛みついたりする
		逸脱行為	入浴を拒否する 排泄物をもてあそぶ
	心理症状	幻覚，妄想	物を盗まれたなど事実でないことを思い込む（物とられ妄想） 自分の配偶者が浮気をしているという（嫉妬妄想）
		抑うつ	喜怒哀楽が少ない．表情が乏しい．物事に興味を示さない．食欲がなく，よく眠れない
		無気力，無関心	以前行っていた趣味や活動に興味を示さなくなる（アパシー）
		不安	些細なことで不安になり，必要以上に他者にたずねる

（網本 和編：PT・OTのための高次脳機能障害ABC. 文光堂；2015. p.41[5]をもとに作成）

生活環境，教育歴，職業歴などが影響しやすく，検査時の気分や体調，周囲の状況，緊張状態によっても差が生じる可能性がある．レビー小体型認知症は，発症初期から認知機能の変動がみられ，アルツハイマー型認知症も調子の良い日と悪い日がある．このため，認知機能検査を行う場合は，すぐに検査をするのではなく，認知機能の動揺や緊張状態を考慮したうえで実施する．また，学習効果があることも念頭におく．

認知症は，本人に自覚がないまま発症し進行するため病識が低く，家族や介護者からも情報収集し，総合的に把握する．

1）スクリーニング検査　（表6）

（1）MMSE-J（精神状態短時間検査 改訂日本版）

MMSEは，1975年にFolsteinらが作成した検査であり，これをもとに作成されたのがMMSE-J[7]である．検査は，見当識，記銘，注意と計算，再生，呼称，復唱，理解，読字，書字，描画の10カテゴリーで30問の構成である．総得点は30点満点で，23点以下を軽度認知症，24点以上〜27点以下をMCI，28点以上を健常と暫定的に弁別されている．

（2）改訂長谷川式簡易知能評価スケール（HDS-R）（表7）

見当識，短期記憶，ワーキングメモリ，視覚記銘力，言語の流暢性の9問の構成となる．質問がすべて言語課題である点がMMSE-Jと異なる．総得点は30点満点で，20点以下を認知症の疑いありとする．

> **気をつけよう！**
> 意識障害や失語症，失行症などにより，正確に評価できない場合がある．

表6　主な認知症検査
- MMSE-J（Mini Mental State Examination-Japanese；精神状態短時間検査 改訂日本版）
- 改訂長谷川式簡易知能評価スケール（Hasegawa's Dementia Scale-Revised：HDS-R）
- 日本語版MoCA（Montreal Cognitive Assessment-Japanese version：MoCA-J）
- ACE-R（Addenbrooke's Cognitive Examination-Revised）日本語版
- ACE-Ⅲ（Addenbrooke's Cognitive Examination Ⅲ）
- N式老年者用精神状態尺度（NMスケール）
- 日本語版COGNISTAT認知機能検査
- ADAS-cog（Alzheimer's Disease Assessment Scale-cognitive subscale）
- 日本語版アルツハイマー病評価スケール（Alzheimer's Disease Assessment Scale-cognitive subscale Japanese version：ADAS-Jcog）
- SIB（Severe Impairment Battery）日本語版
- SCIRS（Severe Cognitive Impairment Rating Scale）日本語版

表7　改訂長谷川式簡易知能評価スケール（HDS-R）

質問内容		配点
1. お歳はいくつですか？（2年までの誤差は正解）		0,1
2. 今日は何年の何月何日ですか？	年	0,1
何曜日ですか？	月	0,1
［年月日，曜日が正解でそれぞれ1点ずつ］	日	0,1
	曜日	0,1
3. 私たちが今いるところはどこですか？ ［自発的にでれば2点，5秒おいて家ですか？ 病院ですか？ 施設ですか？のなかから正しい選択をすれば1点］		0,1,2
4. これから言う3つの言葉を言ってみてください あとでまた聞きますのでよく覚えておいてください ［以下の系列のいずれか1つで，採用した系列に○印をつけておく］ 1：[a]桜 [b]猫 [c]電車　2：[a]梅 [b]犬 [c]自動車		0,1 0,1 0,1
5. 100から7を順番に引いてください	93	0,1
［100-7は？ それからまた7を引くと？ と質問する 最初の答えが不正解の場合，打ち切る］	86	0,1
6. 私がこれから言う数字を逆から言ってください	2-8-6	0,1
［6-8-2，3-5-2-9を逆に言ってもらう，3桁逆唱に失敗したら，打ち切る］	9-2-5-3	0,1
7. 先ほど覚えてもらった言葉をもう一度言ってみてください ［自発的に回答があれば各2点，もし回答がない場合 以下のヒントを与え正解であれば1点］ [a]植物 [b]動物 [c]乗り物		[a]0,1,2 [b]0,1,2 [c]0,1,2
8. これから5つの品物を見せます それを隠しますので何があったか言ってください ［時計，鍵，タバコ，ペン，硬貨など必ず相互に無関係なもの］		0,1,2 3,4,5
9. 知っている野菜の名前をできるだけ多く言ってください ［答えた野菜の名前を右欄に記入する．途中で詰まり，約10秒間待っても出ない場合にはそこで打ち切る］ 0〜5個＝0点，6個＝1点，7個＝2点， 8個＝3点，9個＝4点，10個＝5点		0,1,2 3,4,5
	合計点数	

2）その他の認知症の評価　（表6）

　軽度の認知症やMCIの場合，日本語版MoCA（MoCA-J）やACE-R日本語版などが使用される．MoCA-Jは，MMSE-Jよりも記憶課題の負荷が高く，また，前頭葉機能のスクリーニングが含まれている．視空間，遂行機能，命名，記憶，注意力，復唱，語想起，抽象概念，遅延再生，見当識で構成され，25点以下の場合にMCIが疑われる．

　アルツハイマー型認知症では，早期から障害されやすい記憶，視空間認知などを中心としたADAS-cogの日本語版（ADAS-Jcog）が用いられる．これは，全問正解で0点，全問不正解で70点となり，得点が高いほど認知機能障害が重度である．また，重度認知症に対する評価法として，SIB日本語版，SCIRS日本語版があり，その有用性が確認されている．いずれの評価法もカットオフ値だけで異常と判断するのではなく，病前や評価時の様子を十分考慮して判断する．

表8　観察による評価，ADL・IADL・QOLの評価

評価内容	検査名
BPSD	NPI（Neuropsychiatric Inventory）
ADL，IADL	PSMS（Physical Self-Maintenance Scale）　IADL尺度
全般的重症度	臨床的認知症尺度（Clinical Dementia Rating：CDR）
QOL	SF-36（Medical Outcome Study〈MOS〉36-Item Short-Form Health Survey）　EQ-5D（EuroQol Instrument）　QOL-AD（Quality of Life in Alzheimer's Disease）

BPSD：認知症に伴う行動障害と心理症状．

表9　IADL（手段的ADL）尺度

項目	採点 男性	女性
A　電話を使用する能力		
1．自分から電話をかける（電話帳を調べたり，ダイアル番号を回すなど）	1	1
2．2，3のよく知っている番号をかける	1	1
3．電話に出るが自分からかけることはない	1	1
4．まったく電話を使用しない	0	0
B　買い物		
1．すべての買い物は自分で行う	1	1
2．小額の買い物は自分で行える	0	0
3．買い物に行くときはいつも付き添いが必要	0	0
4．まったく買い物はできない	0	0
C　食事の準備		
1．適切な食事を自分で計画し準備し給仕する		1
2．材料が供与されれば適切な食事を準備する		0
3．準備された食事を温めて給仕する，あるいは食事を準備するが適切な食事内容を維持しない		0
4．食事の準備と給仕をしてもらう必要がある		0
D　家事		
1．家事を一人でこなす，あるいは時に手助けを要する（例：重労働など）		1
2．皿洗いやベッドの支度などの日常的仕事はできる		1
3．簡単な日常的仕事はできるが，妥当な清潔さの基準を保てない		1
4．すべての家事に手助けを必要とする		1
5．すべての家事にかかわらない		0
E　洗濯		
1．自分の洗濯は完全に行う		1
2．ソックス，靴下のゆすぎなど簡単な洗濯をする		1
3．すべて他人にしてもらわなければならない		0
F　移送の形式		
1．自分で公的輸送機関を利用して旅行したり自家用車を運転する	1	1
2．タクシーを利用して旅行するが，その他の公的輸送機関は利用しない	1	1
3．付き添いがいたり皆と一緒なら公的輸送機関で旅行する	1	1
4．付き添いか皆と一緒で，タクシーか自家用車に限り旅行する	0	0
5．まったく旅行しない	0	0
G　自分の服薬管理		
1．正しいときに正しい量の薬を飲むことに責任がもてる	1	1
2．あらかじめ薬が分けて準備されていれば飲むことができる	0	0
3．自分の薬を管理できない	0	0
H　財産取り扱い能力		
1．経済的問題を自分で管理して（予算，小切手書き，掛金支払い，銀行へ行く）一連の収入を得て，維持する	1	1
2．日々の小銭は管理するが，預金や大金などでは手助けを必要とする	1	1
3．金銭の取り扱いができない	0	0

男性0〜5点，女性0〜8点．

（Lawton MP, Brody EM：Gerontologist 1969；9〈3〉：179-86[8]）

LECTURE
13

3) 観察による評価，ADL・IADL の評価　（表8）

　BPSD や ADL，全般的な重症度は，観察によって評価する．観察による認知症の評価法は複数報告されており，日本語版も作成されている．PSMS は，基本的 ADL 6 項目（排泄，食事，着替え，身繕い，移動能力，入浴）を介護者が評価する．Lawton の IADL 尺度は，8 項目（電話を使用する能力，買い物，食事の準備，家事，洗濯，移送の形式，自分の服薬管理，財産取り扱い能力）を評価する（表9）[8]．

4) QOL の評価　（表8）

　認知症患者の QOL 評価は，十分行われているとはいえない．QOL の評価法としては，自己評価と他者評価に大別される．自己評価は，認知症が進むと回答が困難になり，他者評価は，観察者バイアスを含むなどの問題がある．全般的な健康関連 QOL の評価としては，SF-36，EQ-5D がある．QOL-AD は，認知症に特化した評価法である．身体的健康，活力，気分，生活環境，記憶，家族，結婚，友人，自分自身に関する全般，家事をする能力，何か楽しいことをする能力，お金，過去から現在までの生活全体の 13 項目から成る．各項目は 4 段階評価で，総得点は 13〜52 点で高得点ほど QOL が高いことを示す．軽度から中等度の認知症を対象とした自己評点式の評価表である．

　臨床的認知症尺度（CDR）は，記憶，見当識，判断力と問題解決，社会適応，家庭状況および趣味・関心，介護状況の 6 つの項目について，本人と家族・介護者からの情報をもとに評価するもので，各項目の重症度を 5 段階で判定できる（表10）[9]．

💡 **ここがポイント！**

スクリーニング検査は，そのカットオフ値や総合点のみに注目するのではなく，各項目や変化に注目する．また，教育歴，生活歴や検査者や日内変動など環境要因を確認し，疾患特性との関連を考察する．

ロートン（Lawton MP）

QOL（quality of life；生活の質）

表10　臨床的認知症尺度（CDR）

	健康 （CDR 0）	認知症の疑い （CDR 0.5）	軽度認知症 （CDR 1）	中等度認知症 （CDR 2）	重度認知症 （CDR 3）
記憶	記憶障害なし 若干のもの忘れ	一貫した軽いもの忘れ 出来事を部分的に思い出す良性健忘	中等度の記憶障害 特に最近の出来事に対するもの 日常生活に支障	重度の記憶障害 高度に学習した記憶は保持 新しいものはすぐに忘れる	重度の記憶障害 断片的記憶のみ残存
見当識	見当識障害なし	時間的な関連性に軽度の障害がある以外は見当識障害なし	時間的な関連性に中等度の障害 検査では場所の見当識はあるが，他の場所では地誌的失見当がみられることがある	時間的関連性に重度の障害がある 通常，時間の失見当がみられ，しばしば場所の失見当がある	人物への見当識のみ
判断力 問題解決	日常生活での問題解決に支障なし 過去の行動に関する判断も適切	問題解決，類似や相違の理解に軽度の障害	問題解決，類似や相違の理解に中等度の障害 社会的な判断は通常，保たれている	問題解決，類似や相違の理解に重度の障害 社会的な判断は通常，障害されている	問題解決不能 判断不能
社会適応	仕事，買い物，商売，金銭の管理，ボランティア，社会グループで普段の自立した機能を果たせる	左記の活動で軽度の障害がある，その疑い	左記の活動のいくつかには参加できるが，自立した機能を果たすことはできない 表面的には正常に見える	家庭外では自立した機能を果たすことができない 一見，家庭外の活動にかかわれるように見える	家庭外では自立した機能は果たせない 家庭外での活動に参加できるようには見えない
家庭状況 趣味・関心	家庭での生活，趣味や知的関心は十分に保たれている	家庭での生活，趣味や知的関心が軽度に障害されている	家庭での生活に軽度であるが明らかな障害がある．より複雑な家事はできない 複雑な趣味や関心は喪失	単純な家事はできる 非常に限られた関心がわずかにある	家庭不適応
介護状況	セルフケアは完全にできる	左同	時に励ましが必要	着衣や衛生管理，身の回りのことに介助が必要	日常生活に多大な介助が必要 しばしば失禁

（Hughes CP, et al.：Br J Psychiatry 1982；140：566-72[9]）

LECTURE
13

5) 介護負担

　介護負担については，Zarit 介護負担尺度日本語版（J-ZBI）があり，22 項目の自記式で介護者の介護負担感を測定する．J-ZBI は，personal strain（介護に対する否定的な感情），role strain（介護により生活に支障をきたす程度）の 2 因子から成り，0 点（思わない）から 4 点（いつも思う）の 5 段階から選択し回答する．得点範囲は 0〜88 点で，得点が高いほど負担感が強いことを示す．日本においては，荒井ら[10] により Zarit 介護負担尺度日本語版（J-ZBI）およびその短縮版（J-ZBI_8）が開発され，それぞれの信頼性，妥当性が確認されている．

6. 介入方法

1) コミュニケーションの工夫

　認知症患者は，言語的コミュニケーションよりも非言語的コミュニケーションを重要視することが特徴であるため，言語だけでなく，表情や視線，動作や声のトーンなどの非言語的なメッセージを注意深く観察し，その場に合わせて対応することにより良好な反応を引き出す．また，経過のなかで，原因疾患によって特徴的な症状を示すため，支援内容もその特徴に即して対応する．各期における支援内容と原因疾患別の特徴を表 11[11] に示す．

　病院においては，認知症に合併した身体的疾患に介入することが多い．表 12[11] に面接前，面接時，面接後の具体例を示す．すぐに面接やスクリーニング検査を始めるのではなく，意識レベル，覚醒度を把握し，ラポールが形成されてからスクリーニング検査を行う．面接後には医療チーム内で情報を共有することにより一貫した対応が可能となる．

2) 幻覚，妄想への対応

　認知症の周辺症状である幻覚と妄想は，本人だけでなく，介護する側においても精神的・身体的負担が大きい．幻覚や妄想に対する理解と対応は，生活を維持していくうえでも重要となる．

　幻覚のなかで最も多い症状は幻視であり，認知症の重症度では，軽度や重度に比べ，中等度で多く，アルツハイマー型認知症よりレビー小体型認知症で多く出現す

MEMO
ラポール（rapport）
調和した親和的・共感的関係．

LECTURE 13

表 11　各期における支援内容と原因疾患別の特徴

各期	支援内容	アルツハイマー型認知症（AD）	血管性認知症（VaD）	レビー小体型認知症（DLB）
初期（発症から 1〜3 年）	記憶の想起，言語的コミュニケーションの支援	記銘力低下に始まり，学習障害，失見当識，感情の動揺がみとめられるが，人格は保たれ，愛想はよい	血管イベントが発生するたびに段階的に悪化する	記憶障害で始まる（特に再生障害）繰り返される鮮明な幻視，注意覚醒レベルの変動
中期（発症から 3〜6 年）	単語や短文，ジェスチャーなどの非言語的コミュニケーションの活用	記憶，記銘力の明確な障害に加えて高次脳機能障害が目立つ　外出すると家に帰れなくなることが多く，周囲に無頓着となり徘徊や夜間せん妄もみとめられる	皮質下性 VaD（多発性ラクナ梗塞など）は緩徐に進行し，遂行機能障害，記憶障害，思考緩慢，意欲低下，歩行障害などの症状は比較的均一的　アパシーと抑うつが目立ち注意障害，病態失認，無頓着，感情失禁がみられる	記憶障害，見当識障害，健忘失語がみられる　幻視に対する自覚は失われ，幻視に対して易怒的となり行動障害を呈する　パーキンソニズム，視空間障害，認知障害の動揺をみとめる
後期（発症から 6〜12 年）	快・不快の反応をとらえた非言語的コミュニケーションの活用	運動障害，嚥下障害もみられ，最終的には無動性無言（＝失外套症候群）に至る		認知障害が高度になると意思疎通が困難となる　無動性無言に陥ることはない

（成本 迅，谷向 仁編：スペシャリストが教える認知症を合併している患者の診かた，関わり方．新興医学出版社；2021．p.14[11]）

表 12　面接前，面接時，面接後のコミュニケーションの具体例

各期	具体例
面接前	面会前にどのような人物像か，どのような苦痛があるか情報収集する 診療カルテ，看護記録，可能であれば，家族からの情報を得ておく
面接時	①面会した際は，意識レベル，覚醒度を評価する （こんにちは○○さん，開眼しているか，視線が合うか確認する） ②名前を呼び，自己紹介を行い，目の前の人間が敵でないことを示す （私は，○○です．名前を示して，注意を焦点化できるか確認する） ③いきなり接近せずに，声をかけて，こちらに注意が向いてから接近する ④目線を同じ高さにして，ゆっくりとわかりやすい言葉でねぎらう ⑤オープンクエスチョンで声かけを行う（体調はいかがですか？） 回答は適切か，内容を傾聴する ⑥クローズドクエスチョンで主観的な表現を確認する （痛みはないですか，眠くないですか） ⑦会話を通じて話し方や内容を評価する （話題の広がりや転換，独語，幻覚，妄想などの有無） ⑧関係を築いたうえで，スクリーニング検査の同意を確認し実施する ⑨ねぎらいと感謝の言葉をかけ，感情の安定化を図る
面接後	医療職者間での情報共有を図る（治療ケアの適応性やジレンマについて話し合う．含カンファレス）

（成本　迅，谷向　仁編：スペシャリストが教える認知症を合併している患者の診かた，関わり方．新興医学出版社：2021．p.15-6[11]）

表 13　認知症の環境への支援の例

支援項目	支援の例
見当識への支援	● デジタル時計で，日付，曜日，気温を表示する ● 部屋の入り口に花などの写真を掲示し，迷わないように特徴づける ● トイレなどは，わかりやすい表示を付ける ● カレンダーを目につきやすい場所に掲示する ● 新聞を毎日渡して日付を確認できるようにする ● 日常的に使う道具には，印を付けて自分のものがわかるようにする
生活継続への支援	● 慣れ親しんだ行動様式とライフスタイルの継続を支援する ● その人らしさの表現を支持する ● 家庭的な環境に整える
安全と安心への支援	● ナースコールは手の届く位置に置き，わかりやすい目印を付ける ● 点滴針の刺入部は包帯などで保護し，見えないようにする ● ベッドの高さを低くし，ストッパーをする ● 転倒のリスクがあるときは，離床センサーや緩衝マットを敷く

る[4,5,12]．幻視の有無や重症度は，家具や照明の明るさなどの環境要因や，不安や孤独などの心理的要因で誘発されることがあり，住環境の確認や心理面の把握により対応できる．一方，独居や言語的表出の困難な患者の場合は見落としがちとなる．環境への支援の例を**表 13**に示す[11]．

妄想のなかでは，物とられ妄想が最も多くみられる．「誰かがとったに違いない」という記憶の障害に基づいた妄想であり，疑われる対象は，同居する家族など身近な人になることが多い．このため，身近な人への説明が重要であり，理解したうえでの対応により，本人の精神的な安定と介護負担感の軽減を図る．その他，嫉妬妄想や人物誤認があり，正しい理解と身近な人への十分な説明により緩和する．

3) リハビリテーション

認知症への介入では，認知機能の改善と患者一人ひとりの QOL の向上を目的として，薬物療法と非薬物療法を組み合わせて行う．BPSD が出現した場合は，その原因となる身体症状の有無やケアが適切かを検討し，介入としては非薬物療法を優先する．非薬物療法には，認知症患者に対する介入と，介護者への介入がある．認知症患者に対する介入は，認知機能訓練，認知刺激，認知リハビリテーション，運動療法，音楽療法，回想法，認知行動療法，パーソンセンタードケア，バリデーション療法などがある．概要を**表 14**[4]に示す．

介護者への介入は，介護者に対する疾患の教育や心理教育などがあり，燃え尽きやうつ症状を軽減させることが示されている．

MEMO
- 嫉妬妄想：配偶者が浮気していると信じる妄想．
- 人物誤認：自分の知らない人をよく知っている人と思い込む誤認と，逆によく知っている人を知らない人と誤認する妄想．

認知症の薬物療法
▶ Step up 参照．

LECTURE 13

MEMO
燃え尽き
長期にわたるストレスや欲求不満の結果として，肉体的，精神的な強さが低下したり，意欲が低下したりすること．

表 14　認知症に対する介入方法

種類	概要
認知機能訓練	記憶，注意，問題解決など，認知機能の特定の領域に焦点をあて，個々の機能レベルに合わせた課題を，紙面やコンピュータを用いて行う．個人療法とグループ療法がある
認知刺激	元来は，リアリティオリエンテーションから発展してきたもの．認知機能や社会機能の全般的な強化を目的とした，活動やディスカッション（通常はグループで行う）などのさまざまな関与を指す．認知に焦点をあてて正しい見当識などの情報を繰り返し教示する介入法としての集団リアリティオリエンテーションは，近年では認知刺激に属するものとすることも多い
認知リハビリテーション	個別のゴール設定を行い，その目標に向けて戦略的に，セラピストが患者や家族に対して個人療法を行う．日常生活機能の改善に主眼が置かれ，障害された機能を補う方法を確立する
運動療法	多種多様なプログラムが存在する．週2回〜毎日，20〜75分程度のプログラムが報告されている．運動の内容は，有酸素運動，筋力強化訓練，平衡感覚訓練などに分類され，これらの複数の運動を組み合わせてプログラムを構成することが多い
音楽療法	多種多様なプログラムが存在する．週1〜5回，10〜60分のプログラムが報告されている．音楽を聴く，歌う，打楽器などの演奏，リズム運動などの方法があり，これらを組み合わせてプログラムを構成することが多い
回想法	高齢者の過去の人生の歴史に焦点をあて，ライフヒストリーを聞き手が受容的，共感的，支持的に傾聴することを通じて，心を支えることを目的としている
認知行動療法	この場合，「認知」とは，物事の受け取り方や考え方を指し，精神状態が不安定なときに歪みがちな認知を修正することで，ストレス軽減を図る精神療法の技法の1つである．認知症診療の場面では，介護者に対する介入法として試みられているが，エビデンスレベルは高くない
パーソンセンタードケア	認知症をもつ人を1人の人として尊重し，その人の視点や立場に立って理解し，ケアを行おうとする認知症ケアの考え方．認知症者の行動や状態を，疾患，性格傾向，生活歴，健康状態，心理・社会的背景などの多様な面から捉えて理解しようとするもの
バリデーション療法	認知症者の虚構の世界を否定せずに感情を共有し，言動の背景や理由を理解しながら関わる手法．認知症の進行ステージに合わせて，言語的および非言語的コミュニケーション技法が示されている

（日本神経学会監：認知症疾患診療ガイドライン2017．医学書院；2017．p.67-8[4]）

■引用文献

1) 融 道男，中根允文監訳：ICD-10 精神および行動の障害—臨床記述と診断ガイドライン新訂版．医学書院；2005．p.53-79.
2) 日本精神神経学会監，高橋三郎，大野 裕監訳：DSM-5 精神疾患の分類と診断の手引き．医学書院；2014．p.282-300.
3) 朝田 隆（研究代表）：都市部における認知症有病率と認知症の生活機能障害への対応．厚生労働科学研究費補助金 認知症対策総合研究事業．総合研究報告書．2013.
4) 日本神経学会監，認知症疾患診療ガイドライン作成委員会編：認知症疾患診療ガイドライン2017．医学書院；2017．p.67-8.
5) 網本 和編：PT・OT のための高次脳機能障害 ABC．文光堂；2015．p.41.
6) Suzuki M, Kirimoto H, et al.：The relationship between knee extension strength and lower extremity functions in nursing home residents with dementia. Disabil Rehabil 2012；34（3）：202-9.
7) Folstein MF, Folstein SE, et al. 原著，杉下守弘 日本語作成：MMSE-J 精神状態短時間検査 改訂日本版．日本文化科学社；2019.
8) Lawton MP, Brody EM：Assessment of older people：self-maintaining and instrumental activities of daily living. Gerontologist 1969；9（3）：179-86.
9) Hughes CP, Berg L, et al.：A new clinical scale for the staging of dementia. Br J Psychiatry 1982；140：566-72.
10) 荒井由美子：Zarit 介護負担尺度日本版（J-ZBI）と短縮版（J-ZBI_8）の概説および J-ZBI_8 の新たな利用法．臨床精神医学 2016；45（5）：591-6.
11) 成本 迅，谷向 仁編：スペシャリストが教える認知症を合併している患者の診かた，関わり方．新興医学出版社；2021．p.14-6.
12) 田平隆行，田中寛之編：Evidence Based で考える認知症リハビリテーション．医学書院；2019.

■参考文献

1) 武田克彦，三村 將，渡邉 修編著：CB BOOKS 高次脳機能障害のリハビリテーション．Ver.3.医歯薬出版；2018.

LECTURE
13

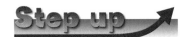

Step up

1. 認知症の危険因子

　日本では，認知症の有病率が増加傾向にあり，できるだけ早期の改善と予防を図るため，危険因子に関する研究が進められている．認知症の危険因子は，各年齢層によって異なる（図1）[1]．認知症予防のための危険因子として，高血圧，糖尿病，肥満，脂質異常，喫煙，身体活動，うつ病などがあげられる．

　中年期の高血圧，脂質異常，メタボリック症候群，糖尿病は，高齢期の認知症や認知機能の低下の危険因子であるため，予防の観点から積極的な治療が推奨されている．また，うつ病や双極性障害の既往は，高齢期における認知症の発症リスクを高め，喫煙は，認知症を悪化させるとの報告がある（表1）[2]．

2. 認知症の発症予防

1）食習慣

　食材の種類により，認知症の予防が期待できるとする報告があるが，単品の食物摂取と認知症の予防の関連性を明らかにすることは難しいとされ，近年の報告では，さまざまな食生活のパターンがあげられている[3]．抗酸化作用をもつ食材を多く含む「地中海食」を摂取することが多い高齢者は，認知症の発症リスクが低いことや，MCI（軽度認知障害）からアルツハイマー型認知症への移行率も低いことが報告された[3]．理由として，活性酸素の産生，蛋白質の酸化，脂質の過酸化反応，アミロイドβの毒性や蓄積を阻害することが考えられている．

2）運動習慣

　歩行より強い負荷の運動を週3回以上行った群では，それ以下の群より認知症を発症する割合が低いことが示された．高齢者に対する身体活動の介入研究では，認知機能の低下を抑止したという報告がある．定期的な身体活動は認知症の発症を抑制するため，運動を積極的に取り入れることが推奨されている[4]．

3）知的活動

　毎日なんらかの知的活動を行っている高齢者は，知的活動を行っていない高齢者に比べ，認知症の発症率が有意に低いことが示されているが，予防効果に関しては明らかにされていない[5]．

4）余暇活動

　余暇活動には，知的要素（ゲーム，囲碁，映画，演劇鑑賞など），身体的要素（スポーツ，散歩，エアロビクスなど），社会的要素（友達に会う，ボランティア活動，旅行など）が含まれ，認知症発症の抑制効果があるとされている[6]．

3. 認知症の薬物療法

　認知症の中核症状である認知機能障害と，妄想や易怒性などBPSD（認知症に伴う行動障害と心理症状）に対し

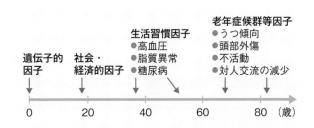

図1　各年齢層に応じた認知症の危険因子
（島田裕之編：運動による脳の制御―認知症予防のための運動．杏林書院；2015．p.29[1]）

表1　認知症の危険因子・防御因子

因子	オッズ比	リスク比	ハザード比
糖尿病			2.1
高血圧治療	0.89	0.87	
スタチン治療		0.62～0.76	
飲酒	0.48		
身体運動		0.62	
メタボリック症候群		肥満1.41	
喫煙		1.30～1.40	
高ホモシステイン血症		1.93	
睡眠時無呼吸症候群		1.70	
うつ病	1.90～2.03	1.87～2.01	
教育歴8年以下対8年以上		1.99	
頭部外傷既往	男性1.47 女性1.18		

（日本神経学会監：認知症疾患診療ガイドライン2017．医学書院；2017．p.119[2]）
オッズ比（odds ratio：OR）：ある事象の起こりやすさを表す指標であり，ある事象が起こる確率（p）を，その事象が起こらない確率（1-p）で割ったもの．
リスク比（risk ratio：RR）：ある状況下におかれた人とそうでない人とで，ある疾患になるリスクの比を示すもの．オッズ比とリスク比は別物であり，オッズ比は基本的にリスク比を膨らませた値となる．
ハザード比（hazard ratio：HR）：相対的な危険度を客観的に比較する方法．

LECTURE
13

て，薬物療法と非薬物療法を組み合わせて治療する[2]．

　薬物療法では，アルツハイマー型認知症において，コリンエステラーゼ阻害薬，NMDA（N-メチル-$_D$-アスパラギン酸）受容体拮抗薬の使用が推奨されている．レビー小体型認知症に対しては，コリンエステラーゼ阻害薬の使用が推奨されている．服薬後は定期的に評価し，それぞれの状態について適切なケアを指導する．

　BPSDへの薬物療法は，非薬物療法による介入を十分に行った後に選択される．薬物療法を優先する場合は，うつ病の状態，他者に危害を加える可能性の高い妄想や，自分自身や他者を危険にさらす原因となる攻撃性のある場合などに限られる．

4. 運動プログラムの効果

1）有酸素運動

　呼吸によって常に酸素を取り込みながら行う持続的運動である．有酸素運動が認知機能に与える影響を調べたメタアナリシスでは，注意機能，遂行機能，記憶に対して中等度の効果があることが示されている[7]．

2）レジスタンストレーニング

　マシンやフリーウェイトによるレジスタンストレーニングでは，アメリカスポーツ医学会（American College of Sports Medicine：ACSM）による高齢者向けのガイドラインを参考にする（表2）[8]．トレーニング効果は，負荷量を高強度（1 RMの80％まで漸進）と低～中強度（1 RMの60％まで漸進）で比較したところ，筋力は43％，35％増加し，筋サイズも11％，9％と増加した[9]．

3）マルチタスクトレーニング

　複数の課題を同時に遂行するものであり（お皿の上にボールを載せて歩くなど），認知機能の向上効果が期待される．有用性は他の運動を上回るとは判断できないが，単調になりがちな運動教室において，コミュニティを形成する役割を担えると考えられている[10]．

表2　高齢者に対するレジスタンストレーニング処方のガイドライン

運動頻度	少なくとも週2回以上，4回未満
運動時間	20～45分程度になることが望ましい．平均的には30分程度がよい
運動内容	多関節のトレーニングを重視し，そこに単関節運動を組み合わせる ● 多関節運動（ベンチプレス，ショルダープレス，レッグプレス） ● 単関節運動（上腕カール，肘伸展，レッグエクステンション） 6つの筋群（胸筋，肩周囲筋，上肢筋，背筋，腹筋，下肢筋）のトレーニング要素を含むプログラムにする
運動順序	多関節運動→単関節運動 大きな筋群（下肢，背筋，胸筋）→小さな筋群（腕，肩）
運動種類	マシントレーニングのほうがフリーウエイトよりも好ましい スキルに応じて，フリーウエイトトレーニングも実施
セット回数	平均的には2セットが好ましい（セット間休憩は2～3分） 3セットを上限として実施
運動強度	1 RMの65～75％
運動回数	上記負荷であれば10～15回

（ACSM著，日本体力医学会体力科学編集委員会監訳：運動処方の指針．原書第8版．2011；南江堂．p.195-200[8]）

■引用文献

1）島田裕之編：運動による脳の制御—認知症予防のための運動．杏林書院；2015．p.29．
2）日本神経学会監，認知症疾患診療ガイドライン作成委員会編：認知症疾患診療ガイドライン2017．医学書院；2017．p.119．
3）Gu Y, Scarmeas N：Dietary patterns in Alzheimer's disease and cognitive aging. Curr Alzheimer Res 2011；8（5）：510-9.
4）Laurin D, Verreault R, et al.：Physical activity and risk of cognitive impairment and dementia in elderly persons. Arch Neurol 2001；58（3）：498-504.
5）Yates LA, Ziser S, et al.：Cognitive leisure activities and future risk of cognitive impairment and dementia：systematic review and meta-analysis. Int Psychogeriatr. 2016；28（11）：1791-806.
6）Verghese J, Lipton RB, et al.：Leisure activities and the risk of dementia in the elderly. N Engl J Med 2003；348（25）：2508-16.
7）Smith PJ, Blumenthal JA, et al.：Aerobic exercise and neurocognitive performance：a meta-analytic review of randomized controlled trials. Psychosom Med 2010；72（3）：239-52.
8）ACSM（American College of Sports Medicine）著，日本体力医学会体力科学編集委員会監訳：運動処方の指針．原書第8版．2011；南江堂．p.195-200.
9）Csapo R, Alegre LM：Effects of resistance training with moderate vs heavy loads on muscle mass and strength in the elderly：A meta-analysis. Scand J Med Sci Sports 2016；26（9）：995-1006.
10）Suzuki T, Shimada H, et al.：A randomized controlled trial of multicomponent exercise in order adults with mild cognitive impairment. PLoS One 2013；8（4）：e61483.

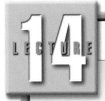

社会的行動障害
意欲・発動性の低下と情動コントロールの障害

到達目標

- 社会的行動障害の種類とその症状について理解する.
- 意欲・発動性の低下の症状, 評価法, 介入法について理解する.
- 情動コントロールの障害の症状, 評価法, 介入法について理解する.

この講義を理解するために

　社会的行動障害は, ①意欲・発動性の低下, ②情動コントロールの障害, ③対人関係の障害, ④依存的行動, ⑤固執に分類されます. この講義では, 社会的行動障害のなかでも, 臨床で出会う頻度が高い「意欲・発動性の低下」と「情動コントロールの障害」について学習します. 意欲・発動性の低下とは, 自発的な活動が乏しく, 運動障害がないにもかかわらず一日中ベッドから離れないなどの無為な生活を送ることを指します. 情動コントロールの障害とは, いらいらした気分が徐々に過剰な感情的反応や攻撃的行動にエスカレートし, 一度始まるとこの行動をコントロールすることができないため, 突然興奮して大声で怒鳴り散らすなどの症状を指します. これらの障害は, 社会生活を送ることを困難にさせるため, セラピストの適切な対応が重要となります.

　社会的行動障害に対するセラピストの役割として, その分類に終始するようなかかわりよりも, むしろ問題に気づき, 精神科医をはじめとする主治医への相談と, 適切な評価や治療に結びつけることが求められます.

　この講義の前に, 以下の項目を学習しておきましょう.

- □ 社会的行動障害の行政的分類について調べておく.
- □ 意欲・発動性の低下の症状について整理しておく.
- □ 情動コントロールの障害の症状について整理しておく.

講義を終えて確認すること

- □ 社会的行動障害の種類とその症状について説明できる.
- □ 意欲・発動性の低下の症状, 評価法, 介入法について説明できる.
- □ 情動コントロールの障害の症状, 評価法, 介入法について説明できる.

社会的行動障害 (social behavior disorder)

覚えよう！

社会的行動障害の種類を覚えよう.

1. 社会的行動障害とは

「高次脳機能障害者支援の手引き」[1]では，社会的行動障害の症状を，意欲・発動性の低下，情動コントロールの障害，対人関係の障害，依存的行動，固執の5項目に整理している（**表1**）[1].

高次脳機能障害の主要症状は相互に影響し合い，時として社会生活での障害を増悪させる（**図1**）[2].例えば，注意障害があり物事に集中できなくなると，記憶にも影響を及ぼし，周囲の変化を把握できなくなり遂行機能が低下する．その結果，依存性や退行などの社会的行動障害を増強させる[2].このように，高次脳機能障害の主要症状と社会的行動障害には相乗作用があり，日常生活や社会生活へ障害をもたらしている．また，周囲の人や環境の影響を受けやすく，そのことが社会的行動障害をもたら

表1　社会的行動障害

意欲・発動性の低下	自発的な活動が乏しく，運動障害を原因としていないが，一日中ベッドから離れないなどの無為な生活を送る
情動コントロールの障害	最初のいらいらした気分が徐々に過剰な感情的反応や攻撃的行動にエスカレートし，一度始まると，この行動をコントロールすることができない．自己の障害を認めず訓練を頑固に拒否する．突然興奮して大声で怒鳴り散らす．看護者に対して暴力や性的行為などの反社会的行為が見られる
対人関係の障害	社会的スキルは認知能力と言語能力の下位機能と考えることができる．高次脳機能障害者における社会的スキルの低下には急な話題転換，過度に親密で脱抑制的な発言および接近行動，相手の発言の復唱，文字面に従った思考，皮肉・諷刺・抽象的な指示対象の認知が困難，さまざまな話題を生み出すことの困難などが含まれる．面接により社会的交流の頻度，質，成果について評価する
依存的行動	脳損傷後に人格機能が低下し，退行を示す．この場合には発動性の低下を同時に呈していることが多い．これらの結果として依存的な生活を送る
固執	遂行機能障害の結果として生活上のあらゆる問題を解決していく上で，手順が確立していて，習慣通りに行動すればうまく済ますことができるが，新たな問題には対応できない．そのような際に高次脳機能障害者では認知ないし行動の転換の障害が生じ，従前の行動が再び出現し（保続），固着する

（高次脳機能障害支援普及事業支援機関等全国連絡協議会：高次脳機能障害者支援の手引き〈改訂第2版〉．2008[1]）

ここがポイント！

高次脳機能障害と社会的行動障害は相乗作用があり，それぞれの症状を増悪させる場合がある．また，社会的行動障害は周囲の人や環境から影響を受けやすい．それゆえ社会的行動障害は多角的な視点から評価・介入することが重要となる．

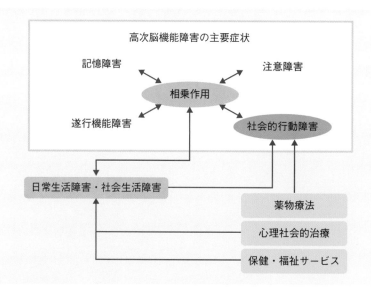

図1　高次脳機能障害の主要症状と社会的行動障害の関係
（廣實真弓，平林直次編著：Q＆Aでひも解く高次脳機能障害．医歯薬出版：2013．p.63-4[2]）

す原因にもなる[2]．社会的行動障害は，これらの点を考慮して，多角的に評価・介入することが重要である．

2. 社会的行動障害への対応のポイント

社会的行動障害への対応は，問題行動の抽出，障害への気づき，環境調整，対応法の学習の4点を考慮して行う（**図2**）．

1) 問題行動の抽出

家族や支援者から情報収集し，前述した症状のうち，患者に，どの問題行動がみられるのか整理することから始める．症状がみられた場合，それに関連する神経心理学的検査や脳画像の結果から鑑別診断する．

2) 障害への気づき

高次脳機能障害者は，自分の問題点に気づいていないことが多く，気づきが不十分であるとリハビリテーションの効果が上がらない．リハビリテーションの必要性を感じないため，動機づけが不十分になるためである．また，問題点を自ら改善しようとする行動もみられない．

Wilson[3]は，高次脳機能障害のリハビリテーションの出発点で障害への気づきのレベル（**図3**）[4]を同定することから開始し，リハビリテーションをとおして，階層のより上位のレベルの気づきに移行していくことを推奨している．

3) 環境調整

問題行動の契機となる理由を分析し，それが起こりにくくなるように環境を調整することが，適切な行動を起こしやすい環境の整備につながる．環境調整を行ううえで考慮すべき点を**表2**[5]に示す．

社会的行動障害がみられる患者の家族への支援は重要である．セラピストは，家族

調べてみよう
高次脳機能障害と気づきの障害
Wilson[3]は高次脳機能障害の効果的なリハビリテーションを目指すならば，患者自身の障害に対する気づきの立証をリハビリテーションの出発点とすることを推奨している．Wilsonの著書[3]などで，社会的行動障害の気づきの障害に対する具体的な介入法を調べてみよう．

MEMO
気づきの階層性
- 知的気づき：障害について理解しているレベル．
- 体験的気づき：体験をとおして，自分にその障害があることに気づいているレベル．
- 予測的気づき：自分の障害が社会生活でどのような問題をもたらすか予測し，その対応策を考えるレベル．

①問題行動の抽出	②障害への気づき	③環境調整	④対応法の学習
●家族や支援者から，患者の問題行動について情報収集する	●気づきのレベルを同定する ●より上位の階層への移行を促す	●適切な行動を起こしやすい環境に整備する ●問題行動が起こりにくい環境に整備する	●患者が対応法を学習する ●周囲の人が対応法を学習する

図2　社会的行動障害への対応

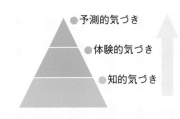

図3　気づきの階層性
（Crosson B, et al.：J Head Trauma Rehabil 1989；4〈3〉：46-54[4]をもとに作成）

表2　環境調整のうえで考慮すべき点
- 聴覚，視覚入力の制限（能力以上の情報は混乱を引き起こす）
- 入力の単純化・複数作業は単一作業に分割
- ストレス，疲労を減らす（損傷脳は疲労しやすい）
- 十分時間をとる（損傷脳の情報処理速度は遅い）
- 適切な手がかり（視覚的または聴覚的な手がかりで自立することもある）
- 間違えにくい環境（構造化）
- 間違いのない学習（errorless learning：失敗経験を記憶できない記憶障害者の場合，訓練による失敗経験のみが，健常な手続き記憶（implicit memory）として刻印されるので，次回の訓練でもまた失敗してしまう．したがって，失敗のない学習が効果的である
- 支持的な対応を行う（さまざまな行動障害には，対人関係がうまく築けない結果，生じるものも多い．周囲の人は患者の障害を十分理解したうえで支持的に対応する）

（渡邉 修，米本恭三：医学のあゆみ 2002；203〈9〉：782-6[5]）

implicit memory：潜在記憶．手続き記憶は潜在記憶の一種．意識しなくても自動的に行えるまで繰り返した動作の記憶を手続き記憶とよぶ．例えば，自転車に乗れるようになること（Lecture 9 参照）．

LECTURE **14**

表3 集団を利用した治療の理論的背景

- 仲間のふるまいに，自分が気づかなかった自身の問題をみつけ，あるいは仲間の取り入れている方略，代償手段を見習う
- 適切な情緒を受け渡しする練習の場ともなる
- ある者のプレゼンテーションが，他の者にとっては聴き取りや注意持続，メモの練習になる
- 互いに励まし合う，孤立感を緩和する
- 家族にとっては対応の実際を学べる

集団精神療法，健康増進施設でのグループ活動，デイサービスでの集団活動の場でも応用できる（ただしスタッフによるその時その場での声掛け，指示，フィードバック，次回までの宿題課題の提案が必要）．

（先崎 章：高次脳機能障害 精神医学・心理学的対応ポケットマニュアル．医歯薬出版；2009[6]）

表4 精神科を受診させたほうがよい状態

- 周囲の働きかけに被害的になっている
- どの場面でも突然の興奮が起こる
- 重度の不眠やうつがあり本人の苦痛が大きい
- 焦燥感がひどく自分の行動を制御できない
- 自傷他害をほのめかす言動が持続している
- 前頭葉症状とみられる行動上の問題（意欲・発動性の低下も含む）が顕著である

（先崎 章：臨床リハ 2020；29〈3〉：238-46[7]）

が保護者であると同時に被害者でもあること[2]を理解し，対応する．患者や家族の疾病に対する対処行動は，もともとの性格傾向だけでなく，心理社会的支援の質と量によって決まる[2]．

4）対応法の学習

社会的行動障害のリハビリテーションは，患者に対する個別訓練を基本としながら，グループ訓練で対応法を学ぶことも効果的である．グループ訓練がなぜ有効なのか，その理論的背景を**表3**[6]に示す．また，問題行動が起こったとき，あるいは起こりそうなときの対応法を周囲の人にも学習してもらう．

5）精神科との連携

セラピストは，この一連の対応のなかで，社会的行動障害の詳細な分類に終始するよりも，問題行動に気づき，精神科医へ相談することと，適切な評価や薬物療法を含む治療に結びつけることが求められる[2]．社会的行動障害で，精神科の助けが必要な状態を**表4**[7]に示す．これらの症状がみられた場合は，精神科との連携を進める．

3. 評価，介入

2017年に近畿地方の精神科を標榜する医療機関に実施したアンケート調査（**図4**）[8]によると，社会的行動障害として，意欲・発動性の低下と情動コントロールの障害の症状を経験したことがあると回答した施設の割合は「感情コントロールの障害，易怒性」が79.0％と最も多く，「意欲・発動性の低下，アパシー」が62.1％と続いた．このように，社会的行動障害として，意欲・発動性の低下と情動コントロールの障害は，臨床で経験する頻度が高いことが予想され，適切に評価・介入する必要がある．

本講義では，意欲・発動性の低下と，情動コントロールの障害について，その症状と評価，介入について説明する．

1）意欲・発動性の低下

意欲・発動性の低下とは，「自発的な活動が乏しく，運動障害を原因としていないが，一日中ベッドから離れないなどの無為な生活を送る」状態を指す（**表1**参照）[1]．近年，アパシーの概念が普及し，国際的な診断基準が用いられ[9]，「以前の機能レベルと比較して，自発性低下の喪失あるいは低下がみられ，その変化が確認できること．行動，認知，情動の3つの領域のうち2つ以上の領域で1つ以上の自発的ないし反応的症候が4週間以上にわたり存在すること」[10]とされている．

一方，他の疾患でも意欲・発動性の低下を呈することがあるため，主治医はこれらの疾患を鑑別診断し，指示箋を出す．意欲・発動性の低下は，廃用症候群だけでなく，①内科的疾患（甲状腺機能低下症，腎不全・心不全慢性疲労症候群），②うつ病や意識障害（低活動性のせん妄の持続），③治療薬（抗精神病薬など）による過鎮静，

ここがポイント！
社会的行動障害が日常生活や社会生活に重大な影響を及ぼすことがある．セラピストは一人で解決しようと悩まず，問題点を見つけた段階で，精神科にコンサルトすることも対応策の一つだと認識する．

調べてみよう
さまざまな介入方法の手順を文献で調べて，身につけていこう．

MEMO
アパシー（apathy）
正常なら感情を動かされるような刺激に対して，無反応，無感情になる．自発的な行動が乏しくなる．

LECTURE 14

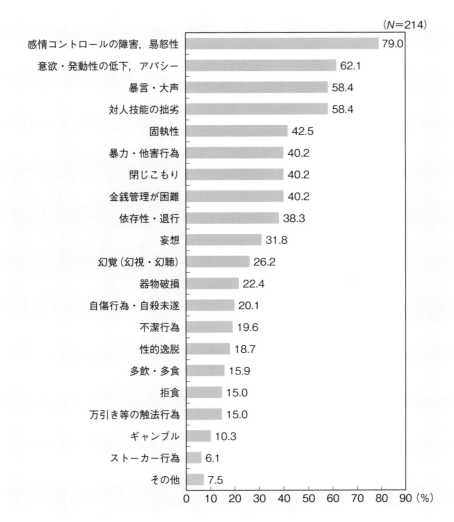

図4 社会的行動障害について経験した症状・障害の施設の比率
10,761 施設に配布，214 施設より回収，回収率 19.9%.
（武澤信夫：臨床リハ 2021；30〈2〉：208-13[8]）

覚醒度の低下でも起こるため鑑別が必要である[6]．しかし，うつ病と意欲・発動性の低下を合併している場合，鑑別は難しい．また，遂行機能障害により自発的な行動の計画が困難になり，発動性の低下と同様の症状を呈しているという場合もあるので，原因を分析し対応する．

（1）評価

a. 観察，情報収集

セラピストの役割は，意欲・発動性の低下についての詳細な分類よりも，主治医の診断のもと，意欲・発動性の低下の症状に気づくことが重要である．観察すべき症状としては，**表4**[7]であげた状態や，検査の質問項目（後述）があげられる．また，どのような活動，あるいは環境だと反応が得られやすいかを観察し，記録に残していくことが重要となる．

b. 検査

検査には，やる気スコアと標準意欲評価法（CAS）がある．

● やる気スコア（表5）[11]

各質問に対し，「全くない」3点，「少し」2点，「かなり」1点，「大いに」0点，と採点する．例えば，「新しいことを学びたいと思いますか？」に対し，「全くない」と回答すると3点となる．合計点が高いほど，アパシーの症状が重度と判定される．

MEMO

武澤[8]によると社会参加が困難となる行動障害は，「暴力・他害行為」が 50.0%，「妄想」31.3%，「金銭管理が困難」30.8%だった．精神科へコンサルトするかどうか悩んだときの参考にしたい．

試してみよう

新人のセラピストが観察力を上げるポイントは，出現する可能性のある症状を知っているかどうかである．症状は，検査項目や質問項目を知ることで学習できる．また，自分の観察が正しいかどうかは，臨床経験が豊富な先輩のセラピストに確かめてもらおう．

LECTURE 14

📖 調べてみよう
やる気スコアを用いて介入の効果を検討した論文[12]を調べてみよう.

表5　やる気スコア

	全くない	少し	かなり	大いに
1) 新しいことを学びたいと思いますか？	3	2	1	0
2) 何か興味を持っていることがありますか？	3	2	1	0
3) 健康状態に関心がありますか？	3	2	1	0
4) 物事に打ち込めますか？	3	2	1	0
5) いつも何かしたいと思っていますか？	3	2	1	0
6) 将来のことについての計画や目標を持っていますか？	3	2	1	0
7) 何かをやろうとする意欲はありますか？	3	2	1	0
8) 毎日張り切って過ごしていますか？	3	2	1	0

	全く違う	少し	かなり	まさに
9) 毎日何をしたらいいか誰かに言ってもらわなければなりませんか？	0	1	2	3
10) 何事にも無関心ですか？	0	1	2	3
11) 関心を惹かれるものなど何もないですか？	0	1	2	3
12) 誰かに言われないと何もしませんか？	0	1	2	3
13) 楽しくもなく，悲しくもなくその中間位の気持ちですか？	0	1	2	3
14) 自分自身にやる気がないと思いますか？	0	1	2	3
合計				

島根医科大学第三内科版．16点以上をアパシーありと評価する．
（岡田和悟ほか：脳卒中 1998；20（3）：318-23[11]）

表6　標準意欲評価法（CAS）の日常生活行動の意欲評価スケール

下記16項目について	ほぼいつも自発的に行動できる	0点
	いつも自発的とは限らず，ときに促しや手助けが必要	1点
	ほぼいつも促しや手助けが必要で，促されれば行動できる	2点
	促しや手助けがあっても，行動しないこともある	3点
	多くの場合，促しや手助けがあっても行動しない	4点

種類	評価項目
身の回りの動作	食事をする 排泄の一連動作を行う 洗面・歯磨きをする 衣服の着脱をする 入浴を行う
病気の認識	訓練を行う 服薬をする
周囲・社会への関心	テレビをみる 新聞または雑誌を読む 他者と挨拶をする 他者と話をする 電話をする 手紙を書く 行事に参加する 趣味を行う 問題解決可能

（日本高次脳機能障害学会編：標準注意検査法・標準意欲評価法．新興医学出版社；2006[13]）

標準意欲評価法
（Clinical Assessment for Spontaneity：CAS）

📖 調べてみよう
CASを用いて介入の効果を検討した論文[14]を調べてみよう

● 標準意欲評価法（CAS）（表6）[13]

　身の回りの動作，病気の認識，周囲・社会への関心に関する16項目についての回答によって，「ほぼいつも自発的に行動できる」0点，「いつも自発的とは限らず，ときに促しや手助けが必要」1点，「ほぼいつも促しや手助けが必要で，促されれば行動できる」2点，「促しや手助けがあっても，行動しないこともある」3点，「多くの場合，促しや手助けがあっても行動しない」4点，と採点する．例えば，「食事をする」に対し，「促しや手助けがあっても，行動しないこともある」と回答すると3点となる．合計点が高いほど，症状は重度と判定される．

（2）介入

　ベッドでの臥床が続く患者に対しては，廃用症候群にならないために，日中の活動時間を増やしていくことが基本となる．介入方法は，患者の病前からの得意なことや，考え方，希望をもとに検討する．具体的には，以下の活動[6]が推奨されている．

- 病前から興味があった分野での活動
- 音楽鑑賞や合唱，犬や猫の飼育，化粧
- 体操（運動），散歩など身体的な活動

（3）コミュニケーションのポイント

　発動性の低下がある患者は，質問に対して答えるまでに時間がかかることがある．このような場合，グループ訓練の場を活用すると答えが返ってくることがある．

　好きなおやつについて話すグループ訓練で，参加者が5人の場合，3番目，あるいは4番目に回答するように着席してもらい，前の人がどのように回答しているのか観察できるようにする．このように設定すると，本人が意見をまとめる時間が十分あるため，自分の好きなおやつについて話せることがある．セラピストは，患者の表出を促進するスキルを学習しておく．

　意欲・発動性の低下が改善してきて，自発的な行動が少しずつ出てきた段階では，患者ができることを見つけ，それを患者とともに喜ぶことが大切である[2]．プロセスをともに歩んでいこうとする姿勢が，効果的な介入となる．

2）情動コントロールの障害

　情動コントロールの障害があると，「最初のいらいらした気分が徐々に過剰な感情的反応や攻撃的行動にエスカレートし，一度始まると，この行動をコントロールすることができない．自己の障害を認めず訓練を頑固に拒否する．突然興奮して大声で怒鳴り散らす．看護者に対して暴力や性的行為などの反社会的行為が見られる」[1]こともある（**表1**参照）[1]．

（1）対応策の検討

　情動のコントロールの障害についての評価尺度はない．高次脳機能障害者は，理由なく問題行動を起こしているわけではなく，多くの場合，その契機となるエピソード（強化因子）がある[2]．そのため，行動観察をとおして，問題行動が起こる契機を分析し，対応策を患者とともに考える．また，主治医に服用している薬剤と副反応を確認し，薬剤の影響の有無を把握する．なお，感情と行動の脱抑制をコントロールするためには，①問題を理解する，②感情が高揚したときの初期のサインを認識する，③落ち着くためのストラテジーを活用することが求められる[3]．それらのプロセスを経て，メタ認知の改善がもたらされる（**表7**）．

a. 環境調整

　騒音がない静かな環境（疲れさせない環境）に整え，十分な栄養と睡眠を確保する．また，見通しを伝えて不安を軽減し，気持ちを吐き出せる場をつくる[2]．

　外的環境の調整としては，契機となる強化因子を取り除く．特定の患者と衝突を繰り返す場合は，2人の間に衝立を設置する，リハビリテーションの日時を変更するなどである[2]．

b. 質問紙を用いた問題の確認，振り返り

　質問紙を作成し，患者と一緒に事実を確認する．質問紙には患者が語った具体的なエピソードを記載しておく．記録をもとに振り返りを実施する．

c. 情動のコントロールについて学ぶ（疾病教育）

　脳損傷など原因疾患により，情動のコントロールに，どのような影響が生じる可能性があるか，患者と学ぶ．情動コントロールの問題が起きているときには，患者自身

意欲・発動性の低下のある患者とのコミュニケーション・スキルを上達させるためのトレーニング
▶ Step up 参照．

MEMO
低酸素脳症により発動性が低下し，自分の言いたいことを言うまでに時間がかかるため，いつも回答の順番を飛ばされていた患者がいる．その患者は，20年をかけて回復傾向にあり，順番を飛ばされるのは悲しいことで，時間がかかるかもしれないが自分の順番で回答したいと述べていた．

調べてみよう
情動コントロールに影響を及ぼす可能性のある薬剤を調べてみよう．

MEMO
メタ認知（meta-cognition；自己内省）
自分の認知活動を客観的にとらえ，自分で自分の心のはたらきを監視し，制御すること．

LECTURE
14

表7 感情と行動の脱抑制をコントロールするために必要なステップと対応法

コントロールのために 必要なステップ	本講義で紹介した対応法
①問題を理解する	● 質問紙を用いた問題の確認，振り返り ● 情動のコントロールについて学ぶ（疾病教育）
②感情が高揚したときの初期のサインを認識する	● 感情温度計 ● 怒りの爆発を防ぐための普段のアプローチ：自己チェック
③落ち着くためのストラテジーを活用する	● 環境調整 ● 落ち着かせる呼吸法 ● リラクセーション ● 怒りの爆発に直面してのアプローチ ● 怒りの爆発を防ぐための普段のアプローチ：Reward
メタ認知の改善	● 怒ったときのエビデンス（理由，根拠）の分析 ● 感情と行動の自己調整

から感情をおさえられなくなったエピソードや，感情が高ぶったときにどういうサインがあったかなどの情報を聞くことが重要である．

(2) リハビリテーションストラテジー

オリバー・ザングウィル・センター
（Oliver Zangwill Centre）

イギリスのオリバー・ザングウィル・センターでは，脳損傷後に生じた感情の障害について，疾病教育や自己分析，対応法を習得する目的でさまざまなワークシート[3]を使用している．以下，そのうちのいくつかの手法を紹介する．

📖 調べてみよう
実施方法などの詳細について，
成書[3]を確認しておこう．

a. 感情温度計

自分の感情の変化を，温度を測るように分析する．用紙に感情を表す温度計を描いて，今の自分の感情の変化を測る．感情が沸点に達する前に，対処できるようになることを目的とする．

b. 落ち着かせる呼吸法

呼吸法を学び，息を吐くたびに心を落ち着かせるフレーズである「落ち着いて」「リラックスして」などを言う．

📝 MEMO
ぜんしんてき
漸進的筋弛緩法
筋肉に力を入れて，その直後に弛緩させることを繰り返すことでリラックスした状態を学習する訓練法．

c. リラクセーション

漸進的筋弛緩法の手順に従い，一人で実施できるようにする．

d. 怒ったときのエビデンス（理由，根拠）の分析

怒ったとき，その直前に考えていたことを具体的に思い出す．①自分がどういう理由で怒ったのか考える．また，反対に，②怒ってしまった他の理由があったのではないかを考える．③それらのエビデンスをまとめることで，バランスのとれた対応法を分析する．

📝 MEMO
怒ったときのエビデンスの分析の例
①やらないといけないことがたくさんあるのに，周囲に邪魔されて，すべてを達成できなくなりイライラする．
②脳損傷のせいで，疲れやすくなっているから効率よくできないのかもしれない．
③今日は疲れていたので，思うようにはかどらなかった．明日は疲労のマネジメントを使うことにしよう．

e. 感情と行動の自己調整

Stussのモデル[15]に基づいた対応法である．感情と行動の問題をどのように感じているか具体例のなかから選び，このような問題が他の人の目にどのように映るのか考える．このようなプロセスを経て，メタ認知を改善させる．

(3) 怒りのコントロール

怒りのコントロールとして，以下の方法[16]が紹介されている．

a. 怒りの爆発に直面してのアプローチ

📝 MEMO
感情と行動の自己調整の例
● 具体例：よく考えずに言ってしまったり，してしまったりする．
● 他人の目にどのように映るのか：彼女は幼稚で，自分勝手になった．

● 自問自答：声を出して自分に尋ねる
● Reminding（気づき）：はっと思い出す
● 小道具の利用：メモ，お守り札，写真など
● 環境調整
● タイムアウト：その場から立ち去る

LECTURE
14

● リラクセーション：深呼吸，体を動かすなど

● Anger-cue card：SOS カードを出す

b. 怒りの爆発を防ぐための普段のアプローチ

● 自己チェック：日記などの記録

● Reward（報酬）：自分へのご褒美（トークンエコノミー）

　以上のような手法を，患者の問題点に合わせて，また実際の効果を検証しながら，選択する．

MEMO

トークンエコノミー
（token economy）
患者が望ましい行動をとったときに，それを強化するためにトークン（代用貨幣）を報酬として使用する行動療法．

■引用文献

1）高次脳機能障害支援普及事業支援機関等全国連絡協議会：高次脳機能障害者支援の手引き（改訂第 2 版）．2008.
　http://www.rehab.go.jp/brain_fukyu/data/

2）廣實真弓，平林直次編著：Q & A でひも解く高次脳機能障害．医歯薬出版；2013．p.63-7.

3）Winson R, Wilson BA, Bateman A 編，廣實真弓監訳：ワークブックで実践する脳損傷リハビリテーション．医歯薬出版；2018．p.1-14, 102-35, 201-32.

4）Crosson B, Barco PP, et al.：Awareness and compensation in postacute head injury rehabilitation. J Head Trauma Rehabil 1989；4（3）：46-54.

5）渡邉 修，米本恭三：高次脳機能障害のリハビリテーション．医学のあゆみ 2002；203（9）：782-6.

6）先崎 章：高次脳機能障害 精神医学・心理学的対応ポケットマニュアル．医歯薬出版；2009.

7）先崎 章：意欲・発動性の低下の病態と治療法．臨床リハ 2020；29（3）：238-46.

8）武澤信夫：高次脳機能障害に対する精神科診療の現状．臨床リハ 2021；30（2）：208-13.

9）岡田和悟，山口修平：情動と意欲の障害への対応―うつ，アパシーを含む．武田克彦，三村 將，渡邉 修編：高次脳機能障害のリハビリテーション．Ver.3．医歯薬出版；2018．p.267-72.

10）Robert P, Onyike CU, et al.：Proposed diagnostic criteria for apathy in Alzheimer's disease and other neuropsychiatric disorders. Eur Psychiatry 2009；24（2）：98-104.

11）岡田和悟，小林祥泰ほか：やる気スコアを用いた脳卒中後の意欲低下の評価．脳卒中 1998；20（3）：318-23.

12）山上徹也，藤田久美ほか：地域における認知症発症・進行予防プログラムとしての脳活性化リハビリテーションの有効性．老年精神医学雑誌 2010；21（8）：893-8.

13）日本高次脳機能障害学会 Brain Function Test 委員会著，日本高次脳機能障害学会編：標準注意検査法・標準意欲評価法．新興医学出版社；2006.

14）佐藤岳史，浅井麻未ほか：多発性脳梗塞による重度の発動性低下に対して経頭蓋直流刺激を施行した 1 例．脳卒中 2017；39（5）：391-5.

15）Stuss DT：Traumatic brain injury：relation to executive dysfunction and the frontal lobes. Curr Opin Neurol 2011；24（6）：584-9.

16）三村 將：社会的行動障害への介入法―精神医学的観点からの整理．高次脳機能研究 2009；29（1）：26-33.

LECTURE
14

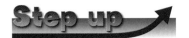

1. 意欲・発動性が低下した患者とのコミュニケーションのとり方

　セラピストは，患者に評価や介入について説明し，同意を得る義務があり，これをインフォームドコンセントという．患者が説明された内容を正確に理解するためには，患者の言語能力や認知能力に合ったコミュニケーション方法を駆使して，説明することが求められる．患者は評価や介入について理解し，意向を表出する，すなわち自己決定をする．しかし，発動性の低下により，表出に問題がある場合，セラピストには表出を促すコミュニケーション能力が必要とされる．

　失語を含む高次脳機能障害者との会話で活用できるコミュニケーション・スキルを表 1[1] に示す．このなかで，発動性の低下のある対象者との会話に役立つスキルをとりあげ，説明する[2]．

1) 当事者が話し手のとき

⑤言葉が出てこない場合は，「はい」「いいえ」で答えられる質問をする（図 1[1]，2 参照）

⑥言葉が出てこない場合は，選択肢の中から答えてもらえるような質問をする（図 3[1] 参照）

⑧言いたいことが話の流れからわかるのであれば，相手の誤りを訂正しない

　質問がうまく通じていない場合や，対象者の言いたいことが不正確な場合でも，相手の言い間違いを訂正するのではなく，話が通じ合っていることを楽しめるような会話を心がける．コミュニケーションでの QOL（quality of life）を重視する．

2) 当事者が聞き手のとき

⑨ややゆっくり話しかける

⑭相手の注意を自分に向けてから話す

　対象者のなかには発動性の低下から相手を見ず，うつむく人や，全般性注意障害から相手に注目できない人がいる．対象者の注意を自分に向けてから会話を開始する．

表 1　コミュニケーション・スキル

当事者が話し手のとき	①言葉が出てこない場合は，先回りせず少し待つ ②言葉が出てこない場合は，身振り，指差し，または字や絵で示すことを促す ③言い誤りが混じる場合には，話全体から言いたいことを判断する ④言葉が出てこない場合でも，50 音表は渡さない ⑤言葉が出てこない場合は，「はい」「いいえ」で答えられる質問をする ⑥言葉が出てこない場合は，選択肢の中から答えてもらえるような質問をする ⑦当事者が言いたいことを対話者が正しく理解しているか確認する ⑧言いたいことが話の流れからわかるのであれば，相手の誤りを訂正しない
当事者が聞き手のとき	⑨ややゆっくり話しかける ⑩短い文で話しかける ⑪身振りや指差し，表情を加えて伝える ⑫写真や絵，漢字単語で示す ⑬要点を書きながら話しかける ⑭相手の注意を自分に向けてから話す ⑮健側から話しかける ⑯立て続けに話さない ⑰句（ことば）と句（ことば）の間にポーズを入れて話す ⑱相手の年齢を考慮し，子ども扱いしない ⑲話題を急に変えない ⑳相手が話の筋道を理解できるよう，順を追って話す ㉑1 度言っただけで理解できない場合は繰り返す ㉒1 度言っただけで理解できない場合は具体的なわかりやすい言葉で言い直す
対話時	㉓1 対 1 で静かな個室で対話するとよい ㉔どちらかだけが話し手にならない ㉕お互いの表情がわかるような位置や視線で対話する

（廣實真弓，平林直次編著：Q & A でひも解く高次脳機能障害．医歯薬出版；2013．p.107[1]）

LECTURE
14

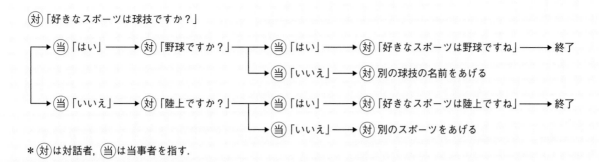

図1　Yes-No 疑問文で話しかけるトレーニング
（廣實真弓，平林直次編著：Q & A でひも解く高次脳機能障害．医歯薬出版；2013．p.110-1[1]）

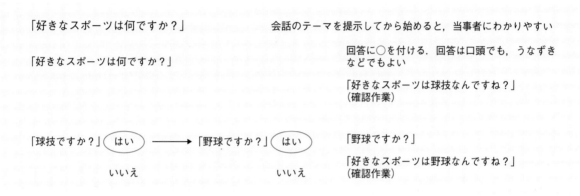

図2　会話内容の可視化の例（Yes-No 疑問文の例）

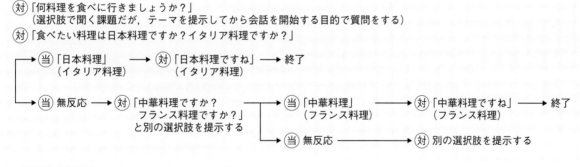

図3　選択肢を提示して話しかけるトレーニング
（廣實真弓，平林直次編著：Q & A でひも解く高次脳機能障害．医歯薬出版；2013．p.111-2[1]）

⑯立て続けに話さない

　話が互いに通じていることを確認しながら，ゆっくり会話を進める．

⑱相手の年齢を考慮し，子ども扱いしない

　相手の年齢を考慮するとは，相手の尊厳を尊重することである．発話が少ない対象者に対し，子ども扱いをして会話しないように注意する．20代のスタッフが50代の対象者に話しかけるときは，敬語を用い，丁寧な態度で会話する．セラピストの節度ある態度は，対象者だけでなく，その家族とも信頼関係を築くことにつながる．

㉑1度言っただけで理解できない場合は繰り返す

　自分の言ったことが理解されていないと感じた場合に，すぐに別の言い方をするよりも，同じ言葉で，同じ内容を繰り返すほうが通じやすい．言葉の意味の処理が追いつかない場合や，表出の開始が遅れている場合があるためである．

LECTURE
14

2. コミュニケーション・スキルを上達させるためのトレーニング

　コミュニケーション・スキルには，知識を得るだけでなくロールプレイをして学習したほうが効率的なものもある．以下に，表1[1]のなかで「⑤言葉が出てこない場合は，「はい」「いいえ」で答えられる質問をする」と，「⑥言葉が出てこない場合は，選択肢の中から答えてもらえるような質問をする」のスキルについてのトレーニング法を説明する．

1)「⑤言葉が出てこない場合は，「はい」「いいえ」で答えられる質問をする」トレーニング　（図1参照）[1]

● 対象：オープンクエスチョン（どのような理由で，何をなど，内容について尋ねる質問）では反応が得られない意欲・発動性の低下がある者
● 課題例：好きなスポーツ
● 他のトレーニング課題：好きな食べ物，今日の朝食，旅行に行った都市名など

(1) トレーニングのコツ

● 回答が得られたら，必ず対象者の言いたいことであるか確認する．確認することで，対象者の意向を正確に聞き取れるので，その後の会話が的外れなものにならない．
● 口頭で質問するだけでなく，自分の質問と対象者の回答を白紙に書きながら話を進める（会話内容の可視化）．

(2) 会話内容の可視化の手順 (図2参照)

　セラピスト役と対象者役に分かれて，以下の手順で実施してみよう．

① セラピスト役は，口頭で「好きなスポーツは何ですか？」と質問しながら，白紙にやや大きな文字で質問内容を書く．会話はテーマを提示してからのほうが，円滑に進むためである．
② セラピスト役は，口頭で「球技ですか？」と質問しながら，文字で質問を提示し，「はい」「いいえ」の回答を文字で書く．
③ 対象者役がうなずく．
④ セラピスト役は，「はい」に○を付け，「好きなスポーツは球技なんですね」と口頭で確認する．
⑤ セラピスト役は，次の質問として「それは野球ですか？」と聞く．そのときに「はい」という回答から矢印を伸ばし，文字でも「野球ですか？」と質問を提示し，「はい」「いいえ」の回答を文字で書く．
⑥ 対象者役がうなずく．
⑦ セラピスト役は，「はい」に○を付け，「好きなスポーツは野球なんですね」と口頭で確認する．

2)「⑥言葉が出てこない場合は，選択肢の中から答えてもらえるような質問をする」トレーニング　（図3参照）[1]

● 対象：
　・オープンクエスチョンでは反応が得られない意欲・発動性の低下がある者
　・音声言語を用いて回答する潜時よりも，うなずきや指差しで回答する潜時のほうが短い者
　・選択肢となる実物や写真などを提示すると，より回答が得られやすい者
● 課題例：何料理を食べたいか

トレーニングのコツ

● 回答が得られたら，必ず対象者の言いたいことであるか確認する．確認することで，対象者の意向を正確に聞き取れるので，その後の会話が的外れなものにならない．
● 口頭で質問するだけでなく，自分の質問と対象者の回答を白紙に書きながら話を進める（会話内容の可視化；図2）．

■引用文献

1) 廣實真弓，平林直次編著：Q＆Aでひも解く高次脳機能障害．医歯薬出版；2013．p.106-13.
2) 廣實真弓：対話者がコミュニケーションを円滑に行いにくい高次脳機能障害とそのコミュニケーション・スキルについて．コミュニケーション障害学 2008；25 (3)：189-97.

LECTURE
14

15 ワーキングメモリ

到達目標

- ワーキングメモリの定義と機能について理解する.
- ワーキングメモリの障害の評価方法を理解する.
- ワーキングメモリの障害の介入方法を理解する.

この講義を理解するために

　この講義では，ワーキングメモリ（作動記憶）とは何か，また評価方法や介入方法について学びます．ワーキングメモリはさまざまな認知課題を実施するときに必要な能力で，獲得したばかりの情報を保持するだけでなく，以前獲得した知識や経験といった情報を参照しつつ，目標の課題を達成していくときに必要とされます．日常生活にはワーキングメモリが必要なさまざまな認知活動があります．誰かから電話番号を聞き，それを書き取るときには，電話番号を覚えている（保持）だけでなく，書いている間も忘れないように心の中で電話番号を反復し（リハーサル），それをメモに書きます．このように，ワーキングメモリは記憶という名称がついていますが，情報を保持しているだけでなく，情報処理と保持を同時に行うときに必要な機能です．

　この講義では，最初にワーキングメモリの機能や，これまでに提案されてきたワーキングメモリのモデル，時間的側面からみたワーキングメモリ，ワーキングメモリと関連する認知機能について学びます．次に，ワーキングメモリの評価のための検査と，臨床に即して学習できるようにワーキングメモリに問題が生じたときの患者の主訴や高頻度に観察される症状をあげながら情報収集と観察のポイントを学びます．

　この講義の前に，以下の項目を学習しておきましょう.
　　□ 記憶の分類を復習しておく（Lecture 9 参照）.
　　□ 注意の概念と構成要素を復習しておく（Lecture 4 参照）.
　　□ 遂行機能障害のメカニズムを復習しておく（Lecture 11 参照）.

講義を終えて確認すること

　　□ ワーキングメモリの定義と機能が理解できた.
　　□ Baddeley のワーキングメモリのモデルが理解できた.
　　□ ワーキングメモリの障害の評価方法が理解できた.
　　□ ワーキングメモリの障害の介入方法が理解できた.

1. ワーキングメモリとは

ワーキングメモリは，ある認知的活動をするために，一時的に必要な情報を保持しながら，同時に他の情報を処理していくときに必要な機能である．推論，論理的思考，言語理解，学習など，複雑な課題を遂行するときに必要とされる．日常生活では，さまざまな場面でワーキングメモリが必要になる．例えば，「550円の物を買ったときに，1,000円支払うと，お釣りはいくらになるか」の暗算をするときに必要となる．「代金は550円で1,000円支払った」という情報を保持しながら，お釣りを計算するには，「1,000円から550円を引く」という認知的活動をする．

最初のワーキングメモリのモデルでは，中央実行系と2つの従属システム（音韻性ループと視空間性スケッチパッド）から成り立つと考えられていた．音韻性ループには，言語情報を短期間保持する要素と，それをリハーサルする要素が含まれる．また，視空間性スケッチパッドには，視覚性の情報を短期間保持する要素と，それをリハーサルする要素が含まれる．中央実行系は，それらの活動を円滑に実行するために注意の機能を制御している．

1) 機能からみたワーキングメモリ

ワーキングメモリは，短期記憶の概念から発展してきた．研究者によって短期記憶とワーキングメモリは同じ意味で用いられることがあり，短期記憶の一部がワーキングメモリとする研究者や，短期記憶はワーキングメモリに含まれるとする研究者もいる．

苧阪[1]は，「短期記憶とは情報を保持するだけの受動的な記憶であるが，ワーキングメモリは保持しながら，さらに処理を行う能動的な記憶である」と説明している．受動的な記憶は，見たり聞いたりした情報が時間とともに消えていくような記憶であり，それに対し能動的な記憶は，情報に注意を向けたり，音韻的にリハーサルをすることにより，ある程度のあいだ保持される記憶である[2]．電話帳を見て電話番号を覚えるときには短期記憶が必要である．保持した電話番号を，携帯電話の連絡先リストに新たに登録するというときにはワーキングメモリが必要となる．

2) ワーキングメモリのモデルの変遷

AtkinsonとShiffrinは，記憶が保持時間の短い短期記憶と保持時間の長い長期記憶から構成されているとし，二重貯蔵モデル[3]とよんだ．短期記憶は，情報を長期記憶へ受け渡す機能と，長期記憶から情報を引き出す機能を担っている．このモデルでは，短期記憶が長期記憶への経路と説明されている．その後，短期記憶の課題であるメモリスパン（数唱）が障害されているが，長期記憶に問題がない症例がWarringtonとShalliceにより報告[4]され，この説明に疑問が投げかけられた．また，二重貯蔵モデルでは，会話など認知的活動において，限られた容量の注意をどのように配分し，情報を選択し，処理するのかが十分に説明されないという問題が指摘され，さまざまなモデルが提唱された．

こうした背景のもとBaddeleyは，二重貯蔵モデルの概念を発展させ，ワーキングメモリのモデルを最初に提唱した．Baddeleyの初期のモデル（図1）[5]は，従属システムとしての音韻性ループと視空間性スケッチパッド，それらをコントロールする中央実行系の3個の構成要素から成る．その後もさまざまな研究者がワーキングメモリのモデルを提唱し，Baddeleyも新しいモデルを提唱した（図2）[6]．この新しいモデルでは，音韻性ループは主に言語性のワーキングメモリとかかわる．音韻性ループに

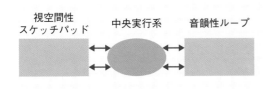

図1　Baddeley の初期のモデル
(Baddeley A：Working Memory. Clarendon Press；1986[5])

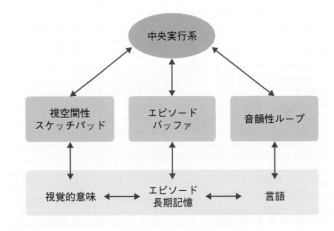

図2　Baddeley のエピソードバッファを含むモデル
(Baddeley A：Trends Cogn Sci 2000；4〈11〉：417-23[6])

は，音韻的な貯蔵と，構音リハーサルの機能がある[2]．視空間性スケッチパッドには，音韻性ループと同様の機能があり，視覚的な情報を保持し，同時に処理する機能がある．視空間性スケッチパッドは，主に視覚性ワーキングメモリとかかわる．

また，ワーキングメモリは注意と密接に関係して機能するが，その容量が小さいため，中央実行系は音韻性ループや視空間性スケッチパッドを調整する役割があり，これら2つのサブシステムに注意を方向づけたり，割りつけたりする[2]．

Baddeley の新しいモデル（図2）[6]では，エピソードバッファが追加された．エピソードバッファは，ワーキングメモリが頻繁に行っている長期記憶からの検索や参照の機能を担っている．図2[6]に示されているように，視空間性スケッチパッド，中央実行系，音韻性ループは独立し，長期記憶の保存庫が追加された．エピソード記憶は，視覚的意味や言語と連結をもつとされている[2]．

3）時間的側面からみたワーキングメモリ

臨床場面では，ワーキングメモリの機能について理解するだけでなく，時間的側面でとらえることも有用である．石合[7]は，時間的側面から記憶を分類し，即時記憶とは，聞いたり見たりした簡単な内容を直ちに再生させる記憶で，短期記憶は少量の情報を短期間保持する記憶，あるいは情報を入力されたときの状態のまま一次的に保持する記憶，頭のなかでリハーサルし再生を求めるというものも含めた記憶と説明している．ワーキングメモリのモデルをこの分類に適用すると，音韻性ループと視空間性スケッチパッドは，即時記憶と短期記憶の中間的な位置にある．

4）ワーキングメモリと関連する認知機能

注意は，持続性注意，選択性注意，転換性注意，配分性注意に分類される．注意の機能はワーキングメモリに支えられる機能であり，相互に関連している．Trail Making Test 日本版（TMT-J）Part B（後述）を実施するためには，数字と50音を交互に結ぶために注意を転換していく能力が必要とされ，加えて，どのターゲットまで実施しているのかを保持しながら，次のターゲットが数字なのか50音なのか判断していくというワーキングメモリが必要とされる．

Lezak[8]は，遂行機能を，①目標の設定，②計画の立案，③目的ある行動あるいは計画の実行，④効果的に行動することに分類した．一連の行為を遂行するためには，これらの4つの過程が単独で機能するより，複合的に機能する必要があり，ワーキングメモリが必須の機能となっている．

このように，注意や遂行機能はワーキングメモリと密接な関係があり，注意や遂行

MEMO
記憶の分類
心理学では，短期記憶と長期記憶に分類される．臨床的には，記憶は保持時間で分類され，即時記憶，近時記憶，遠隔記憶に分類される．
▶ Lecture 9・図2参照．

エピソード記憶
▶ Lecture 9 参照．

MEMO
石合[7]は，即時記憶，短期記憶，ワーキングメモリの従属システム（音韻性ループと視空間性スケッチパッド）には，保持できる容量が少ないことと，保持できる期間が数秒から数十秒と短いという共通点があり，臨床的な場面では，即時記憶という表現がわかりやすいと説明している．

注意の構成要素
▶ Lecture 4 参照．

注意障害
▶ Lecture 5 参照．

遂行機能
▶ Lecture 11 参照．

表 1　ワーキングメモリの検査

検査名	下位検査
ウェクスラー成人知能検査 Ⅲ, Ⅳ（WAIS-Ⅲ, WAIS-Ⅳ）	数唱 算数 語音整列
改訂版標準注意検査法（CAT-R）	記憶更新検査 PASAT
Symbol Digit Modalities Test（SDMT）	
上中下検査	
Trail Making Test 日本版（TMT-J）	Part B
MMSE	Serial 7
高齢者版リーディングスパンテスト（RST）	
ウエクスラー記憶検査改訂版（WMS-R）	論理的記憶 Ⅰ, Ⅱ

ウェクスラー成人知能検査（Wechsler Adult Intelligence Scale：WAIS）

MEMO
改訂版標準注意検査法（Clinical Assessment for Attention-Revised：CAT-R）
2022 年に改訂版標準注意検査法（CAT-R）が発行された．下位検査の SDMT と上中下検査が削除されている（検査自体の意義を否定するものではない）．SDMT は，WAIS-Ⅲ（または WAIS-Ⅳ）の符号問題を利用することが推奨されている[9]．

記憶更新検査（Memory Updating Test）

機能の検査の一部がワーキングメモリの検査と重複している．臨床では，問題となっている患者の症状の原因として，ワーキングメモリの障害の有無だけでなく，注意障害と遂行機能障害の有無とその種類を分析しながら介入する．

2. 臨床評価

ワーキングメモリの障害を含め，高次脳機能障害の評価は，検査や観察，情報収集の結果をもとに総合的に行われる．

1）検査　（表 1）

ワーキングメモリはさまざまな認知的活動に必要な機能のため，遂行機能の検査や注意の検査として扱われることもある．ワーキングメモリを評価するために標準化された検査には，ウェクスラー成人知能検査Ⅳ（WAIS-Ⅳ）（または WAIS-Ⅲ）と改訂版標準注意検査法（CAT-R）の 2 つがある．

（1）ウェクスラー成人知能検査Ⅳ（WAIS-Ⅳ）

基本検査の数唱，算数，補助検査の語音整列（16～69 歳のみ）の 3 つの課題の結果からワーキングメモリ指標（WMI）が算出される．なお，数唱の検査は，各研究者が独自に開発したものなど多数ある．

a. 数唱

順唱と逆唱の検査を実施し，何桁まで復唱できたかを計測する．順唱では，検査者が読み上げる数字を，そのとおりの順番で復唱する．逆唱では，読み上げられた数字を，逆の順番で復唱する．数字を記憶し再生するだけの順唱は即時記憶を，逆唱では情報を保持し，認知的活動をするワーキングメモリを検査している．WAIS-Ⅳのように標準化された検査を用いると健常群の値が明記されているので，患者の状態を客観的にとらえることができる．

b. 算数

検査者が読み上げた算数の問題を暗算する．暗算では，問題を覚え，計算をするためワーキングメモリが必要になる．

c. 語音整列

検査者が読み上げた数字と平仮名を，数字は小さい数字から，平仮名は 50 音順に並べ替えて答える（図 3）．

（2）改訂版標準注意検査法（CAT-R）

CAT-R の 5 つの課題のうち，ワーキングメモリについては，記憶更新検査，PASAT の 2 つの検査がある．これらの検査は，注意の分配能力や変換能力，制御能力が大きく関与し，ワーキングメモリモデルの中央実行系の機能が反映される．

a. 記憶更新検査

検査者はいくつかの数字を口頭で提示し，被験者は指定された最後の 3 個（4 個）を同じ順番で復唱する．検査者が何個の数字を言うのかわからないので，被験者は記憶を更新しながら保持するため，ワーキングメモリが必要となる．3 スパンの問題を模した課題を図 4a に示す．

b. PASAT（Paced Auditory Serial Addition Test）

検査者が 1 桁の数字を等間隔で（1 秒条件と 2 秒条件がある）連続して読み上げ，被験者は前後の数字を足し，口頭で回答する．聞いた数字を保持しながら足し算するのでワーキングメモリが必要となる．PASAT の記録用紙を模した課題を図 4b に示す．

（3）SDMT（Symbol Digit Modalities Test）

検査用紙の上方に 9 個の記号と，それに対応する 1～9 の数字が書かれている．記録用紙は，上段に数字が書かれ，その下のマスは空欄になっている．制限時間以内

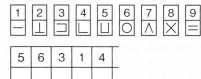

第2系列	お-1	1-お

①検査者は「お 1」と読み上げる
②被験者は，「数字-平仮名」の順番で回答する（正答は「1 お」となる）

第1系列	え-4-あ	4-あ-え
第2系列	3-う-6	3-6-う

①検査者は「え 4 あ」と読み上げる
②被験者は，「数字-平仮名」の順番で，かつ小さい数字から，平仮名は 50 音順で回答する（正答は「4 あ え」となる）

図3　語音整列

a. 記憶更新検査（3スパンの問題を模した課題）
①検査者は「649725」と読み上げる
②3スパンの問題では，最後から3つの数字を回答する（正答は「725」となる）

b. PASAT（Paced Auditory Serial Addition Test）の記録用紙を模した課題

6	3	4	9	…
	（9）	（7）	（13）	

①検査者は1秒（あるいは2秒）ごとに1つの数字を読み上げる
②被験者は読み上げられた2つの数字を足した答えを回答する
③上図では，「6 3」と読み上げられたら，正答は「9」となる

c. 符号問題

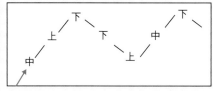

①数字と対応する符号を見ながら，記録用紙に符号を記載する
②例えば，「5」の下のマスには，下記の符号を描けば正答となる

d. 上中下検査を模した課題

「中」と書いてあるが，位置を答える課題なので正答は「下」となる

図4　ワーキングメモリの障害の検査
a，b：改訂版標準注意検査法（CAT-R）の下位検査，c：ウェクスラー成人知能検査Ⅲ（WAIS-Ⅲ）の下位検査，d：上中下検査.

に，その数字に対応する記号をできるだけ多く書き込む．記号とそれに対応する数字を保持しながら，該当する数字を書くという認知的活動にワーキングメモリが必要となる．SDMT に該当する検査として，WAIS-Ⅲの符号問題を**図 4c** に示す．

（4）上中下検査

A3 用紙に「上中下」のいずれかの漢字が，上段，中段，下段のいずれかに書かれている．被験者は書かれている漢字を答えるのではなく，どの段に書かれているかを回答する（**図 4d**）．中央実行系の監視機能が評価される．

（5）Trail Making Test 日本版（TMT-J）

日本では，20～80 歳までの健常者を対象に，標準化された Trail Making Test 日本版（TMT-J）が 2019 年に発行された[10]．Part A と Part B から成り，Part B のほうは，持続性注意，選択性注意，転換性注意などの検査で，ワーキングメモリの検査としても使用される．

検査用紙には，ランダムに配置された 1～13 の数字と「あ」から「し」の平仮名を，数字は小さい順に，平仮名は五十音順に「数字（1）-平仮名（あ）-数字（2）-平仮名（い）」というように交互に線で結び（**図 5**）[11]，所要時間を計測する．年代別の所要時間判定表をもとに被検者の問題点の有無を判定できる．

（6）Serial 7s（シリアル 7 課題）

MMSE の Serial 7s は，100 から 7 を引いていく検査である．「100-7」「93-7」というように，解から繰り返し 7 を引いていく．このような暗算にはワーキングメモリが必要である．

（7）リーディングスパンテスト（RST）

言語性ワーキングメモリの検査として RST がある．これまで RST は，研究の目的に沿ってさまざまなものが作成されてきたが，検査内容が開示されていなかったた

⚠**気をつけよう！**
SMDT の検査用紙では，上が記号，下が数字となる．WAIS-Ⅲ の符号問題では，図 4c に示したように，上が数字，下が記号になる．

上中下検査
（Position Stroop Test）

Trail Making Test 日本版（TMT-J）
▶ Lecture 4 参照.

MMSE（Mini-Mental State Examination）

リーディングスパンテスト（Reading Span Test：RST）

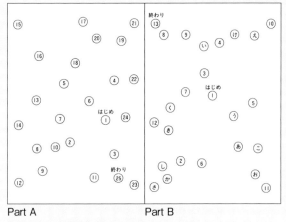

図5　Trail Making Test（TMT）の例
（能登真一：高次脳機能作業療法学. 第2版. 医学書院；2019. p.51[11]）
TMT-J の検査用紙とは異なる.

裏庭に、今年初めて
バラの花が咲いた。

文章カードの例

文章カード

1文の場合の提示順
①文章カードを提示
②白紙を提示
③白紙が提示されたらターゲット語を回答する

文章カード
文章カード

2文の場合の提示順
①文章カードを提示
②文章カードを提示
③白紙を提示
④白紙が提示されたらターゲット語2語を提示された順に回答する

図6　高齢者版リーディングスパンテスト（RST）
（苧阪満里子：高齢者のもの忘れを測る―リーディングスパンテストによるワーキングメモリ評価. 新曜社；2020. p.29-33[12]）をもとに作成）

め，臨床で用いることは難しかった．2019 年に高齢者版 RST が公表され，今後，臨床で活用されることが期待される.

　高齢者版 RST では，1 枚に 1 文が書かれ，赤い下線が引かれたターゲット語を記憶していく（**図6**）[12]．被験者は提示された文を音読し，ターゲット語を記憶していく．1 文条件では 1 文読み終わったところで回答する．1 文条件から 5 文条件まであり，2 文条件では，連続して 2 ページを実施し，2 個のターゲット語を提示された順番で回答する．単語を記憶する短期記憶の課題と高齢者版 RST を実施し，短期記憶とワーキングメモリを比較することもできる.

(8) ウエクスラー記憶検査改訂版（WMS-R）

　下位検査である論理的記憶Ⅰは，物語を聞いた直後に，記憶した内容をできるだけ多く思い出す検査で，論理的記憶Ⅱは，記憶した内容をその 30 分後に思い出す検査である．聞いた内容を保持しながら，物語の筋道を理解し記憶していくためにワーキングメモリと遂行機能が必要となる[7].

2）観察，情報収集のポイント

　神経心理学的検査の結果は重要な指標である．しかし，検査結果が日常生活で起きているワーキングメモリの問題とは必ずしも対応しない．日常生活に起きているワーキングメモリの障害と関連して起こる症状を知っておくことで，ワーキングメモリに関連する問題が起きていることを見落とすことなく，また，発現機序を推察し介入に役立てることができる.

　日常生活における問題や病院内での問題を，患者や家族，担当スタッフから情報収集すると，貴重な情報を得ることができる．同様に検査場面での観察も評価には重要である．なお，日常生活で観察される問題は，ワーキングメモリの障害が単独の原因ではなく，他の認知機能の障害と関連して生じていることが多い．以下，リハビリテーションの場面でワーキングメモリの障害としてよく経験する問題を記述する．このような主訴や症状に気づいたときは，ワーキングメモリに問題がないか検討する.

ワーキングメモリの問題が関与している可能性がある主訴，症状

a. 暗算ができない

● 買い物で，お釣りを暗算できない.

　筆算ならば正答できる場合は，計算方法がわからないわけではないことが示される.

ウエクスラー記憶検査改訂版（Wechsler Memory Scale-Revised：WMS-R）の下位検査
▶ Lecture 9・表2 参照.

 MEMO
ワーキングメモリとの関連に言及した報告のいくつかを巻末資料・表1にまとめた．臨床のなかでこれらと類似した問題を呈したケースを担当したときに参考にしてほしい.

MEMO
「73-8」を暗算する場合，「73」の一の位の「3」から「8」は引けないので，十の位の「7」から 10 のかたまりを 1 つ借りてくる．その結果，十の位が「6」になるということを保持しながら，一の位は「10-8」で「2」と，もともとの一の位の「3」を足して「5」になるという計算をしている．一の位の計算をしている間も，十の位は「6」だという情報を保持している必要があり，答えは「65」となる.

b. （失語症ではないのに）テレビドラマの筋道が理解できない

● 病前はテレビドラマが好きだった患者が，発症後はドラマを観たくないと言う．

　話の筋道を追うためには，場面ごとに起きている事実を保持しながら，その後の展開を推論したり，分析したりしながらテレビドラマを観る必要がある．話の筋道を理解しながらテレビドラマを観ているときに，友人から電話がかかってきて明日の予定の変更を告げられる．そのような場面では，話の筋道が追えなくなるか，変更された内容を聞きのがす．

c. （失語症ではないのに）会話の内容が理解できない

● 日常会話では支障がないようにみえるが，会話の内容が理解できないときがある．

● リハビリテーションなどの説明が理解できないときがある．

　日常会話よりも長く，まとまった内容になると理解できなくなる．

d. （失語症ではないのに）新聞記事の要点がわからない

● 新聞の短い記事は理解できるが，長い記事はわからないと言う．

　新聞記事の要点がわからないということは，一文，一文は理解できるが，それを保持しながら，要点を理解することができないと推察される．

e. （失語症ではないのに）本の筋がわからなくなる

● 読書好きだった患者が，発症後，本を読まなくなった．

　一文，一文の理解はできるが，その情報を保持することが困難なため，ストーリーとして組み立て，理解していくことができないと推察される．

f. （失語症ではないのに）手順の説明が理解できない

● 毎回リハビリテーションの手順を説明する必要がある．

● 用意しておいた手順表を見ても手順がわからず，一人で実施できない．

　ワーキングメモリだけでなく，記憶障害や注意障害，遂行機能障害を併発している場合がある．どこに問題があるのか適宜検査し，分析のうえ，その問題点をターゲットにした機能訓練や，それを補うことを目的とした介入を進める．

g. 行先とルートを記憶し，運転することができない

　行先とルートを保持しながら，人や車などに注意を向けて安全に運転するには，ワーキングメモリが常に機能している必要がある．退院後に運転が可能かどうかは，慎重に検討する．

自動車運転の再開
▶ Lecture 1・Step up 参照.

h. スケジュール管理ができない

　病棟生活では，個人のリハビリテーションの予定が印刷され配られていることが多い．しかし，その予定どおりに実行するには，時間を逆算し，必要な持ち物を準備するなど，遂行機能とともにワーキングメモリが必要となる．

3. 介入方法

　介入を開始する前には，介入の目的や内容に対するインフォームドコンセントを行い，患者の同意を得ることが必須であり，効果的なリハビリテーションには欠かせないプロセスである．

　ワーキングメモリはさまざまな認知的活動に関連しており，特に言語理解とは密接な関係がある．セラピストには，介入について患者が理解できるように説明する能力が必要である．また，自己表現が乏しい，あるいは正確ではないという患者から，患者の考えや思いを引き出す能力が求められる．

　ワーキングメモリに問題がある患者のなかには，会話の理解が十分ではない患者もいるので，わかりやすい説明を工夫する．記憶障害やワーキングメモリに問題がある患者には，メモを取ることを推奨するケースが多い．しかし，臨床ではメモを取ると

気をつけよう！
メモの活用を指導するときには，メモを取り，活用するまでのプロセスを分析する．
▶ Step up 参照.

認知コミュニケーション障害
（cognitive communication
disorders：CCD）

📖 **調べてみよう**

評価，介入方法が詳しく載っているので，**巻末資料・表1**にあげた先行研究を読んでみよう．これまで報告された症例報告と研究から，ワーキングメモリに障害がみられたケースにどのような評価や介入を行ったのかを参考にしてほしい．

📖 **調べてみよう**

高次脳機能障害と併発する認知コミュニケーション障害（CCD）のチェックリスト（CCCABI〈Cognitive Communication CHECKLIST for Acquired Brain Injury〉日本語版）の項目を見てみよう．CCD の症状は，ワーキングメモリをはじめとする高次脳機能障害と関連していることがわかる．

いうプロセスが，必ずしも分析されていない．

　会話や仕事の伝達は，談話（文のまとまり）とよばれる言語単位で行われる．高次脳機能障害と併発して生じるコミュニケーション障害は，認知コミュニケーション障害（CCD）とよばれ，その特徴として失語症ではないこと，談話の問題が多いことが知られている．談話の表出や理解は，社会生活への影響が大きく，適切な介入が求められる．CCD の症状の一つが，メモを取るのが難しいことである．

　ワーキングメモリの障害は，単独で問題が起こるというよりは，その他の高次脳機能障害，特に注意障害や遂行機能障害と合併して問題が起こることが多い．その場合，患者の生活に最も影響を与えていると推察される障害に対し，優先的にアプローチするのが一般的である．また，ワーキングメモリを含む高次脳機能障害に対するリハビリテーションは個別性が高く，1つの方法がすべての患者に有効とは限らない．なかには，ワーキングメモリにアプローチせず，注意障害に対する介入を実施した結果，遂行機能やワーキングメモリが改善したという報告もある．

　訓練効果について言及している先行研究から，介入のポイントをまとめる．

● ワーキングメモリを含む複数の認知機能に障害がみられた場合には，問題となる症状の原因を分析し，それをターゲットとしたリハビリテーションを行う．遂行機能障害といっても，遂行機能のどこに問題があるのか，ワーキングメモリの低下が関与し問題が起こっているのかなどを分析し，リハビリテーションを実施する．

● ワーキングメモリは，注意や遂行機能など認知的活動と密接に関係しているため，日常生活に問題が生じていることがある．多職種による包括的なリハビリテーションが推奨される．

● 介入前後に神経心理学的検査を実施し，リハビリテーションの目標を達成できたとき（あるいはできなかったとき）に，どの機能に改善がみられたのか，どの症状に改善がみられたのかを検討し，その後の介入計画に役立てる．

■**引用文献**

1) 苧阪直行：ワーキングメモリと意識．苧阪直行編著：脳とワーキングメモリ．京都大学学術出版会；2000．p.1-18.
2) 苧阪満里子：脳のメモ帳—ワーキングメモリ．新曜社；2002．p.21, 24, 32.
3) Atkinson RC, Shiffrin RM：Human memory：A proposed system and its control processes. In：Spence KW, Spence JT. eds.：The Psychology of Learning and Motivation：Advances in Research and Theory. vol.2. Academic Press；1968. p.89-195.
4) Warrington EK, Shallice T：The selective impairment of auditory verbal short-term memory. Brain 1969；92（4）：885-96.
5) Baddeley A：Working Memory. Clarendon Press；1986.
6) Baddeley A：The episodic buffer：a new component of working memory? Trends Cogn Sci 2000；4（11）：417-23.
7) 石合純夫：高次脳機能障害学．第3版．医歯薬出版；2022．p.207-9.
8) Lezak MD：Neuropsychological Assessment. 3rd edition. Oxford University Press；1995. p.650-85.
9) 石合純夫：改訂版の序．日本高次脳機能障害学会 Brain Function Test 委員会編著：改訂版 標準注意検査法（CAT-R）・標準意欲検査法（CAS）． https://www.chibatc.co.jp/cgi/upload/file/542/CATRCASJO.pdf
10) 日本高次脳機能障害学会編：Trail Making Test 日本版（TMT-J）．新興医学出版社；2019.
11) 能登真一：注意障害．能登真一編：高次脳機能作業療法学．第2版．医学書院；2019．p.51.
12) 苧阪満里子：高齢者のもの忘れを測る—リーディングスパンテストによるワーキングメモリ評価．新曜社；2020．p.29-33.

LECTURE 15

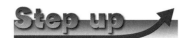

1. ワーキングメモリの神経基盤

ワーキングメモリは，図1[1)]のような3つの部分から成ると想定される．

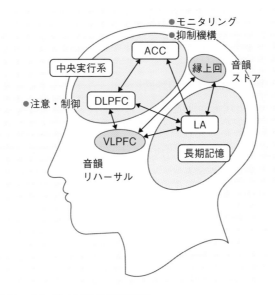

図1　言語性ワーキングメモリの神経基盤
（苧阪満里子：脳のメモ帳―ワーキングメモリ．新曜社；2002. p.175[1)]）
- 中央実行系の注意制御：DLPFC
- 言語理解：ウェルニッケ領域とその周辺領域（LA）
- 音韻性ループ：音韻リハーサル機構（VLPFC）と音韻ストア（縁上回）
ACC（anterior cingulate cortex）：前帯状皮質，DLPFC（dorsolateral prefrontal cortex）：
背外側前頭前皮質，LA（language area）：言語領域，VLPFC（ventrolateral prefrontal
cortex）：腹外側前頭前皮質．

2. ワーキングメモリを含む記憶障害患者にメモの活用を勧める介入のプロセス

最初に，メモを取るべき内容が理解できているのか，メモを取ることができないのか，メモを取らないのか，メモを取れるがメモを活用しないのか分析する．その際，多職種で連携し，専門職として評価したほうが効率がよいこと，多職種で連携して情報収集したほうがよいこと，多職種で連携して介入したほうがよいことに分けて考える（図2）．

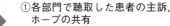

言語聴覚士の評価，見立て	多職種連携開始時	多職種による介入
①失語症検査 ②新トークンテスト ③CCCABI日本語版	①各部門で聴取した患者の主訴，ホープの共有 ②情報共有（検査結果，情報収集，観察から得られた問題点の見立て）	①各部門で介入 ②介入経過を共有 ③ある部門で訓練効果がみられたときには，他部門で日常生活に般化を試みる
①失語症ではないことを確認 ②文レベルの聴理解に低下がないことを確認 ③認知コミュニケーション障害（CCD）をスクリーニングし，他職種に報告	①リハビリテーションの方針や介入方法を立案するためには，患者の主訴とホープの聞き取りが重要 ②優先すべき問題点の共有．ワーキングメモリが関連すると思われる出来事，問題を共有する	①各部門での訓練開始 ②訓練効果がみられたか，みられなかったか，その理由の分析結果を担当スタッフで共有する ③訓練効果がみられた内容については，他部門で般化を促進する
多職種連携までの準備	多職種連携開始前の確認	多職種で介入

図2　多職種による評価，介入の流れ
CCCABI：後天性脳損傷のための認知コミュニケーションチェックリスト．

LECTURE
15

これまで，メモを取る指導の前に認知コミュニケーション障害 (CCD) の症状について，十分に分析されていたとはいえない．言語聴覚士による評価から，失語症ではないこと，文レベルの理解に低下がないこと，CCD に関連していると思われる認知機能について把握することで，その後，多職種による評価や介入が効率的に行われる．これらの情報から患者の認知機能や能力に合った説明の仕方がわかる．

　神経心理学的評価をどの専門職が実施するかは施設によって異なるが，その後，各部門が収集した主訴やホープの情報などの評価結果をもとに，問題点を検討する．各部門で訓練の経過について情報を共有することで，より包括的なアプローチが行える．言語聴覚士によるメモを取る訓練が終了し，メモを活用する訓練に入った場合には，病棟での会話（入浴時間の変更の連絡時にメモを取るなど）や，理学療法士や作業療法士のリハビリテーション場面（訓練手順を聞き，メモを取り，指示がなくても実行できるようになるなど）での般化を試みることができる．

「メモを取れない，取らない，活用しない」ことの評価

　どのような談話（文のまとまり）ならば正確に理解し，メモを取り，メモの内容を他者に伝えることができるのかを分析する．それは，就労支援の際に，担当者が合理的配慮について，会社に説明するためである．

　「会社の朝礼を，メモを取りながら聞いて，そのメモをもとに，朝礼に欠席していた同僚に伝言メモを作成する」という課題を実施し，以下の点について分析する．

①聴理解，短期記憶，ワーキングメモリを確認する

　CCD は失語症ではないため，言語機能そのものに障害はないと考えられるが，聞いた文章の長さや，そのスピードの影響を受けることがある．

　言語聴覚士は，失語症やワーキングメモリの障害の検査を実施し，問題の有無を確認する．

②書き取る能力を確認する

　①でワーキングメモリに問題があることが確認できた場合には，以下の②～④への影響を考慮する．

　書き取りに必要な書字能力については，失語症検査で問題がないことが確認できていても，失語症検査の課題よりも長く複雑な文章を書き取るためには，聞いた単語を素早く文字にする（音韻-文字変換）書き取り能力が必要なため，課題を実施し，分析する．

　どのくらいの長さならば正確に書き取れるのか，どのスピードで読み上げると書き取れるのかを分析する．ワーキングメモリの検査結果に問題がない場合でも，この段階で問題が現れることがある．漢字で書き取るよりも，平仮名で書き取るほうがスピードは上がる．

③内容や要点を理解する能力，要点としてまとめる能力を確認する

　②の問題と並行して起こる問題は，「理解しようとすると書き取れない」「書き取ろうとすると内容が理解できない」「話のテーマを最初に理解できないと，要点が何なのか見当がつかない」ということである．このような問題点が明らかになった場合は，一文ずつ読み上げ，メモを取る課題に変更する．一文ずつならば，正確にメモが取れることが多い．そのメモをもとに，伝言メモを作成してもらう．伝言メモが正確に書けた場合は，内容や要点を理解できないのではなく，読み上げられた文章が長すぎる，あるいは読み上げるスピードが速すぎると分析できる．

　どのくらいの文章の長さで，どのくらいのスピードであれば正確に理解できるのかという点についての合理的配慮の提案は，以上の分析で可能となる．

④メモを取らない，メモを活用しないという理由について確認する

　発症（受傷）後，自分の記憶を正確に理解することは難しいことが多い．以前はこのくらいの内容ならばメモを取る必要がなかったという理由でメモを取らない患者や，メモを取るのが面倒だという患者もいる．このような患者に対しては，「気づき」に介入する．前提として，患者にとって意味のある課題を設定する．就労や復職希望の患者にとって，会社の「朝礼」の内容が理解できるかどうかは意味をもつ．そこで，朝礼を模した課題を実施し，自分のメモを取る能力について振り返ることができると，気づきは改善する．この際，注意すべきは，気づきの改善により，時としてうつ傾向を呈する点である．多職種で患者の心理面を確認し，支援することが重要である．

■引用文献

1) 苧阪満里子：脳のメモ帳—ワーキングメモリ. 新曜社；2002. p.175.

巻末資料

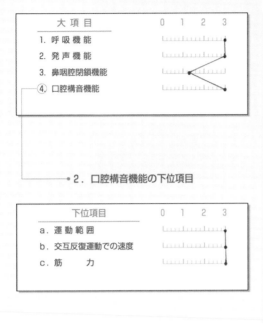
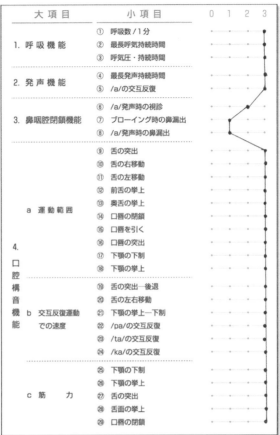

図1 標準ディサースリア検査®のⅣ. 発声発語器官検査のプロフィール例

（西尾正輝：標準ディサースリア検査（AMSD）. 新装版. インテルナ出版：2004. 記録用紙 p.10-11 をもとに作成）

表1 ワーキングメモリに改善がみられた先行研究の評価, 介入方法

	主訴, 研究の目的, 症状	診断名, 実施した神経心理学的検査と結果	介入の目標, 実施した介入, 介入結果
大槻（2021） 36 歳, 右利き, 女性 交通事故による脳外傷	主訴 ●時間配分がうまくいかない ●料理ができない ●何をしようとしていたのかすぐに忘れる ●お釣りの計算ができない ●乗り物を乗り換えて目的地に行けない	診断名 ●遂行機能障害, ワーキングメモリの障害 ●逆唱, TMT-B, かなひろいテストが低下 ワーキングメモリの変化* ●来院時（発症 6 か月）と 3 年後を比較すると, TMT-A, B 改善 ●日常生活は共同生活から自立へ. 料理, 買い物, 乗り物を使った外出が可能となった ●来院時は仕事が長続きしなかったが, 3 年経過時は自分のペースでできる単純作業についた	●目標：ワーキングメモリを改善させることで遂行機能障害を改善させ, 日常生活に反映させる ●介入期間：数か月. 医師による経過観察は 3 年 ●ワーキングメモリのリハビリテーション（逆唱, 暗算などの複数のタスク） ●疾病教育とアドバイス ・複数の作業になると問題が生じること, 単純で変化のない作業に就労することを助言 ・日常生活のなかで並列作業を入れないことを助言
秋元ほか（2020） 40 代, 女性 低血糖脳症	症状 ●入院当初, スケジュール表の活用もまったく定着しなかった	診断名 ●高次脳機能障害 ●介入前後, 退院後 6 か月に MMSE, TMT, WAIS-Ⅲ, WMS-R, BADS を実施した	●介入期間：2 か月間 [入院当初] ●作業療法：認知課題の他, 日常生活のなかでの記憶の機能にアプローチするためにスケジュール表の記入, 血糖管理の訓練 ●言語聴覚療法：四則演算, 百マス計算, 語列挙, 神経衰弱ゲームなど

	主訴, 研究の目的, 症状	診断名, 実施した 神経心理学的検査と結果	介入の目標, 実施した介入, 介入結果
		ワーキングメモリの変化*(入院時と退院時の比較) ●WAIS-Ⅲ(ワーキングメモリ): 65 から 92 に改善した ●TMT-B:967 秒から 640 秒に改善した	●理学療法:歩行訓練 ●病棟:スケジュール表, 血糖管理訓練の他, ADL 訓練 ●スケジュール表の活用はまったく定着しなかった [MMSE が 29 点と改善した時期] ●認知機能が回復し, スケジュール表が使用できるようになった [スケジュール表の活用が可能になった時期] ●WAIS-Ⅲ:60 から 80 台に改善した ●WMS-R:50 未満から 60~90 台に改善した ●BADS(遂行機能):13/24 点から 18/24 点に改善し自宅退院した
浦上ほか(2016) 抗 NMDA 受容体脳炎 患者 6 名	研究の目的 ●回復期, 慢性期のリハビリテーションの効果について後方視的に検討する	診断名 ●高次脳機能障害 ●介入開始時と再評価時に WAIS-Ⅲ, RBMT, WMS-R, BADS, TMT を実施 ワーキングメモリの変化* ●WAIS-Ⅲ(ワーキングメモリ): 6 名の平均値をリハビリテーション開始時と再評価時で比較. 65 から 85 に有意(p<0.05)に改善した ●TMT-B:4 名はリハビリテーション開始時は年齢群の平均より時間を要したが, 再評価時に改善した(2 名は再評価未実施)	●介入期間:入院リハビリテーション平均105.5 日, 外来リハビリテーション平均 114.8 日 ●高次脳機能障害に対し多職種(理学療法士, 作業療法士, 言語聴覚士, 臨床心理士)による標準的リハビリテーション(直接的訓練, 代償的訓練, 環境調整など) [再評価の結果] ●WAIS-Ⅲ:再評価時はリハビリテーション開始時と比べ「処理速度」以外, 全項目で有意に改善した ●RBMT:著変なし ●WMS-R:6 名の平均値は言語性記憶, 視覚性記憶, 一般的記憶指標, 注意/集中力, 遅延再生のすべてにおいて有意(p<0.05)に改善した ●BADS(遂行機能):平均から平均の上に改善し, 行動上も改善していた ●TMT-A, B:注意の容量, 配分ともに改善した
赤嶺ほか(2015) 29 名(男 20 名, 女 9 名) 年齢平均:32.1 歳, SD=10.72 平均受傷後経過月数: 41.7 か月, SD=57.1	研究の目的 ●認知リハビリテーション前後の神経心理学的検査の成績と就労・復職実績との関係を検討する	●訓練前後に WAIS-Ⅲ, WMS-R, WCST, BADS を実施した ワーキングメモリの変化* ●認知訓練後に WAIS-Ⅲのワーキングメモリが有意に改善した	[認知訓練]:注意力の改善を目的 ●内容:①名前の質問, ②日付, 時間の質問, ③1 週間の出来事想起, ④1~100, 100~1 を数える, ⑤3 つ飛ばしの呼称(3 セット), ⑥単純計算(1 行 30 秒, 15 行), ⑦単純計算の宿題 ●訓練形態:以上を宿題および個別訓練 1 回(1 回 1 時間), 約 3 か月間(10 回) [カウンセリング] ●③で想起された事項を題材にカウンセリング対応 ●認知訓練後に WAIS-Ⅲの全 IQ, 言語性 IQ, 動作性 IQ, 言語理解, 知覚統合, ワーキングメモリ, 処理速度が有意に改善した. WMS-R の一般的記憶指標, 注意/集中力, 言語性記憶, 視覚性記憶, 遅延再生が有意に改善した. WCST の達成カテゴリー, 保続が有意に改善した. BADS の総得点, 指数, 行為計画が有意に改善した ●就労状態の予測は, 達成カテゴリーの変化量, 認知訓練後の積木, 認知訓練前の遅延再生(オッズ比=2.16, 1.77, 1.12) ●認知訓練によって遂行機能が大きく改善することが就労につながる指標となりうると考えた ●訓練対象としなかった遂行機能と記憶が改善した

*ワーキングメモリの変化:ワーキングメモリの観点から筆者がまとめ加筆した.
TMT:Trail Making Test, MMSE:Mini-Mental State Examination, WAIS-Ⅲ:ウェクスラー成人知能検査Ⅲ, WMS-R:ウエクスラー記憶検査改訂版, BADS:遂行機能障害症候群の行動評価, NMDA:N-メチル-D-アスパラギン酸, RBMT:リバーミード行動記憶検査, WCST:Wisconsin Card Sorting Test, SD:標準偏差.
(大槻美佳:ワーキングメモリ障害の事例. 阿部晶子, 吉村貴子編:標準言語聴覚障害学 高次脳機能障害学. 第 3 版. 医学書院:2021. p.196-7, 秋元秀昭, 渡邉 修ほか:高次脳機能障害の改善が得られた低血糖脳症の 1 例. 臨床リハ 2020;29〈13〉:1423-7, 浦上裕子, 山里道彦ほか:抗 NMDA 受容体脳炎の記憶障害に対するリハビリテーション. Jpn J Rehabil Med 2016;53〈1〉:75-87, 赤嶺洋司, 平安良次, 上田幸彦:高次脳機能障害者の就労と神経心理学的検査成績との関係. 総合リハ 2015;43〈7〉:653-9)

試験

到達目標

- 各 Lecture で学んだ知識について，自分の理解度や到達度を知る．
- 試験をとおして，各 Lecture で学んだ内容の要点を理解する．
- 試験の結果を再検証するなかで，各 Lecture の内容や解説を再度復習する．

この試験の目的とするもの

これまでの講義では，最初に高次脳機能にかかわる医学的知識を学習し，臨床で遭遇することの多い高次脳機能障害を中心に，特徴の理解，評価の意義と結果の解釈，介入プログラムの立案という流れの考え方について学習しました．この章は，問題と解答から成ります．学んだ内容のなかでポイントとなる事柄について問い，末尾に解答と簡単な解説を付記しました．

問題は，Ⅰ：5択の選択式問題，Ⅱ：かっこ内に適切な用語を書き込む穴埋め式問題，Ⅲ：記述式問題の3つの形式から成ります．

これまで学んだ内容をどこまで理解しているか「力試し」として，挑戦してみてください．試験問題で問われることはどれも，教える側が「ここはポイント，ぜひとも理解してほしい」と考えている内容です．試験内容はあくまでも膨大な講義内容からの抜粋であり，キーワードを示してはいても，高次脳機能障害について網羅しているわけではありません．試験後，解答と照らし合わせ，該当する本文を読み返し，関連する内容を復習することで，系統的な理解を深めてください．

試験の結果はどうでしたか？

- ☐ 高次脳機能障害に関する自分の理解度がわかった．
- ☐ 高次脳機能障害について，復習すべき内容がわかった．
- ☐ 高次脳機能障害の特徴をふまえたうえでの患者との接し方のコツがわかった．
- ☐ 高次脳機能障害に対する評価と介入の考え方がわかった．

---

comment

日常生活でのさまざまな活動には高次脳機能がかかわっています．下肢の筋力が強ければ，歩くという動作はできるかもしれません．しかし，高次脳機能のはたらきがなければ，日常生活において，実用的な歩行を獲得することはできません．動作の獲得練習を行うときに，末梢器官（特に運動器）だけでなく，高次脳機能的な側面からも考えることができるように，これまで学習し，得られた知識を再確認してみましょう．

問題

I　選択式問題

以下の問いについて，該当するものを選びなさい．

問題 1

後大脳動脈領域内の病巣により生じやすい高次脳機能障害として，正しいものはどれか，2つ選べ．

1. 純粋失読
2. 失語
3. 半側空間無視
4. 相貌失認
5. 失書

問題 2

注意に関する文章のうち，誤っているものはどれか，2つ選べ．

1. 転換性注意が低下していると，行っている動作を停止し，別の動作に切り替えることができない．
2. 集中性注意が低下していると，他のことが気になり，動作を遂行できない．
3. 持続性注意が低下している場合は，漸増的に実施時間を延長していく．
4. 配分性注意が低下している場合は，一連の動作を繰り返し練習し，習熟度を高める．
5. 覚度が低下している場合は，全身運動などを行い，脳全体の活動を高める．

問題 3

左半側空間無視の検査について，正しいものはどれか，2つ選べ．

1. 線分二等分試験は，線分の長さに関係なく，線分の右端から同程度の位置に印を付ける．
2. 視覚的消去は，非無視側の指を動かしたことはわかるが，無視側の指を動かしても気づかない場合に，陽性と判定する．
3. 線分抹消試験は，用紙の左側に位置する線分を見落としやすいが，用紙の右側の線分を見落とすこともある．
4. 2点発見検査は，検査者が左側の点を示し，その後に右から左へ線を引くことができれば陰性と判定する．
5. 図形模写は，用紙全体の左側だけでなく，用紙に描かれている個々の対象の左側を描き落とすことがある．

問題 4

失語症に関する文章のうち，誤っているものはどれか，2つ選べ．

1. 伝導失語は，復唱の障害が著明となる．
2. Broca 失語は，聴覚的理解は正常であるが，発語が困難となる．
3. Wernicke 失語は，流暢に発話することができる．
4. 超皮質性運動失語は，復唱が保たれる．
5. 全失語は，言語モダリティを用いたコミュニケーションをとることができなくなる．

問題 5

記憶に関する文章のうち，正しいものはどれか，2つ選べ．

1. 短期記憶とは数分〜数日程度の記憶，長期記憶とはそれより以前の記憶をいう．
2. 記憶の検査には，レイの複雑図形検査，数唱，タッピングスパンなどがある．
3. 子どもの頃に自転車に乗っていた人が，長い期間をあけても，再びすぐに自転車に乗ることができるのは，エピソード記憶として乗り方を意識的に思い出せるからである．
4. 前向性健忘があると，脳損傷が生じた時点よりも以前のことを思い出すことができない．
5. 記憶障害の訓練としては，誤りなし学習が有効である．

問題6

認知症に関する文章のうち，正しいものはどれか，2つ選べ．

1. 年齢にかかわらず，認知機能の低下により，日常生活や社会生活に支障をきたす状態を認知症という．
2. 認知症のうちで，最も発症頻度が高いのは，脳血管性認知症である．
3. 認知症は，中核症状と周辺症状が互いに関連し合いながら進行する．
4. 改訂長谷川式簡易知能評価スケール（HDS-R）では，総得点が20点以下の場合に認知症と診断される．
5. アルツハイマー型認知症の病理学的変化として，神経原線維の変化や老人斑がみられることが特徴的である．

問題7

右大脳半球損傷で生じやすいものはどれか，2つ選べ．

1. 観念失行
2. 道具の強迫的使用
3. 着衣失行
4. 失語症
5. 病態失認

問題8

高次脳機能の評価と課題の組み合わせで，誤っているものはどれか，2つ選べ．

1. 失行————模倣課題
2. 知能————線分抹消試験
3. 遂行機能——迷路課題
4. 注意————かなひろいテスト
5. 言語機能——図形模写

問題9

ワーキングメモリの検査として，正しいものはどれか，2つ選べ．

1. 上中下検査
2. TMT-J Part A
3. 数字の順唱
4. PASAT
5. BIT

問題10

遂行機能障害の検査として，正しいものはどれか，2つ選べ．

1. FAB
2. ハノイの塔
3. Weintraub テスト
4. HDS-R
5. かなひろいテスト

Ⅱ　穴埋め式問題

かっこに入る適切な用語は何か答えなさい.

1) 左右の大脳半球における高次脳機能の役割分担を (1.　　　　　) といい, 右利きの人の大半において, 言語については (2.　　　　　) 大脳半球, 空間性注意については (3.　　　　　) 大脳半球が優位である.

2) 意識障害が重度であるほど, GCS (Glasgow Coma Scale) の得点は (4.　　　　　) くなり, JCS (Japan Coma Scale) の得点は (5.　　　　　) くなる.

3) 注意には, 自分の意志で注意を向ける (6.　　　　　) 的注意と, 自分の意志に関係なく注意を向けてしまう (7.　　　　　) 的注意がある.

4) 視覚情報の処理経路には, 形や色などを分析する (8.　　　　　) と, 物体の動きの方向や物体間の位置関係などを分析する (9.　　　　　) がある.

5) 言語モダリティには, 入力のモダリティとして (10.　　　　　), (11.　　　　　), 出力のモダリティとして (12.　　　　　), (13.　　　　　) がある.

6) 記憶においては, (14.　　　　　) 回路とよばれる閉鎖性の回路が重要な役割を担っている.

7) 失行症の古典的分類には, 観念失行, (15.　　　　　), (16.　　　　　) がある.

8) 失行の誤反応として, 前に行った課題が, 次に指示した別の課題を行うときにも繰り返されることを (17.　　　　　) という.

9) 遂行機能は, 目標の設定, 計画の立案, 計画の実行, (18.　　　　　) の 4 つの過程から成る.

10) 視覚失認のうち, 模写は可能であるが, それが何であるか言えないものを (19.　　　　　) 型, 言えないだけでなく, 模写もできないものを (20.　　　　　) 型という.

11) 社会的行動障害は, (21.　　　　　) の低下, 情動コントロールの障害, 対人関係の障害, (22.　　　　　), 固執の 5 つに分類される.

12) ワーキングメモリは, (23.　　　　　), (24.　　　　　), (25.　　　　　) と, これら 3 つのコンポーネントをコントロールする中央実行系が相互に作用している.

Ⅲ　記述式問題

問いに従って答えなさい.

問題 1

JCS Ⅰ (1 桁) の意識障害患者に対するコミュニケーションとして, 3 段階 (1, 2, 3) の違いを考慮した工夫について説明しなさい.

問題 2

遂行型の左半側空間無視患者に対する介入アプローチの工夫について説明しなさい.

問題 3

認知症におけるコミュニケーションの工夫について説明しなさい.

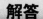 **解答**

I　選択式問題　　　配点：1問（完答）1点　計10点

問題1　1, 4

1. 純粋失読は左後大脳動脈，2. 失語は左中大脳動脈，3. 半側空間無視は右中大脳動脈，4. 相貌失認は右および両側後大脳動脈，5. 失書は左中大脳動脈の病巣により生じやすい．

問題2　3, 4

3. 持続性注意が低下している場合は，ある一定の時間を決めて反復練習を行い，動作がスムーズに速く行えるようになってから，段階的に実施時間を延長する．

4. 配分性注意が低下している場合は，要素的な動作に区切り，個々の動作を反復し習熟度を高めてから，動作をつなげていく．

問題3　3, 5

1. 線分二等分試験は，線分の長さや提示位置によって二等分点が異なる．

2. 視覚的消去は，左右いずれかの指を動かしたときには動いたことがわかるが，両方の指を同時に動かしたときに，無視側の指が動いたことに気づかない場合に，陽性と判定する．

4. 2点発見検査は，被検者が自ら左右の点を発見し，その後に右から左へ線を引くことができれば陰性と判定する．

問題4　2, 5

2. Broca失語は，聴覚的理解は比較的良好だが，難易度の高い課題では理解が困難となる．

5. 全失語は，言語モダリティすべてが重度に障害されるが，モダリティをまったく使用できなくなるというわけではなく，特に簡単な聴覚的理解は可能なことが多い．

問題5　2, 5

1. 短期記憶の保持時間は数十秒以内であり，リハーサルを続けなければ消去されてしまう．

3. 長い期間をあけても再びすぐに自転車に乗ることができるのは，手続き記憶（技能に対する記憶）が保持されているからである．

4. 前向性健忘は，脳損傷後に記憶したことを思い出すことができなくなる．損傷前の記憶を思い出すことができない状態は逆行性健忘である．

問題6　3, 5

1. 認知症は，正常に発達した認知機能が後天的な脳の障害によって持続的に低下した状態であるため，先天性疾患や小児期に発症した障害が原因の場合は認知症ではない．

2. 認知症のうちで最も発症頻度が高いのは，アルツハイマー型認知症である．

4. HDS-Rはスクリーニングテストであり，20点以下の場合に認知症の疑いありと考えるが，この結果のみで認知症と診断してはいけない．

問題7　3, 5

1. 観念失行は左頭頂葉，2. 道具の強迫的使用は左前頭葉内側面と左脳梁膝部，4. 失語症は左大脳半球の損傷で生じやすい．

問題8　2, 5

2. 線分抹消試験は，主に注意の検査に使用される.

5. 図形模写は，主に半側空間無視の検査に使用される.

問題9　1, 4

2. TMT-J Part A は注意の集中や持続の検査に使用され，Part B は注意の転換（配分性）やワーキングメモリの検査に使用される.

3. 数字の順唱は覚度や即時記憶の検査，逆唱は記憶やワーキングメモリの検査に使用される.

5. BIT は，半側空間無視の検査に使用される.

問題10　1, 2

3. Weintraub テストは，注意（主に集中性）の検査に使用される.

4. HDS-R は，認知症のスクリーニングテストとして使用される.

5. かなひろいテストは，注意（主に集中性）の検査に使用される.

Ⅱ　穴埋め式問題　　　配点：1問2点　計50点

1. 側性化	Lecture 1 参照
2. 左	Lecture 1 参照
3. 右	Lecture 1 参照
4. 低	Lecture 3 参照
5. 高	Lecture 3 参照
6. 能動	Lecture 4 参照
7. 受動	Lecture 4 参照
8. 腹側経路（腹側視覚路）	Lecture 6 参照
9. 背側経路（背側視覚路）	Lecture 6 参照
10, 11. 聞く，読む（順不同）	Lecture 8 参照
12, 13. 話す，書く（順不同）	Lecture 8 参照
14. Papez	Lecture 9 参照
15, 16. 観念運動失行，肢節運動失行（順不同）	Lecture 10 参照
17. 保続	Lecture 10 参照
18. 効果的な行動	Lecture 11 参照
19. 連合	Lecture 12 参照
20. 統覚（知覚）	Lecture 12 参照
21. 意欲・発動性	Lecture 14 参照
22. 依存的行動	Lecture 14 参照
23, 24, 25. 音韻性ループ，視空間性スケッチパッド，エピソードバッファ（順不同）	Lecture 15 参照

Ⅲ　記述式問題　　　配点：問題1；20点，問題2, 3；各10点　計40点

問題1

各段階で保たれている記憶をふまえてコミュニケーションのとり方を考える.

JCS 3 は発症前の記憶を思い出すことができない状態のため，「今日は天気が良いですね」「一緒に歩きましょう」など，想起を必要としない内容を中心とした会話にする. 動作練習は，セラピストや周りの患者の真似を中心に行ってもらう. 視覚のように非言語的な刺激を用い，興味を引きやすい対象を提示しながら反応を引き出す.

JCS 2は発症後の事柄を記憶することが困難な状態のため、「どんなお仕事をされていましたか?」「お住まいはどちらですか?」など、発症前に記憶した事柄に関する内容を中心とした会話にする。覚醒度を向上させるために発症後の記憶の想起も行うが、担当者名や病室番号など、変化が少ない内容から開始する。即時記憶を利用できることが多いため、運動回数や複数の種目を指示し、動作を意図的に行うよう促す。

JCS 1は発症後の記憶も保たれているため、「昼食は何を召し上がりましたか?」「昨日はどんな運動をされましたか?」など、直近の出来事に関する記憶を想起する会話を取り入れる。動作練習は、周りの状況に配慮した歩行やボールを乗せたペットボトルを持って歩くなど、集中性や配分性の必要な課題を組み合わせ、さらなる脳の賦活を促す。

問題 2

遂行型は、対象を視覚的に認識することは可能であるが、認識に基づいて応答する際に対象の左側や空間の左側に不注意を生じるため、単に左側に注意を向ける練習を行っても改善しない。したがって、左側に注意を向けながら課題を行う練習が有効であり、これには配分性の注意が必要である。限られた容量で配分性の注意を行うため、最初は課題自体の難易度を低くすることで使用する容量を抑え、左側へ注意を向けるための容量を増やすことを考える。左側への注意喚起の状況に応じて、動作の難易度を徐々に高くし、目的とする動作の獲得を目指す。

問題 3

認知症患者は、言語を使用した表出や理解が困難となりやすいため、非言語的な手段を主としたコミュニケーションの方法を考える。表情や視線、動作や声のトーンなどを注意深く観察し、患者の発することのできないメッセージを感じ取り、適切に対応することが重要である。

索引

中山書店の出版物に関する情報は，小社サポートページを御覧ください．
https://www.nakayamashoten.jp/support.html

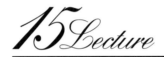
15レクチャーシリーズ

リハビリテーションテキスト
高次脳機能障害
こうじのうきのうしょうがい

2023 年 3 月 22 日　初版第 1 刷発行

総編集 ……………石川　朗
いしかわ　あきら

責任編集 …………杉本　諭
すぎもと　さとし

発行者 ……………平田　直

発行所 ……………株式会社 中山書店
〒 112-0006　東京都文京区小日向 4-2-6
TEL 03-3813-1100（代表）
https://www.nakayamashoten.jp/

装丁 ……………… 藤岡雅史

印刷・製本 ……… 株式会社　真興社

ISBN978-4-521-74989-1
Published by Nakayama Shoten Co., Ltd.　　　　　　　　　　　　Printed in Japan
落丁・乱丁の場合はお取り替えいたします